グラフィック麻酔学
臨床が楽しくなる図・式・表

Graphic Anaesthesia
Essential diagrams, equations and tables for anaesthesia

Tim Hooper FRCA FFICM RAMC
Consultant in Intensive Care Medicine,
Anaesthesia and Prehospital Care
Defence Medical Services,
Southmead Hospital, Bristol

James Nickells FRCA
Consultant in Anaesthesia
Southmead Hospital, Bristol

Sonja Payne FRCA
Specialty Trainee in Anaesthesia
Severn Deanery

Annabel Pearson FRCA
Specialty Trainee in Anaesthesia
Severn Deaner

Benjamin Walton MRCP FRCA FFICM
Consultant in Intensive Care Medicine and
Anaesthesia
Southmead Hospital, Bristol

監訳
長坂安子
聖路加国際病院 麻酔科

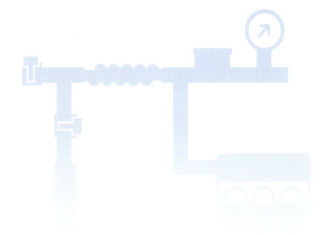

メディカル・サイエンス・インターナショナル

Authorized translation of the original English edition,
"Graphic Anaesthesia: Essential Diagrams, Equations and Tables for Anaesthesia",
First Edition
by Tim Hooper, James Nickells, Sonja Payne, Annabel Pearson and Benjamin Walton

Copyright © Scion Publishing Ltd, 2015
All rights reserved.

This translation of "Graphic Anaesthesia" is published by arrangement with Medical Sciences International, Ltd.

© First Japanese Edition 2018 by Medical Sciences International, Ltd., Tokyo

Printed and Bound in Japan

監訳者・訳者一覧

● 監訳者

長坂 安子　　聖路加国際病院 麻酔科

● 訳者（五十音順・カッコ内は担当セクション）

青山 紘子　　Critical Care Medicine, University of Toronto
東京大学大学院医学系研究科（1.3, 8）

小原 伸樹　　福島県立医科大学医学部 麻酔科学講座
福島県立医科大学附属病院 手術部（3, 4）

影本 容子　　Department of Anesthesia, Critical Care and Pain Medicine, Massachusetts General Hospital（1.5, 1.6, 1.7）

木田 康太郎　東京慈恵会医科大学 麻酔科学講座（5）

西迫 良　　　手稲渓仁会病院 麻酔科・集中治療室（2）

橋本 学　　　国立研究開発法人国立がん研究センター東病院 麻酔科（6, 7）

藤田 信子　　聖路加国際病院 麻酔科（1.2, 1.11）

前田 歩　　　聖路加国際病院 麻酔科（1.8, 1.9, 1.10）

南嶋 しづか　慶應義塾大学医学部 麻酔学教室（1.4, 1.12, 1.13）

安田 篤史　　帝京大学医学部 麻酔科学講座（1.1）

● 監訳協力

高橋 理　　　聖路加国際大学公衆衛生大学院
聖路加国際病院 一般内科

監訳者 序文

麻酔学は面白い．

その理由は，基礎と臨床が密接に織り混ざっているからである．

麻酔科医は時々刻々変化する患者の病態生理に対し，基礎医学の知識を総動員して瞬時に，そして的確に対応することが求められる．麻酔で使用する薬物は特に強力であり，使用する器械の誤操作で患者は容易に危険にさらされる．知らなかったでは許されない，毎日が真剣勝負なのだ．

本書は，麻酔に携わる者全員が知っておかねばならない知識の結集である．麻酔の歴史と同じ長さをかけ，先人らが努力を重ね蓄積したこれらの知識は，患者の安全の守人である我々には，何物にも代えがたい宝である．その英知を紐解き，臨床の現場で即活用できるように，図と表で簡潔に解説した本書を皆さんにお届けできる喜びは大きい．

レジデント・専攻医にとっては専門医試験を突破するためのロードマップとして，麻酔科の上級医には後輩を指導する際のアイディアブックとして，本書を広く日常的に活用して頂ければ幸いである．

訳者には現場教育に情熱を燃やす選りすぐりの麻酔科医らにお願いする事ができた．出版には，㈱メディカル・サイエンス・インターナショナル 江田幸子，水野資子，倉橋和之，各氏の協力なしには実現しなかったことを振り返り，ここに深い感謝の意を表す．

2018年6月　晴れゆく蔵王連峰のふもとにて

長坂 安子

序文

本書は麻酔科臨床に必要な図表やグラフ，式の概要をまとめたものである．英国の麻酔科専門医試験（FRCA）対策を念頭に書かれてはいるが，麻酔科医が自身のキャリアを積む中で見返すのにも有用である．指導医であれば，研修医を指導する際の備忘録としても使えるだろう．また，麻酔に関わる基本的な原理原則についての簡潔明瞭な説明が欲しいと思っていた人に，本書が役立つことを願うものである．

ページごとにテーマを独立させ，素早く見直し概要をつかめるよう，図表やグラフ，式について簡潔に説明した．特に図とグラフは，おもに試験中に，読者が自分で簡単に描けるようなものにした．本書の図にはシンプルで標準的な色を用いているが，それは 4 色ボールペンで明確かつ正確に描けるものを提供することを目指した．

本文は意図的に短くしている（250〜300 語）が，図表やグラフ，式を十分に説明する内容となるよう，慎重に執筆した．各テーマについて，基礎医学的側面を中心に説明しているが，原理の臨床応用についても適宜述べている．

優れた図表を詳細な解説とともに示した麻酔科学の教科書は数多く存在する．しかし，麻酔の臨床と FRCA 対策に必要な，すべての図表を盛り込んだ本は，ほとんどないに等しい．本書はそのようなニーズから生まれたものである．読者が本書を役立てつつ，また本書から刺激を受けてくれることを願う．

Tim Hooper, James Nickells, Sonja Payne,
Annabel Pearson and Ben Walton
June 2015

●著者について

本書は，筆頭著者の Tim Hooper の着想に，その端を発した．彼は，軍の麻酔科医であり，集中治療医，そしてプレホスピタルケア（病院前救護）医でもある．経験豊富な書き手であり，アーティストでもある麻酔科医，James Nickells が本書の図を担当した．麻酔科医・集中治療医の Ben Walton は熟達した執筆者でもあり，その経験をいかし，本書の図の編集にあたってくれた．麻酔科シニアレジデントの Sonja Payne と Annabel Pearson は，各トピックに関する調査と執筆という困難なタスクを担ってくれた．二人がいなければ，本書は着想の段階で止まっていたことだろう．著者はみな Bristol で働き，この街で暮らしている．

目次

Section 1　生理学

1.1　心臓

- 1.1.1　心臓活動電位：心筋細胞 —— 1
- 1.1.2　心臓活動電位：ペースメーカ細胞 —— 2
- 1.1.3　心臓活動電位：ペースメーカ電位の変動 —— 3
- 1.1.4　心周期 —— 4
- 1.1.5　心拍出量の式 —— 5
- 1.1.6　中心静脈圧波形 —— 6
- 1.1.7　中心静脈圧波形：異常 —— 7
- 1.1.8　Einthovenの三角形 —— 8
- 1.1.9　駆出率の式 —— 9
- 1.1.10　心電図 —— 10
- 1.1.11　心電図：心臓の電気軸と補正QT間隔 —— 11
- 1.1.12　心拍出量測定のためのFick法 —— 12
- 1.1.13　Frank-Starling曲線 —— 13
- 1.1.14　酸素運搬量 —— 14
- 1.1.15　ペースメーカの分類コード：徐脈治療 —— 15
- 1.1.16　ペースメーカの分類コード：頻脈治療（植え込み型除細動器） —— 16
- 1.1.17　前負荷，心収縮力，後負荷 —— 17
- 1.1.18　肺動脈カテーテル圧波形 —— 18
- 1.1.19　全身血圧と肺血圧 —— 19
- 1.1.20　Valsalva手技 —— 20
- 1.1.21　Valsalva手技：臨床応用と生理学的異常 —— 21
- 1.1.22　Vaughan-Williams分類 —— 22
- 1.1.23　左室圧-容量曲線 —— 23
- 1.1.24　右室圧-容量曲線 —— 24

1.2　循環器

- 1.2.1　臓器の血流量と酸素消費量 —— 25
- 1.2.2　血管の構造 —— 26
- 1.2.3　Hagen-Poiseuilleの式 —— 27
- 1.2.4　層流と乱流 —— 28
- 1.2.5　Laplaceの法則 —— 29
- 1.2.6　Ohmの法則 —— 30
- 1.2.7　毛細血管におけるStarlingの力 —— 31
- 1.2.8　毛細血管におけるStarlingの力：病理学 —— 32

1.2.9　体血管抵抗 —— 33

1.3　呼吸器

1.3.1　肺胞気式 —— 34
1.3.2　肺胞酸素分圧と血流 —— 35
1.3.3　Bohr の式 —— 36
1.3.4　二酸化炭素解離曲線と Haldane 効果 —— 37
1.3.5　クロージングキャパシティ —— 38
1.3.6　死腔と Fowler の方法 —— 39
1.3.7　拡散 —— 40
1.3.8　気道の動的圧縮 —— 41
1.3.9　Fick の原理と血流量 —— 42
1.3.10　努力呼気曲線 —— 43
1.3.11　肺の機能的残気量 —— 44
1.3.12　肺コンプライアンスと胸壁コンプライアンス —— 45
1.3.13　肺の圧-容量曲線 —— 46
1.3.14　肺容量と肺気量 —— 47
1.3.15　酸素カスケード —— 48
1.3.16　酸素解離曲線と Bohr 効果 —— 49
1.3.17　肺血管抵抗 —— 50
1.3.18　肺血管抵抗と肺容量 —— 51
1.3.19　呼吸流量-容量曲線 —— 52
1.3.20　シャント —— 53
1.3.21　換気血流比 —— 54
1.3.22　二酸化炭素に対する換気応答 —— 55
1.3.23　酸素に対する換気応答 —— 56
1.3.24　West の肺領域 —— 57
1.3.25　呼吸仕事量 —— 58

1.4　神経

1.4.1　活動電位 —— 59
1.4.2　脳血流量と血圧 —— 60
1.4.3　換気による脳血流量の変化 —— 61
1.4.4　脳脊髄液 —— 62
1.4.5　痛みのゲートコントロール説 —— 63
1.4.6　Glasgow 昏睡尺度 —— 64
1.4.7　頭蓋内圧-容量関係 —— 65
1.4.8　頭蓋内圧波形 —— 66
1.4.9　ニューロン —— 67
1.4.10　神経伝達物質：作用 —— 68
1.4.11　神経伝達物質：分類 —— 69

- 1.4.12 反射弓 —— 70
- 1.4.13 シナプス伝達 —— 71
- 1.4.14 神経の種類 —— 72
- 1.4.15 視覚伝導路 —— 73

1.5　腎臓
- 1.5.1 腎血流の自己調節 —— 74
- 1.5.2 クリアランス —— 75
- 1.5.3 糸球体濾過量 —— 76
- 1.5.4 Henle のループ —— 77
- 1.5.5 ネフロン —— 78
- 1.5.6 レニン-アンギオテンシン-アルドステロン系 —— 79

1.6　消化器
- 1.6.1 胆汁 —— 80
- 1.6.2 消化管蠕動運動の媒介物質 —— 81

1.7　酸塩基
- 1.7.1 酸塩基平衡の異常 —— 82
- 1.7.2 アニオンギャップ —— 83
- 1.7.3 緩衝液 —— 84
- 1.7.4 解離定数と pKa —— 85
- 1.7.5 Henderson-Hesselbalch の式 —— 86
- 1.7.6 乳酸アシドーシス —— 87
- 1.7.7 pH —— 88
- 1.7.8 強イオン差 —— 89

1.8　代謝
- 1.8.1 TCA（トリカルボン酸）回路 —— 90
- 1.8.2 肝小葉 —— 91
- 1.8.3 栄養とエネルギー —— 92
- 1.8.4 ビタミン類：供給源と機能 —— 93
- 1.8.5 ビタミン類：欠乏症と過剰症 —— 94

1.9　内分泌
- 1.9.1 副腎 —— 95
- 1.9.2 アドレナリン受容体の作用 —— 96
- 1.9.3 カテコールアミン合成 —— 97
- 1.9.4 視床下部-下垂体-副腎系：解剖 —— 98
- 1.9.5 視床下部-下垂体-副腎系：ホルモン —— 99
- 1.9.6 ビタミン D の合成 —— 100

1.10 体液
- 1.10.1 体液の構成 —— 101
- 1.10.2 体液コンパートメント —— 102
- 1.10.3 点滴輸液の組成 —— 103

1.11 血液
- 1.11.1 抗体 —— 104
- 1.11.2 血液型 —— 105
- 1.11.3 凝固：カスケード（古典型）モデル —— 106
- 1.11.4 凝固：細胞基盤型モデル —— 107
- 1.11.5 補体カスケード —— 108
- 1.11.6 ヘモグロビン —— 109
- 1.11.7 プロスタノイド合成 —— 110

1.12 細胞
- 1.12.1 細胞 —— 111
- 1.12.2 細胞膜 —— 112
- 1.12.3 Gタンパク質 —— 113
- 1.12.4 イオンチャネル —— 114
- 1.12.5 Na^+, K^+-ATPアーゼ —— 115

1.13 筋肉
- 1.13.1 アクチン-ミオシンサイクル —— 116
- 1.13.2 Golgi腱紡錘 —— 117
- 1.13.3 筋紡錘 —— 118
- 1.13.4 筋肉の種類 —— 119
- 1.13.5 神経筋接合部 —— 120
- 1.13.6 サルコメア —— 121
- 1.13.7 骨格筋の構造 —— 122

Section 2　解剖学

- 2.1 腹壁 —— 123
- 2.2 肘窩 —— 124
- 2.3 自律神経系 —— 125
- 2.4 頭蓋底 —— 126
- 2.5 腕神経叢 —— 127
- 2.6 気管支樹 —— 128
- 2.7 心臓の血管：心臓の静脈 —— 129
- 2.8 心臓の血管：心臓の動脈 —— 130
- 2.9 Willis動脈輪 —— 131
- 2.10 脳神経 —— 132

2.11	C6レベルにおける頸部断面	133
2.12	脊髄の断面	134
2.13	デルマトーム	135
2.14	横隔膜	136
2.15	硬膜外腔	137
2.16	大腿三角	138
2.17	胎児循環	139
2.18	肋間隙	140
2.19	内頸静脈	141
2.20	喉頭の神経支配	142
2.21	喉頭	143
2.22	四肢の神経支配（筋節）	144
2.23	腰神経叢	145
2.24	鼻	146
2.25	眼窩	147
2.26	肋骨	148
2.27	仙骨神経叢	149
2.28	仙骨	150
2.29	脊髄神経	151
2.30	胸郭入口と第1肋骨	152
2.31	脊椎	153

Section 3 薬力学と薬物動態

3.1	クリアランス	155
3.2	コンパートメントモデル：1および2コンパートメント	156
3.3	コンパートメントモデル：3コンパートメント	157
3.4	用量-反応曲線	158
3.5	薬物の消失	159
3.6	消失動態	160
3.7	半減期と時定数	161
3.8	Meyer-Overtonの仮説	162
3.9	分布容積	163
3.10	吸入麻酔薬における洗い入れ曲線	164

Section 4 薬物

4.1	麻酔薬：エトミデート	165
4.2	麻酔薬：ケタミン	166
4.3	麻酔薬：プロポフォール	167
4.4	麻酔薬：チオペンタール	168
4.5	局所麻酔薬：作用機序	169
4.6	局所麻酔薬：性質	170

- 4.7 神経筋遮断薬：作用機序 —— 171
- 4.8 神経筋遮断薬：脱分極性 —— 172
- 4.9 神経筋遮断薬：非脱分極性 —— 173
- 4.10 オピオイド：作用機序 —— 174
- 4.11 オピオイド：性質 —— 175
- 4.12 吸入麻酔薬：作用機序 —— 176
- 4.13 吸入麻酔薬：生理学的影響 —— 177
- 4.14 吸入麻酔薬：性質 —— 178

Section 5　物理学

- 5.1 Avogadroの法則 —— 179
- 5.2 Beer-Lambertの法則 —— 180
- 5.3 臨界温度と臨界圧 —— 181
- 5.4 高周波電流（ジアテルミー）—— 182
- 5.5 Doppler効果 —— 183
- 5.6 電気保安 —— 184
- 5.7 電気 —— 185
- 5.8 指数関数 —— 186
- 5.9 Fickの拡散の法則 —— 187
- 5.10 気体の法則：Boyleの法則 —— 188
- 5.11 気体の法則：Charlesの法則 —— 189
- 5.12 気体の法則：Gay-Lussacの法則 —— 190
- 5.13 気体の法則：理想気体の法則とDaltonの法則 —— 191
- 5.14 Grahamの法則 —— 192
- 5.15 熱量 —— 193
- 5.16 Henryの法則 —— 194
- 5.17 湿度 —— 195
- 5.18 レーザー —— 196
- 5.19 メートル法接頭辞 —— 197
- 5.20 仕事率 —— 198
- 5.21 圧力 —— 199
- 5.22 Raman効果 —— 200
- 5.23 反射と屈折 —— 201
- 5.24 SI（国際単位系）単位 —— 202
- 5.25 水の三重点と相図 —— 203
- 5.26 流れの種類 —— 204
- 5.27 波の性質 —— 205
- 5.28 Wheatstoneブリッジ —— 206
- 5.29 仕事 —— 207

Section 6　臨床的な測定法

- 6.1　Bourdon 管真空計 —— 209
- 6.2　Clark 電極 —— 210
- 6.3　減衰（なまり）—— 211
- 6.4　燃料電池式酸素測定器 —— 212
- 6.5　筋弛緩のモニタリング —— 213
- 6.6　酸素測定：磁気酸素計 —— 214
- 6.7　pH 測定システム —— 215
- 6.8　パルスオキシメータ —— 216
- 6.9　Severinghaus 二酸化炭素電極 —— 217
- 6.10　温度測定 —— 218
- 6.11　熱電対と Seebeck 効果 —— 219

Section 7　装置・器具

- 7.1　バッグバルブマスク人工呼吸器 —— 221
- 7.2　呼吸回路：循環回路 —— 222
- 7.3　呼吸回路：Mapleson の分類 —— 223
- 7.4　洗浄と汚染除去 —— 224
- 7.5　持続的腎代替療法：体外循環回路 —— 225
- 7.6　持続的腎代替療法：モード —— 226
- 7.7　ガスボンベ（シリンダー）—— 227
- 7.8　加湿器 —— 228
- 7.9　酸素運搬システム：Bernoulli の原理と Venturi 効果 —— 229
- 7.10　配管ガス —— 230
- 7.11　スカベンジ（掃気）—— 231
- 7.12　真空蒸発器 —— 232
- 7.13　気化器 —— 233
- 7.14　人工呼吸：従圧式 —— 234
- 7.15　人工呼吸：従量式 —— 235

Section 8　統計学

- 8.1　平均値，中央値，最頻値 —— 237
- 8.2　正規分布 —— 238
- 8.3　治療必要数 —— 239
- 8.4　オッズ比 —— 240
- 8.5　予測値 —— 241
- 8.6　感度と特異度 —— 242
- 8.7　有意性検定 —— 243
- 8.8　統計的変動 —— 244
- 8.9　第一種過誤（タイプ I エラー）と第二種過誤（タイプ II エラー）—— 245

略語一覧

AAG	α-1-acid glycoprotein	α1酸性糖タンパク質
ACA	anterior cerebral artery	前大脳動脈
ACE	angiotensin converting enzyme	アンギオテンシン変換酵素
ACh	acetylcholine	アセチルコリン
ACOM	anterior communicating artery	前交通動脈
ADH	antidiuretic hormone	抗利尿ホルモン
ANP	atrial natriuretic peptide	心房性ナトリウム利尿ペプチド
ANS	autonomic nervous system	自律神経系
APL	adjustable pressure limiting	調節式圧制御
ARDS	acute respiratory distress syndrome	急性呼吸促迫症候群
ARR	absolute risk reduction	絶対リスク減少率
ATP	adenosine triphosphate	アデノシン三リン酸
AV	atrioventricular	房室
BVM	bag valve mask	弁付バッグマスク
CBF	cerebral blood flow	脳血流 (量)
CC	closing capacity	クロージングキャパシティ
CI	confidence interval	信頼区間
$CMRO_2$	cerebral metabolic rate for oxgen	脳酸素代謝率, 脳酸素消費量
CMV	controlled mechanical ventilation	調節機械換気
CNS	central nervous system	中枢神経系
CO	cardiac output	心拍出量
COPD	chronic obstructive pulmonary disease	慢性閉塞性肺疾患
CPP	cerebral perfusion pressure	脳灌流圧
CRRT	continuous renal replacement therapy	持続的腎代替療法
CSF	cerebrospinal fluid	脳脊髄液
CV	closing volume	クロージングボリューム
CVP	central venous pressure	中心静脈圧
CVVH	continuous veno-venous haemofiltration	持続的静静脈血液濾過
CVVHD	continuous veno-venous haemodialysis	持続的静静脈血液透析
CVVHDF	continuous veno-venous haemodiafiltration	持続的静静脈血液濾過透析
DBS	double-burst stimulation	ダブルバースト刺激
DCT	distal convoluted tubule	遠位尿細管
ECF	extracellular fluid	細胞外液
ECG	electrocardiogram	心電図
EDPVR	end-diastolic pressure-volume relationship	拡張末期圧-容量関係
EDV	end-diastolic volume	拡張末期容量
EMI	electromagnetic interference	電磁干渉
ERAD	extreme right axis deviation	極度右軸偏位
ERV	expiratory reserve volume	呼気予備量
ESPVR	end-systolic pressure-volume relationship	収縮末期圧-容量関係
ESV	end-systolic volume	収縮末期容量
FEF	forced expiratory flow	最大呼気流量

FEV$_1$	forced expiratory volume in 1 second	1秒量
FGF	fresh gas flow	新鮮ガス流量
FICB	fascia iliaca compartment block	腸腰筋膜コンパートメントブロック
FNB	femoral nerve blockade	大腿神経ブロック
FRC	functional residual capacity	機能的残気量
FVC	forced vital capacity	努力肺活量
GFR	glomerular filtration rate	糸球体濾過量
GI	gastrointestinal	胃腸
GPCR	G-protein coupled receptor	Gタンパク質共役型受容体
GTO	Golgi tendon organ	Golgi腱紡錘
Hb	haemoglobin	ヘモグロビン
IA	intrinsic activity	内因活性
IC	inspiratory capacity	最大吸気量
ICA	internal carotid artery	内頸動脈
ICD	implantable cardioverter-defibrillator	植え込み型除細動器
ICF	intracellular fluid	細胞内液
ICP	intracranial pressure	頭蓋内圧
IQR	interquartile range	四分位範囲
IRV	inspiratory reserve volume	吸気予備量
ISF	interstitial fluid	間質液，組織間液
IVC	inferior vena cava	下大静脈
IV$_{ol}$C	isovolumetric contraction	等容性収縮期
IV$_{ol}$R	isovolumetric relaxation	等容性弛緩期
LAP	left atrial pressure	左房圧
LBBB	left bundle branch block	左脚ブロック
LCNT	lateral cutaneous nerve of the thigh	外側大腿皮神経
MAC	membrane attack complex	膜侵襲（補体）複合体
MAC	minimum alveolar concentration	最小肺胞濃度
MAP	mean arterial pressure	平均動脈圧
MBL	mannose-binding lectin	マンノース結合レクチン
MCA	middle cerebral artery	中大脳動脈
MPAP	mean pulmonary artery pressure	平均肺動脈圧
Mv	minute ventilation	分時換気量
NADH	nicotinamide adenine dinucleotide	ニコチンアミドアデニンジヌクレオチド
NMB	neuromuscular blockade	神経筋遮断
NMBD	neuromuscular blocking drug	神経筋遮断薬
NMJ	neuromuscular junction	神経筋接合部
NNH	number needed to harm	有害必要数
NNT	number needed to treat	治療必要数
NPV	negative predictive value	陰性予測値
NSAIDs	non-steroidal anti-inflammatory drugs	非ステロイド性抗炎症薬
OR	odds ratio	オッズ比
PAH	pulmonary arterial hypertension	肺動脈高血圧，肺動脈性肺高血圧
PCA	posterior cerebral artery	後大脳動脈
PCOM	posterior communicating artery	後交通動脈
PCV	pressure-controlled ventilation	従圧式換気法

PCV-VG	pressure-controlled ventilation with volume guarantee	1回換気量保証機構付き従圧式換気法
PCWP	pulmonary capillary wedge pressure	肺毛細管楔入圧，肺動脈楔入圧
PEEP	positive end-expiratory pressure	呼気終末陽圧
PEFR	peak expiratory flow rate	最大呼気速度
PNS	peripheral nervous system	末梢神経系
PPV	positive predictive value	陽性予測値
PRT	platinum resistance thermometer	白金抵抗温度計
PVR	pulmonary vascular resistance	肺血管抵抗
RA	right atrium	右房
RAD	right axis deviation	右軸偏位
RBBB	right bundle branch block	右脚ブロック
RBF	renal blood flow	腎血流（量）
RLN	recurrent laryngeal nerve	反回神経
RMP	resting membrane potential	静止膜電位
RR	relative risk	相対リスク
RTD	resistance temperature detector	測温抵抗体
RV	residual volume	残気量
SA	sinoatrial	洞房
SBE	standardized base excess	標準化塩基過剰
SCM	sternocleidomastoid	胸鎖乳突筋
SCUF	slow continuous ultrafiltration	緩徐持続的限外濾過
SD	standard deviation	標準偏差
SID	strong ion difference	強イオン差
SLN	superficial laryngeal nerve	上咽頭神経
SNS	sympathetic nervous system	交感神経系
STP	standard temperature and pressure	標準状態
SV	spontaneous ventilation	自発呼吸
SV	stroke volume	1回心拍出量
SVP	saturation vapour pressure	飽和蒸気圧
SVR	systemic vascular resistance	体血管抵抗
SVT	supraventricular tachycardia	上室性頻拍
TBW	total body water	全水分量
TCI	target controlled infusion	目標濃度調節静注
TEB	thoracic electrical bioimpedance	胸郭インピーダンス法
TENS	transcutaneous electrical nerve stimulation	経皮的電気神経刺激
TIVA	total intravenous anaesthesia	全静脈麻酔
TLC	total lung capacity	全肺気量
TMP	transmembrane pressure	膜間移動圧
TOF	train of four	四連刺激
TPN	total parenteral nutrition	完全静脈栄養
TV	tidal volume	1回換気量
VC	vital capacity	肺活量
VCV	volume control ventilation	従量式調節換気
VGCC	voltage-gated calcium channels	電位依存性カルシウムチャネル
VIE	vacuum-insulated evaporator	真空蒸発器
vWF	von Willebrand factor	von Willebrand因子

注意

本書に記載した情報に関しては，正確を期し，一般臨床で広く受け入れられている方法を記載するよう注意を払った。しかしながら，著者（訳者および監訳者）ならびに出版社は，本書の情報を用いた結果生じたいかなる不都合に対しても責任を負うものではない。本書の内容の特定な状況への適用に関しての責任は，医師各自のうちにある。

著者（訳者および監訳者）ならびに出版社は，本書に記載した薬剤の選択，用量については，出版時の最新の推奨，および臨床状況に基づいていることを確認するよう努力を払っている。しかし，医学は日進月歩で進んでおり，政府の規制は変わり，薬物療法や薬物反応に関する情報は常に変化している。読者は，薬剤の使用に当たっては個々の薬剤の添付文書を参照し，適応，用量，付加された注意・警告に関する変化を常に確認することを怠ってはならない。これは，推奨された薬剤が新しいものであったり，汎用されるものではない場合に，特に重要である。

1.1.1 心臓活動電位：心筋細胞

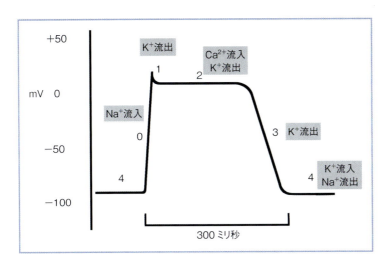

心臓活動電位は心筋細胞の機能（例：興奮/ペースメーカまたは収縮）によって大きく異なる。心筋細胞の活動電位は，安定した静止膜電位と長いプラトー相を特徴とする5つの相からなる。
- 第0相：カリウムイオン（K^+）に対する膜透過性が低下し，「速い」ナトリウムイオン（Na^+）チャネルが開くことによる急速脱分極。
- 第1相：Na^+に対する透過性が低下することによる早期急速再分極。
- 第2相：プラトー相。L型（長期開口，電位依存性）カルシウムイオン（Ca^{2+}）チャネルを介した持続的なCa^{2+}の流入によって，約300ミリ秒間脱分極が維持される。
- 第3相：Ca^{2+}チャネルの不活化と第2相から続くK^+の流出による急速再分極。
- 第4相：イオン濃度の復元による約−90 mVの静止膜電位の回復。

心筋細胞では，活動電位の大部分（第0相の始まりから第2相の終わり近くまで）が絶対不応期である。この期間は，いかなる刺激でもさらなる脱分極を引き起こすことはできない。第3相には相対的不応期が存在する。この期間に上限以上の刺激が加わると活動電位が生じるが，脱分極は緩徐で振幅も小さく，収縮は弱い。

抗不整脈薬と心筋活動電位

抗不整脈薬の中でイオンの移動を変化させるもの（「1.1.22 Vaughan-Williams分類」参照）は，活動電位を変化させることで，不整脈を予防もしくは終結させる。
- Na^+チャネル遮断薬（Vaughan-Williams分類Ⅰ群）は，心筋細胞において第0相の立ち上がりを緩め，脱分極の程度を低下させる。また，Na^+チャネルの再活性化を遅延させることで，不応期を延長もさせる。
- K^+チャネル遮断薬（Vaughan-Williams分類Ⅲ群）は，第3相の再分極を遅らせる。これによって活動電位の持続時間と不応期を延長させる。

1.1.2 心臓活動電位：ペースメーカ細胞

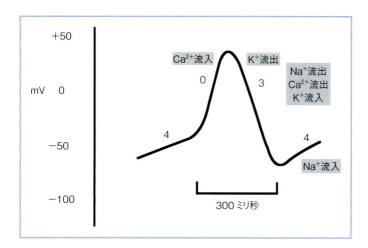

ペースメーカ電位は心臓の興奮系である洞房（SA）結節と房室（AV）結節の細胞でみられる。心臓ペースメーカ細胞の活動電位は3つの相（心筋細胞の活動電位の相と合わせるため，番号順にはなっていない）からなり，膜電位が不安定な第4相と第2相（プラトー相）の欠如により特徴づけられる。

- 第4相：自発的な脱分極。前の活動電位が終わった直後に，細胞膜電位がより陰性になると開くという不思議な性質をもつ電位依存性チャネルを介して，ナトリウムイオン（Na^+）が心筋細胞内に流入する。カルシウムイオン（Ca^{2+}）もまたT型チャネル〔"T"は"transient（一時的）"の意〕を介して細胞内に流入する。
- 第0相：閾値電位（約 −40 mV）に達すると急速脱分極が起こる。L型 Ca^{2+} チャネルが開き，Ca^{2+} が細胞内に流入する。
- 第3相：カリウムイオン（K^+）の透過性が亢進して K^+ が流出し，再分極が起こる。

心筋細胞と比較して，ペースメーカ細胞の活動電位は
- 反応が遅い。
- 第4相の膜電位の陰性度が小さい。
- 閾値電位の陰性度が小さい。
- 急速脱分極（第0相）の立ち上がりが緩やかである。

自律神経系による制御

刺激伝導系は固有のペースメーカ活動を有している。脱分極の頻度と活動電位の持続時間は自律神経系の影響を受ける。除神経された心臓では，洞房結節は1分間に100回の頻度で脱分極する。安静時は副交感神経活動が優位で，洞房結節の脱分極を減少させる。副交感神経の活性化により，K^+ の流出は増え，Na^+ と Ca^{2+} の流入は減る。これらのイオン伝導度の変化によって，第4相の膜電位の陰性度が大きくなり，第4相はなだらかになり，閾値電位に達するまでの時間が延長する。逆に，交感神経の活性化により，K^+ の流出は減り Na^+ と Ca^{2+} の流入は増え，ペースメーカ細胞の脱分極の頻度は増える。

1.1.3 心臓活動電位：ペースメーカ電位の変動

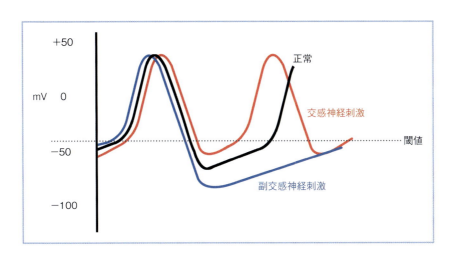

ペースメーカ電位は洞房（SA）結節と房室（AV）結節の細胞でみられる。ペースメーカ電位は静止膜電位からの緩徐な上昇であり，活動電位の終わりから次の活動電位の始まりまでの間で起こる。ペースメーカ活動電位は他の心臓細胞でみられる活動電位とは異なり，第1相と第2相がなく静止膜電位が不安定である。この不安定な静止膜電位により自発的な脱分極が起こり，心臓の自動調律が形成される。次の活動電位の開始，つまり「放電」の頻度を決めているのは，静止膜電位の変化率もしくは勾配である。ペースメーカ電位の制御は，圧倒的に自律神経系によって行われることが特徴である。

第4相の傾斜の増大はペースメーカ細胞が閾値電位に達するまでの時間を短縮し，結果，分極がより迅速に起こる。これはアドレナリンβ_1受容体を介した交感神経刺激（図中の赤線）に伴って起こり，サイクリックAMP濃度を増加させ，Ca^{2+}チャネルを開口させることによって，細胞の放電頻度が増える。

逆に，第4相の傾斜の減少はペースメーカ細胞が閾値電位に達して脱分極が起こるまでの時間を延長させ，結果，放電頻度が減る。これは副交感神経刺激（図中の青線）に伴って起こる。迷走神経刺激は細胞膜を過分極させることでK^+の透過性を増加させ，結果，放電頻度を減らす。そのため，膜電位はより陰性となり，閾値電位に達するまでの時間と，それに続く放電までの時間が延長する。

1.1.4 心周期

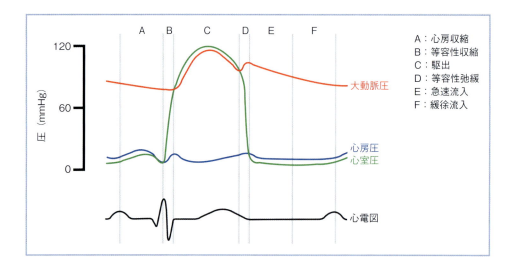

図は1回の心周期の間に起こるイベントを示す。圧と時間の関係を示したグラフであり，心室圧，大動脈圧，中心静脈圧（CVP）あるいは心房圧波形，心電図（ECG）と心音のタイミングが重ねて描かれている。

心周期には5つの相がある。
- 第1相（A）：心房収縮期。心電図のP波とCVP波形のa波。心房収縮（「心房キック」）は心室充満の約30％に寄与している。
- 第2相（B）：心室等容性収縮期（IV_oC）。収縮期の始まりであり，僧帽弁と三尖弁の閉鎖（心音Ⅰ音）に一致する。心室圧がベースラインから急速に上昇するが，入口と出口の弁が閉じているので心室内の血液量が維持される。CVP波形のc波は右室が等容性に収縮する際の三尖弁の右房への膨らみを表している。
- 第3相（C）：収縮期。心室圧が大動脈圧と肺動脈圧を上回ると，大動脈弁と肺動脈弁が開き血液が駆出される。大動脈圧曲線は左室圧曲線に沿うが若干，圧は低く，血液を駆出するために必要な圧較差を形成している。この相の終わりに起こる心室の再分極が心電図のT波となる。
- 第4相（D）：心室等容性弛緩期（IV_oR）。大動脈弁と肺動脈弁が閉じる（心音Ⅱ音）と，心室圧は急速にベースラインまで下がるが，容量の変化はない。大動脈弁の閉鎖は大動脈波形の重複切痕（dicrotic notch）に一致し，それ以降，大動脈圧は左室圧を上回る。
- 第5相（EとF）：心室充満期。拡張期の心室の受動的な充満。心室圧が心房圧（とCVP）を下回ると，三尖弁と僧帽弁が開き血液の流入が起こる。この充満は，最初は早く（急速流入期：E），その後に緩徐（緩徐流入期：F）となり，それから次の心房収縮が起こり新たな心周期が始まる。心房が「空」になるとCVP波形上ではy谷として表れる。

1.1.5 心拍出量の式

$$Q = HR \times SV$$

Q＝心拍出量（mL／分）
HR＝心拍数（bpm）
SV＝1回心拍出量（mL）

心拍出量（上式のQ，以下CO）は1分間に心臓が駆出する血液の量と定義され，心拍数と1回心拍出量の積に等しい。この式からCOを決定する4つの因子（心拍数，前負荷，後負荷，心収縮力）があることがわかる。それぞれの因子は単独で変化するわけではなく，互いに影響を与え合う。そのため，それぞれの変数の変化の程度に応じて，COは増加したり減少したりする。

COモニタリングは組織の酸素化と治療の指標としてよく用いられる。歴史的には，CO測定のゴールドスタンダードは侵襲的な肺動脈カテーテルであった。しかし，肺動脈カテーテルの挿入に専門的技術が必要であることと合併症リスクのために，より侵襲度の低い方法に取って代わられつつある。

- 脈波解析（例：PiCCO，LiDCO）：動脈圧波形と1回心拍出量，体血管抵抗を関連付けるアルゴリズム。研究によってゴールドスタンダードとよく一致することが示されている。最適な動脈圧波形が必要であることやエラーの可能性（不整脈，大動脈弁逆流）などの限界がある。
- 食道Doppler：下行大動脈の血液流速の測定からCOを推定する（「5.5 Doppler効果」参照）。
- 経肺熱希釈法：典型的な希釈法（指標となる既知の濃度の液体を注入し，一定時間をおいて動脈系の中で希釈度を測定する）に基づいており，PiCCOシステムの脈波解析と連動している。熱希釈法は，PiCCOシステムをキャリブレーションするために，そして容量パラメータ（例：心室拡張末期容量係数）と肺血管外水分量を測定するために用いられる。
- 胸郭インピーダンス法（TEB）：微弱な電流が頸部と胸部に貼られた電極の間を流れる。血液の拍動流が電流の変動を引き起こし，インピーダンスの波形からCOを計算する。TEBによるCOと熱希釈法によるCOは相関性が低いことが示されている。

1.1.6 中心静脈圧波形

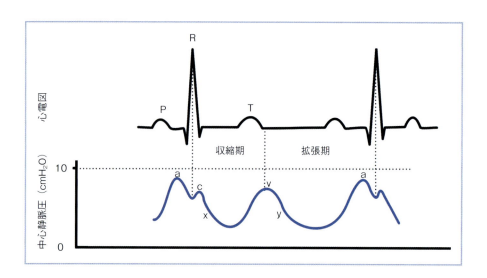

中心静脈圧（CVP）波形は大静脈と右房の接合部の圧を反映する。CVP 波形は 3 つの山と 2 つの谷からなる。
- 「a 波」：最も突出した波で，右房収縮を表す。
- 「c 波」：右室の等容性収縮期（IV_0C）に三尖弁が右房内に膨れることにより「a 波」の下降が中断される。
- 「x 谷」：右室が収縮している間の右房圧の低下。
- 「v 波」：収縮後期の右房への静脈還流による右房圧の上昇。
- 「y 谷」：三尖弁開放に伴う右房圧の低下。

CVP 波形と心電図（ECG）を並べると，それぞれの波の構成要素を同定するのに役立つ。
- ECG の R 波は収縮期の始まりを，ECG の T 波の終わりは拡張期の始まりを示す。
- 収縮期の 3 つの要素：「c 波」，「x 谷」，「v 波」。
- 拡張期の 2 つの要素：「y 谷」，「a 波」。

CVP 測定で起こり得るエラー

- **サンプリングのエラー**：正確な測定のためには中心静脈カテーテルと圧トランスデューサーの位置が重要となる。CVP は臨床的な正常範囲が狭いため，圧トランスデューサーの基準点の小さな変化が CVP の評価に大きな影響を与える可能性がある。
- **解釈のエラー**：CVP 測定に与える換気の影響を考慮に入れる必要がある。すべての血管圧は胸腔内圧が大気圧に最も近づく呼気終末に測定する。陽圧換気下において，呼気終末陽圧（PEEP）が低い場合の CVP 値の増加は 1～2 mmHg に過ぎず最小限の誤差で済むが，PEEP が高い場合は誤差を予測するのが難しくなる。

1.1.7 中心静脈圧波形：異常

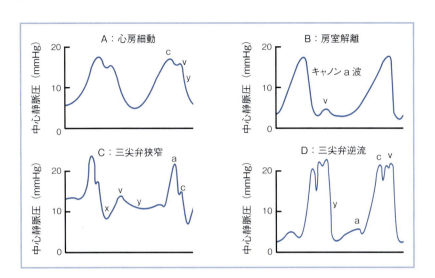

中心静脈圧（CVP）波形の評価は，さまざまな病態生理の診断に役立つ。

不整脈

A：心房細動は「a波」の欠落を特徴とする。拡張末期に右房容量が大きくなるため，「c波」はより突出する。

B：等頻度房室解離の場合，心房と心室の拍動が独立して起こるが拍動数は同じである。そのため，閉じている三尖弁に対して心房が収縮することによる「a波」の増大が起こる。これを「キャノンa波」と呼ぶ。

他の不整脈もCVP波形に影響する。洞性頻脈では拡張期の短縮とそれによる拡張期波形の変化（「y谷」の短縮および「v波」と「a波」の融合）が特徴である。反対に，洞性徐脈では3つの波の区別がより明瞭となる。

弁疾患

C：三尖弁狭窄は拡張期の異常で，右房の血液流出を妨げる。狭い三尖弁に対して右房が収縮するため，突出した「a波」が形成される。右房圧は長く上昇したままとなり，「y谷」が減衰する。

D：三尖弁逆流では，収縮期に閉鎖が不完全な弁を通過して右房内へ血液が逆流するため，右房圧の持続的上昇が起こる。そのため，「c波」と「v波」が経過とともに融合し，やがて「x谷」が欠落する。

胸腔内圧の上昇（陽圧換気），心機能障害（心タンポナーデ，心不全），循環過負荷に伴い，CVPの上昇が観察されうる。

静脈還流の減少（容量減少，血管拡張）や胸腔内圧の低下（自発吸気）に伴い，CVPの低下が起こりうる。

1.1.8 Einthovenの三角形

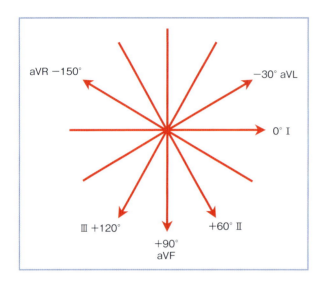

双極電極（Ⅰ，Ⅱ，Ⅲ）は電気的に正三角形を形成する。この三角形は心電図を開発した科学者Willem Einthovenから「Einthovenの三角形」と名づけられた。これらの電極は，単極増幅電極（aVL，aVR，aVF）と合わせて，前額面で心臓を検査する。これら6つの四肢誘導を，心臓を交差点として並べ直すと，6軸座標系が形成される。図中の矢印はそれぞれの誘導の電流の正常な経路を表す。この心臓の電気的活動の模式図は，前額面における心室の電気軸の解釈に役立つ。

前額面心室電気軸の決定

正常な心臓の電気的活動は洞房結節から結節間線維を経由して房室結節へ進展する。伝導はHis束を経由して右と左の脚分枝へと続き，Purkinje線維に到達して心室収縮が起こる。陽極へ向かっての脱分極は心電図上で陽性偏位として表れる。前額面で心臓を見た場合，心室脱分極の平均（QRS複合体として示される）は－30°～＋90°の間に入る。心室電気軸は四肢誘導を用いて決定されうる。最も単純な方法は4分割法であり，Ⅰ誘導とaVF誘導で評価する。これらの直交する肢誘導により正常な電気軸の大部分を評価できる。

- 正常軸：両方の誘導でQRS複合体が陽性。
- 極度右軸偏位：両方の誘導でQRS複合体が陰性。
- 右軸偏位：Ⅰ誘導で陰性QRS，aVF誘導で陽性QRS。
- 左軸偏位：Ⅰ誘導で陽性QRS，aVF誘導で陰性QRS。しかし，正常軸は－30°～＋90°なので，この2つを合わせたベクトルは正常軸を指しているかもしれない。このため，Ⅱ誘導の評価も必要である。QRS複合体がⅡ誘導で陽性なら電気軸は正常（0°～－30°）である。

ほかに等位相アプローチがある。これは，ある誘導に対して脱分極が直交して起こる場合に等位相QRS複合体（Q波とR波のプラスマイナスを足してゼロになる）を形成するという原則に基づいている。

1.1.9 駆出率の式

$$EF = \frac{SV}{EDV} \times 100$$

$$SV = EDV - ESV$$

EF＝駆出率
EDV＝拡張末期容量
ESV＝収縮末期容量
SV＝1回心拍出量

駆出率は単純に，拡張末期の心室内にある血液の量〔拡張末期容量（EDV）〕に対する，収縮期の心室から駆出される血液の量〔1回心拍出量（SV）〕の割合を表す。体重70 kgの人は通常，1回心拍出量が約70 mLで，EDVが約120 mLである。

駆出率の式ではSVをEDVに対する割合として計算している。この式から，それぞれの収縮期の間に駆出される心室容量の割合が得られる。左室と右室それぞれに適用され，正常値は50～65％である。右室と左室の容量は概ね等しく，したがって駆出率もほぼ同じである。

臨床では，この値は心エコー，肺動脈カテーテル，心臓核医学または血管造影によって計算される。

大動脈弁狭窄においては，流出路の閉塞に対して心室は代償的に肥大する。これによって最初は駆出率が保たれ，弁前後の圧較差が保たれる。疾患が進行し弁口面積が狭まるにつれて，肥大した心室は硬くなりコンプライアンス（伸展性）が低下し，代償できなくなる。SV（そして駆出率）の減少がみられ，結果，心拍出量の減少が起こる。最終的にはコンプライアンスが悪化し続け，心不全となる。

1.1.10 心電図

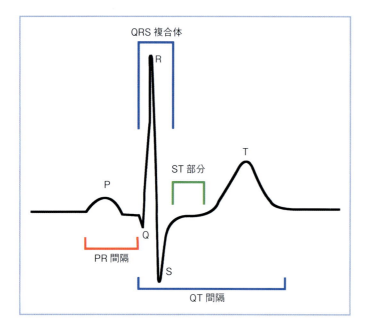

心電図（ECG）は心臓の電気的活動の時間経過を非侵襲的に胸壁の上から解釈する方法である。もれなく評価するには心拍数，リズム，電気軸（正常軸は－30°～＋90°）と波形の形状・間隔を含む系統的アプローチが必要である。

波形の形状と間隔

- P 波：心房脱分極を表す。aVR を除くすべての誘導で陽性波がみられるはずである。
- PR 間隔：P 波の開始から PR 部分の終わりまで。正常値は 0.12～0.2 秒（小さい目盛 3～5 個分）。この間隔は心拍数に依存する。心拍数が増すにつれ，PR 間隔は狭まる。
- QRS 波：心室脱分極を表す。正常は 0.12 秒以下である。V_1～V_3 誘導での Q 波は異常波である。
- ST 部分：QRS 複合体と ST 部分の接合部から T 波の始まりまで。正常の ST 部分は等電位である。
- T 波：心室再分極を表す。
- QT 間隔：QRS 複合体の開始から T 波の終わりまで。この間隔は心室の脱分極開始から回復までの時間を表す。心拍数によって変動するため，修正 QT 間隔（QTc：corrected QT interval）を計算する（正常値は 0.44 秒未満）。

急性冠症候群と心筋梗塞に関連する心電図変化

- 急性冠症候群：ST 上昇を伴わない心筋梗塞と不安定狭心症が含まれる。主な ECG 変化は ST 部分の低下と T 波の平坦化もしくは陰転である。
- 心筋梗塞：貫通性虚血と心筋梗塞の早期の手がかりは超急性 T 波（T 波増高）と ST 上昇である。Q 波形成は心筋梗塞後 1 時間以内に始まる場合もある。T 波の陰転は細胞死から 72 時間以内の遅発性の徴候である。ST 部分の安定化は通常 12 時間以内に起こるが，ST 上昇が 2 週間以上続くこともある。

1.1.11 心電図：心臓の電気軸と補正QT間隔

6軸座標系を4分割することによって，心室電気軸がより理解しやすくなる（「1.1.8 Einthovenの三角形」参照）。

- 正常のQRS軸は−30°の左軸から+90°まで。
- 左軸偏位（LAD：left axis deviation）は軸が−30°〜−90°と定義される。これは単発的な所見の場合もあるが，病的状態と関連する場合もある。原因としては左室肥大，左脚ブロック（LBBB），左脚前枝ブロック，心筋梗塞，心臓の物理的偏移（例：気胸）が含まれる。
- 右軸偏位（RAD：right axis deviation）は軸が+90°〜+180°と定義される。原因としては，幼児・小児における生理学的亜型，右室肥大，心筋梗塞，左脚後枝ブロック，慢性肺疾患，右胸心，心室不整脈が含まれる。
- 極度右軸偏位（ERAD：extreme right axis deviation）は軸が−90°〜+180°と定義される。これはまれな所見で，右胸心，心室不整脈，ペーシング調律と関連する。

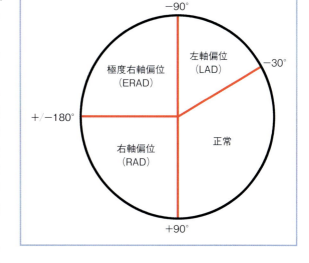

前胸部の電気軸

前胸部V$_1$〜V$_6$の誘導で，R波の進展により前胸部の電気軸が決定される。正常のR波の進展では，V$_1$誘導で主に陰性QRS複合体と，V$_6$誘導で主に陽性QRS複合体が特徴である。陰性から陽性への移行がV$_2$〜V$_4$誘導の間で起こる。

- 早期R波進展では，V$_1$とV$_2$誘導でより陽性のQRS複合体となる。これは常に病的であり後壁心筋梗塞（陽性QRS複合体は対極誘導のQ波を反映している），右室肥大，右脚ブロック（RBBB）もしくはWolff-Parkinson-White症候群の可能性がある。
- R波進展不良（R波増高不良）は前胸部誘導の移行帯においても陰性QRS複合体が優位となるのが特徴である。この移行の「遅れ」は正常な差異かもしれないが，前壁心筋梗塞，左室肥大，LBBBまたは肺疾患と関連がある場合もある。

1.1.12 心拍出量測定のための Fick 法

$$Q = \frac{VO_2}{C_a - C_v}$$

Q＝心拍出量（mL/分）
VO_2＝酸素消費量（mL/分）
C_a＝動脈血酸素含量（mL 酸素/mL 血液）
C_v＝静脈血酸素含量（mL 酸素/mL 血液）

Fick の法則により，指標とする物質が時間当たりに臓器に吸収される量と指標の濃度の動静脈間の差がわかっていれば，臓器血流量が計算可能である。この法則は，臓器を全身に，指標とする物質を酸素に置き換えて，心拍出量（上式の Q，以下 CO）の測定に用いられる。

- 直接 Fick 法：安静時の酸素消費量を決定するのに最短 5 分間のスパイロメトリーが必要である。この間に末梢動脈血サンプルを採取し，動脈血酸素含量を測定する。右室肺動脈本幹から血液サンプルを得て混合静脈血酸素含量を測定するには心臓カテーテル検査が必要である。末梢静脈血の酸素含量は組織間で著しく差があるため，サンプルには適さない。したがって，本法は時間がかかり侵襲的である。またこの方法は，安定した状態での測定に限定され，運動時や他の生理的ストレス下のように CO が変化する状況においては使用できない。
- 間接 Fick 法（再呼吸法）：二酸化炭素の再呼吸を Fick の法則に適用することで，侵襲的な混合静脈血酸素含量の測定が避けられる。再呼吸法は，正常呼吸と間欠的再呼吸の間の呼気終末二酸化炭素分圧（$P_{ET}CO_2$）を測定することで，動脈血と静脈血の二酸化炭素含量を推定する。自動化システムによって技術的な問題の多くが解消された。
- 熱希釈法：Fick の法則に基づいており，CO を測定する低侵襲な方法である。指標とする物質はボーラス投与された冷たい輸液であり，温度の変化によって動静脈の差が決定される。熱希釈法は広く研究されており，直接 Fick 法とよく相関することが示されている。直接 Fick 法よりも優れる点は，低侵襲性に加え，被験者が運動している間も測定でき，時間分解能が改善されていることである。

1.1.13 Frank-Starling曲線

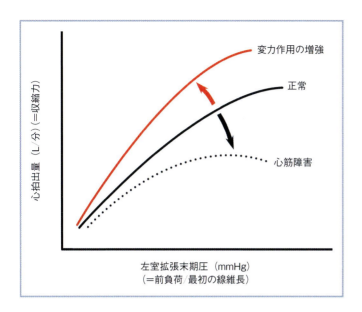

Frank-Starling曲線はFrank-Starlingの法則を表すために用いられ，心筋線維の収縮能が収縮前の筋線維長に依存しており，比例関係であることを示している。

心筋線維の負荷が増える（心臓では拡張末期圧，もしくは前負荷）と，収縮前の筋線維長が伸びる。この結果，筋フィラメント間の重なりの最適化に比例して収縮力が増加する。この内的な制御機構は，ある範囲までは機能するが，そこを超えると制御が失われ，線維の延長にも関わらず収縮力は増強しなくなり，最終的には心筋線維機能不全が起こる。

拡張末期圧（前負荷）の変化により，心拍出量は同一曲線上で移動する。前負荷が増加すると曲線に沿って心拍出量は増加する。前負荷が減少するとその逆が起こる。

心筋の変力作用または機能不全により曲線全体が移動する。変力作用の増大により同一の前負荷で心拍出量が増加し，曲線が右上に移動する。心筋の機能不全は曲線の右下への移動となり，同一の前負荷で心拍出量は減少する。前負荷の大きいところで筋線維がより引き伸ばされるので，心拍出量の低下がより顕著となり，曲線は右端で基線に向かって下降する。

1.1.14 酸素運搬量

$$\text{酸素運搬量}(\text{mL}/\text{分}) = \text{CO} \times [(1.34 \times [\text{Hb}] \times \text{Spo}_2) + (\text{Pao}_2 \times 0.0225)]$$

CO＝心拍出量
[Hb]＝ヘモグロビン濃度（g/dL）
1.34＝*in vivo* で測定された 1 g のヘモグロビンの最大酸素運搬能力（Hüfner 定数）(mL/g)
Spo_2＝動脈血ヘモグロビン酸素飽和度（％）
Pao_2＝動脈血酸素分圧（kPa）
0.0225＝1 kPa 当たり 100 mL の血漿に溶解する酸素の量（mL）

酸素運搬量は単位時間当たりに組織へ運ばれる酸素の量と定義される。組織への酸素運搬は 2 つの基礎的な要素（心拍出量と動脈血酸素含量）によって規定される。動脈血酸素含量はヘモグロビンに結合している酸素と血漿に溶解している酸素の総和である。酸素運搬量の正常範囲は 850～1,200 mL/分であり，測定には肺動脈（PA）カテーテルが必要である。

酸素運搬量は，侵襲的な PA 圧の測定をしなくても，以下の要素を考慮すれば最適化されうる。

- 心拍出量（CO）：心拍数，前負荷，心収縮力，後負荷によって決まる。これらの因子は病的状態や薬物（例：麻酔薬，昇圧薬）によって負の影響を受けうる。最適化には心拍数コントロール，容量（血液量・体液量）の修正，血管作動薬の投与が含まれる。疾患そのものの根本的な治療も必要である。
- ヘモグロビン濃度：貧血の改善により動脈血酸素含量は増加する。その反面，輸血によって血管コンパートメントにおける血液の流動性が変化し，酸素運搬に有害な影響を与える可能性がある。
- ヘモグロビン酸素飽和度：低換気，拡散障害，換気血流比不均等による低酸素で悪化しうる。一酸化炭素中毒とメトヘモグロビン血症も時に考慮しなければならない。最適化のためには，肺胞酸素分圧を最大にするために酸素投与をしつつ（ただしシャントの際には効果は小さい），原因治療に焦点を当てる。
- 動脈血酸素分圧（Pao_2）：末梢動脈血酸素飽和度（Spo_2）と血漿に溶解する酸素の量に影響する。酸素飽和度が最大に達すると，Pao_2 の増加による Spo_2 の増加は限界となる。動脈血溶存酸素量は Pao_2 の増加に比例して増えていく。この増加は高気圧の環境で臨床的な意義をもつ。

1.1.15 ペースメーカの分類コード：徐脈治療

I	II	III	IV	V
ペーシングされる部位	センス（感知）される部位	センシング（感知）に対する応答	心拍数調整	複数部位のペーシングの存在とその部位
O＝なし A＝心房 V＝心室 D＝両方（A+V）	O＝なし A＝心房 V＝心室 D＝両方（A+V）	O＝なし I＝抑制 T＝同期 D＝両方（I+T）	O＝なし R＝心拍数調整	Oまたは記載なし＝なし A＝心房 V＝心室 D＝両方（A+V）

ペースメーカの分類コードは5つの文字列からなる。
- 1文字目：ペーシングされる部位。
- 2文字目：センス（感知）される部位（自発的な心筋脱分極の検出）。
- 3文字目：センシング（感知）に続くペーシング刺激への応答。
- 4文字目：患者の活動に反応して心拍数を調整する機序の有無。以前のペースメーカコードにはプログラム可能な階層（例：シンプルかマルチか）が含まれていたが，今ではそれは必要ないとされている。
- 5文字目：複数部位のペーシングの存在とその部位。これは両心房・両心室での刺激部位，同一心房もしくは同一心室内での複数の刺激部位，もしくはこれらの組み合わせとして定義される。

ペースメーカと透熱療法（電気メスの使用など）

ペースメーカ装着患者では，できれば透熱療法は避けるべきだが，必要な場合はバイポーラーを使用したほうが安全である（電流が電気メスの2つの電極間で流れるため）。その場合，最小限のエネルギー設定のもと短時間のバーストを用いなければならない。

術中に透熱療法を行う場合，多くの問題が起こりうる。これらには不適切なペースメーカ抑制（ペーシング欠落），システムの再プログラミング，恒久的なペースメーカ損傷が含まれる。新しい機種では，これらのイベントはまれになってきている。最もよく起こる誤作動は，透熱療法の電気活動を間違って内因性の心活動と解釈することによるペースメーカ抑制である。ペースメーカの3文字目に"D"や"I"がある場合は，ペースメーカは抑制されペーシングしない。臨床的な影響があるかどうかは，電気刺激の時間，患者のもともとの心リズム，そしてペースメーカへの依存度による。透熱療法による悪影響を避けるためには，術前に臨床電気生理学の専門的知識をもつスタッフにペースメーカの評価をしてもらい，周術期のペースメーカ管理計画を立てることが理想的である。この計画立案では，固定心拍数モードへのプログラミングの変更，マグネットの使用可能性（および使用方法），術後のフォローに関する推奨事項などを考慮すべきである。

1.1.16 ペースメーカの分類コード：頻脈治療（植え込み型除細動器）

I ショック部位	II 頻脈治療ペーシング部位	III 頻脈検出	IV 徐脈治療ペーシング部位
O＝なし A＝心房 V＝心室 D＝両方（A＋V）	O＝なし A＝心房 V＝心室 D＝両方（A＋V）	E＝心電図 H＝血行動態	O＝なし A＝心房 V＝心室 D＝両方（A＋V）

植え込み型除細動器（ICD）のコードは4つの文字列からなる。
- 1文字目：ショック部位を表す。
- 2文字目：頻脈治療ペーシング部位を表す。
- 3文字目：頻脈検出の方法を表す。血行動態検出には血圧または経胸壁インピーダンスの感知が含まれる。
- 4文字目：除細動によって徐脈になった場合の徐脈治療ペーシング部位を表す。

ICD装着患者の周術期留意事項

- 術前：多職種アプローチが必須である。ICDの周術期管理は循環器内科と外科チームが協働して作り上げるのが理想だが，いつも協働できるとはかぎらない。時間外の状況では，患者の情報カードやカルテを見て治療の適応とICDの機能などの有用な情報を得るべきである。ICDの種類の同定と，リード線が損傷していないかを見るのに胸部X線写真は有効である。
- 術中：ICDの機能障害を最小限に留める上で，電磁干渉（EMI）となりうるものを把握することが重要である。EMIとしてよく遭遇する要因に，電気メス（透熱療法），誘発電位モニター，神経刺激装置，線維束攣縮が含まれる。EMIにより不適切な除細動が起こりうる。このリスクを最小限に留めるために，ICDの頻脈治療機能は中断しておくべきである。マグネットをICD上に置いた時の機種ごとの反応の違いはペースメーカ上に置いた時の反応の違いに比べれば少ない。ほとんどのICD装置で，マグネットを置くと一時的に不整脈の検出とショックが抑制され，マグネットを取り外すと速やかに頻脈治療機能が復活する。しかし，非専門家がマグネットを使用すると，ICDによっては，恒久的なプログラミングの変更，頻脈治療機能の変更，もしくはまったく機能に変更なし，などの想定外の結果になることもある。電気生理学の専門家や循環器内科医から周術期管理についての助言を得るのがよい。持続的術中血行動態モニターと体外式除細動器を準備しておくことが必須である。
- 術後：ICD機能再開までは，持続的な心・血行動態のモニタリングと体外式除細動器の準備を継続すべきである。心モニターを外す前に，電気生理学の専門家によるICDの確認を受けるのが望ましい。

1.1.17 前負荷,心収縮力,後負荷

	定義	計測
前負荷	心室弛緩（拡張）末期の心室壁の張力 拡張期に心室が充満し収縮する直前の心筋線維の長さと関係する Laplaceの法則*を使って容量として計算される	心室拡張末期圧から推定できる 中心静脈圧（右室） 肺毛細血管楔入圧（左室）
心収縮力	一定の前負荷と後負荷の下での心筋の内的収縮能 アクチンとミオシンの結合（カルシウム濃度に比例）が増すことで増加する	心拍出量，1回心拍出量，1回拍出係数，1回仕事量によって表される
後負荷	収縮期に1回心拍出量を駆出するために必要とされる心室壁張力 心室または循環の変化によって変わる	体血管抵抗と同じとされることが多い

*訳注：壁の内外の圧較差は，壁張力を半径で除することで求められるという法則。

前負荷，心収縮力，後負荷の定義は，遊離された筋線維の *in vitro* の実験から導かれており，それぞれ別個に同定することが可能である。*in vivo* では，これらの要素はお互いに関連し，依存し，影響しあうので，それぞれ別個に測定することは難しい。

1回心拍出量はこれら3つの要素（前負荷，心収縮力，後負荷）すべてによって決定される。これらに心拍数を加えて心臓のパフォーマンスを判定する。前負荷はまた，心筋がいかに機能しているかも表す。心拍出量を維持するのに高い前負荷を必要とする心臓は，低い前負荷で同じ心拍出量を維持できる心臓と比べ，機能は低下しているといえる。

in vivo では心筋線維の収縮前の長さを直接測定することはできないので，前負荷を計測することはできない。そのため，代わりとなるさまざまな指標を使わなければならない。拡張末期の心室内の容量は収縮直前の心筋線維の引き伸ばされ具合の目安となる。これは心エコーで測定することができ，拡張末期容量と呼ばれる。

心室の容量と圧の関係は心室のコンプライアンスに依存し，拡張末期圧は「充満圧」と言われることも多い。右房圧はCVPから推定され，右心系の充満圧の目安となる。左心系の圧は測定が難しく，肺動脈カテーテルが必要となる。

心収縮力は，心臓のパフォーマンスに影響を与えるあらゆる要素の影響を受けるため，独立して定義することは難しい。心収縮力を増加させるほとんどの要素は，細胞内カルシウム濃度を上昇させることでその効果を発揮している。変力作用と心収縮力はしばしば同じ意味で用いられている。

後負荷は収縮期の平均動脈圧もしくは収縮末期圧の測定によって表される。

1.1.18 肺動脈カテーテル圧波形

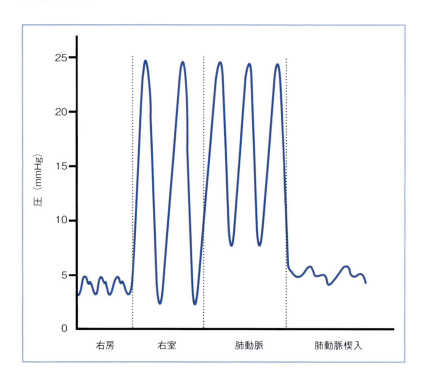

肺動脈カテーテルはマルチルーメンカテーテルであり，中心静脈シースイントロデューサーを通して挿入され，先端にバルーンがついているので血流に乗せて進めることができる。留置に際しては，カテーテル先端が右心系の心房・心室を通って肺循環に入るまでの圧波形を表示しながら行う。肺毛細管楔入圧（PCWP）が左房圧の代わりとして用いられる。

カテーテルが正しく挿入されているかを確認するために，カテーテルの遠位ルーメンから連続的に圧をモニタリングして図のような波形を得る。カテーテルが右房に到達したらバルーンを膨らませ，肺循環に達するまで血液の流れに乗せて進める。右房圧波形は CVP 波形に似る。右室に達すると波形は 0～5 mmHg と 20～25 mmHg の間で振動する。それからカテーテルは肺動脈弁を通過し肺動脈に入る。収縮期圧は右室圧と同じままであるが，拡張期圧は肺動脈弁が存在するため 10～15 mmHg に上昇する。PCWP はカテーテルのバルーンが肺動脈の枝を塞ぐことによって得られる。波形は CVP 波形に似るが，値は 6～12 mmHg となる。理想的には肺の West Zone 3（肺動脈圧が肺胞と肺静脈の両方の圧よりも大きく，左房まで血液の「円柱」がつながっている）で呼気終末に測定するべきである。

肺動脈カテーテルは心拍出量（サーミスタによる），混合静脈血酸素飽和度，右心系圧，右室駆出率を測定するのにも用いられる。全身と肺の血管抵抗と心係数を計算するのにも用いられる。

1.1.19 全身血圧と肺血圧

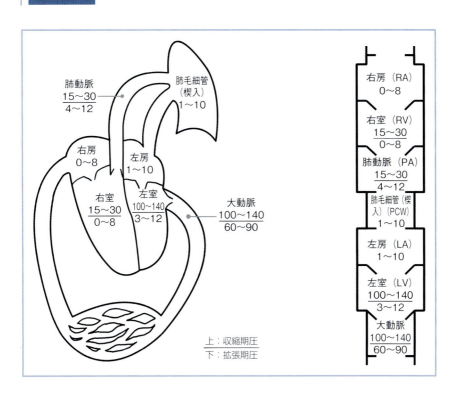

上：収縮期圧
下：拡張期圧

心臓には2つのポンプが並行して存在する。低圧の右心系は肺循環へ血液を送り出し，高圧の左心系は全身循環へ血液を送り出す。

中心静脈圧（CVP）は右房圧に近似しており，0〜5 mmHg の間を振動する。右室では収縮期圧は20〜25 mmHg に上昇するが，拡張期圧は右房圧と同じままである。肺動脈では，肺動脈弁の存在により拡張期圧は上昇し 10〜15 mmHg となるが，収縮期圧は右室圧と同じままである。肺毛細管圧は 6〜12 mmHg であり，圧較差を作り出すことで肺動脈から肺循環へ血液の前方向への流れができる。肺毛細管（楔入）圧は左房圧と左室の拡張末期圧（正常の僧帽弁であれば）の代わりとしてよく用いられる。肺動脈カテーテルにより，これらの圧の正確な測定が可能である（「1.1.18 肺動脈カテーテル圧波形」参照）。

全身循環の血管抵抗が高いため，左心系の圧は右心系の圧よりも高くなる。高い圧を作り出すために左室は右室よりも大きな筋肉容積をもつ。左房圧は 1〜10 mmHg である。収縮期に左室圧は 120 mmHg 程度まで上昇し前方向の流れを作り出す。大動脈では，大動脈弁が存在することで拡張期圧は 60〜80 mmHg まで上昇するが，収縮期圧は同じままである。動脈にカテーテルを入れることにより全身血圧を連続的に測定することができる。末梢カテーテルは中枢カテーテルと比較してインピーダンスと高調波共振に違いがあり，収縮期圧のピークは高くなり，拡張期圧は低くなる。しかし，平均動脈圧はほぼ同じである。

1.1.20 Valsalva手技

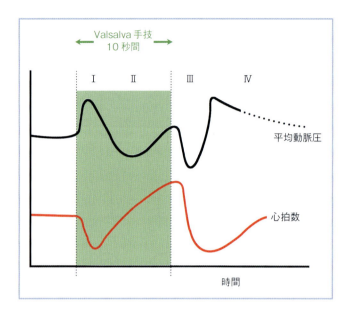

Valsalva手技は，閉じている声帯に対して息を吐こうとすることで行う．この結果，一過性の胸腔内圧の上昇と迷走神経緊張の増加が急速に起こる．この手技による正常の生理学的反応は以下の4つの相からなる．

- **第Ⅰ相**：胸腔内圧の急速な上昇により，胸部の容量血管が圧迫され，肺から左房への血液の還流が増える．心臓のFrank-Starlingの法則に従って，また，胸部の大動脈弓の直接の圧迫に連動して，一過性の急速な全身血圧の上昇がみられる．大動脈弓の圧受容器が活性化され，代償として心拍数の減少が起こる．
- **第Ⅱ相**：胸腔内圧の継続的な上昇により，全身からの血液の静脈還流が妨げられる．この前負荷の減少により，Frank-Starlingの法則に従って，心拍出量が減り，血圧のさらなる低下がみられる．圧受容器の活動が減少し，交感神経による調整によって心拍数の増加，全身の血管収縮，血圧の回復が起こる．
- **第Ⅲ相**：胸腔内圧の突然の解放により，大動脈弓の圧迫と胸部の容量血管の圧迫がなくなるため，全身血圧の突然の低下が起こる．圧受容器の活動が減少し，上昇した心拍数を維持する．
- **第Ⅳ相**：静脈還流が突如増加するため，心拍出量が急速に回復し，血圧の上昇が起こる．第Ⅱ相での交感神経の活性化によって末梢血管系は収縮しており，そこへ血液が駆出されるため，全身血圧が安静時の値を上回る（「オーバーシュート」）．この血圧の上昇により，圧受容器が活性化され，代償性に徐脈となる．第Ⅳ相は血圧が安静時の値に落ち着くまでは完了したとみなされない．これは90秒かかることもあり，血圧の「アンダーシュート」もしばしばみられる．

1.1.21 Valsalva手技：臨床応用と生理学的異常

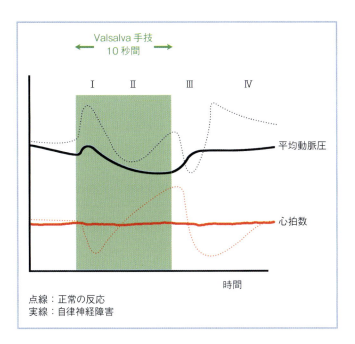

点線：正常の反応
実線：自律神経障害

- 自律神経系の統合の検査：Valsalva手技は自律神経系の評価の補助として簡便で非侵襲的な方法である。継続的な胸腔内圧の上昇は自律神経によって調整される心血管系の反応を引き起こす。第Ⅱ相と第Ⅳ相は自律神経系の圧受容器の活動を評価する上で特に重要である。
- 後天性の自律神経障害は全身疾患の二次的徴候としてよくみられる。原因は，代謝性（糖尿病，尿毒症性神経障害），中毒/薬物（アルコール性，化学療法薬性），感染（HIV，Lyme病），自己免疫性（Guillain-Barré症候群，関節リウマチ，全身性エリテマトーデス）などに分類される。自律神経障害の臨床的徴候も病因に応じて多様である。心血管系の自律神経障害は予後を悪化させる多くの事象（術中血行動態不安定や心臓関連死の増加など）と関連するため，麻酔科医にとって最も重要であろう。
- 自律神経障害でみられる異常なValsalva反応は，圧受容器の活性化がなされないために起こる。図は第Ⅱ相での血圧の過剰な低下を表しており，胸腔内圧の上昇が解除されるまで低下したままである。心拍数の代償性変化は鈍り，第Ⅳ相での「オーバーシュート」はなくなる。
- 上室性頻拍（SVT）の治療：Valsalva手技は発作性上室性頻拍治療で最初に行う非侵襲的な方法として用いられる。第Ⅰ相での圧受容器反射の活性化は副交感神経緊張の増加を招き，その結果，房室結節の不応期を延長させる。
- 術中使用：Valsalva手技は術中に麻酔科医によってさまざまな理由で行われる。これらには止血確認（例：甲状腺や脊椎手術）や肺の再膨張（片肺換気や肺虚脱の後）が含まれる。40 mmHgの圧がよく用いられるが，心血管系の影響を考えて注意深く行わなければならない。

1.1.22 Vaughan-Williams分類

分類	作用機序	伝導に与える影響	薬物
Ia	ナトリウムイオンチャネル遮断薬	不応期を延長	キニジン,プロカインアミド,ジゾピラミド
Ib		不応期を短縮	リドカイン,フェニトイン,メキシレチン
Ic		影響なし	フレカイニド,プロパフェノン
II	アドレナリンβ受容体遮断薬	房室伝導を遅延	プロプラノロール,アテノロール,エスモロール
III	カリウムイオンチャネル遮断薬	房室伝導を遅延	アミオダロン,ソタロール
IV	カルシウムイオンチャネル遮断薬	不応期を延長	ベラパミル,ジルチアゼム
V	その他もしくは未知	さまざま	アデノシン,ジゴキシン,マグネシウム

Vaughan-Williams分類は抗不整脈薬を作用機序によってグループ分けする際に伝統的に用いられてきた。もともとは4群だったが,複数もしくは別の作用機序をもつ薬物を含めるために5群目が加えられた。

- I群はナトリウムイオンチャネルに作用する薬物である。αサブユニットに結合することで,心臓活動電位の第0相の心筋の最大収縮速度を減少させる。この群の薬物は心伝導に対する効果によってさらに3つのグループに分けられ,膜の安定化効果をもつとされている。
- II群はアドレナリンβ受容体遮断薬で,心臓の$β_1$受容体でカテコールアミンの効果を減少させることによって作用する。この群の薬物は房室結節の不応期を延長させるため,上室性頻拍(SVT)の治療に有用である。
- III群はカリウムイオンチャネルを遮断し,再分極を延長させ,房室伝導を遅延させる。この群の薬物はQT間隔を延長させる効果もあるため,感受性の高い患者においてはtorsade de pointesを引き起こす可能性がある。
- IV群はカルシウムイオンチャネルを遮断し房室結節の伝導を減らす。この群の薬物は心収縮力も減少させ,心不全の患者では負の効果をもつ。
- V群には,複数もしくは別の作用機序をもつために上記の群に分類できない薬物が含まれる。アミオダロンにはI群,II群,III群とIV群の作用があり,ソタロールにはI群,II群,III群の作用がある。別の作用機序をもつ薬物としては,アデノシン($α_1$受容体),ジゴキシン(Na^+, K^+-ATPアーゼ),マグネシウム(カルシウム拮抗)などがある。

1.1.23 左室圧-容量曲線

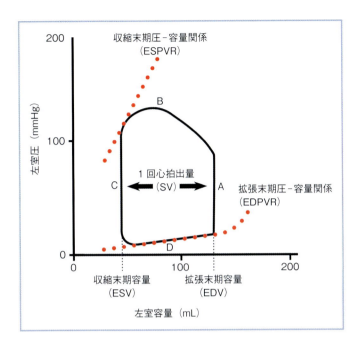

A. 等容性収縮期：左室（left ventricle：LV）収縮の開始により LV 圧が左房（left atrium：LA）圧を上回り僧帽弁が閉鎖する。閉鎖している僧帽弁と大動脈弁に対して LV が収縮するため，容量が増えることなく LV 圧が上昇する。
B. 駆出：LV 圧が大動脈拡張期圧を上回ると，大動脈弁が開き駆出が始まる。LV 圧は収縮期ピーク圧まで上昇し続け，LV が弛緩を始めると LV 圧は低下する。この間，LV の容量は減少する。
C. 等容性弛緩期：LV 圧が大動脈圧を下回り大動脈弁が閉じることで始まる。大動脈弁と僧帽弁が閉じているので，圧は下がるが容量は一定のままである。
D. 左室充満期：LV 圧が LA 圧を下回ると，僧帽弁が開き，LV の充満が始まる。LV が完全に弛緩するまで LV の充満が継続するにも関わらず LV 圧のさらなる低下が起こる。次のサイクルが始まる前に LV 圧と LV 容量の両方が拡張末期の値まで上昇する。

圧-容量曲線の幅は拡張末期容量（EDV）と収縮末期容量（ESV）の差である。健康な 70 kg の男性の正常な心臓では 1 回心拍出量（SV）はだいたい 70 mL である。この曲線の内側の面積は左室が大動脈へ SV 分を駆出するのに必要とした仕事量（1 回仕事量）を表す。

拡張末期圧-容量関係（EDPVR）は LV の受動的充満曲線で表される。曲線に沿ったある点での EDPVR の傾きは，その時点での心室のコンプライアンスの逆数となる。収縮末期圧-容量関係（ESPVR）はある容量で LV が作り出せる最大の圧を示す。ESPVR の傾きは心筋収縮の指標となる。ESPVR は他の心拍出量パラメータ（例：前負荷，後負荷）の変化に対してあまり敏感でないため，心筋収縮機能について SV よりも適切な指標といえる。

1.1.24 右室圧-容量曲線

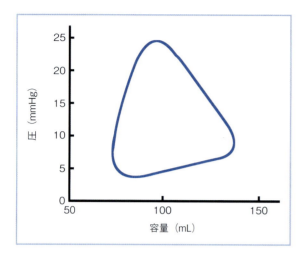

右室の圧-容量曲線は早期のピークと速やかな下降が特徴で，左室の丸い曲線と比べるとより三角形状になっている。これは主に等容性期間が曖昧であるためである。右室は，左室の同調的収縮と比べるとより蠕動的な動きで収縮する。そのため，右室の等容性収縮は駆出によってすぐに中断される。肺血管床は全身循環の1/10の抵抗しかないため，右室の収縮末期圧（15〜30 mmHg）は左室の収縮末期圧（90〜140 mmHg）と比較して非常に低い。右室圧が下がっても引き続き血液が駆出されるため，等容性弛緩期も曖昧である。これはおそらく肺血管床の容量が大きいためと考えられる。両心室によって作られる圧に大きな違いがあるにも関わらず，1回心拍出量はほぼ同じである。肺循環の低いインピーダンスによって右室は左室の1/5のエネルギーしか必要とせず，1回仕事量を表す曲線内の面積が小さい。

右室機能に影響を与える因子

- 右心系の前負荷は静脈還流と右室のコンプライアンスで決まる。前負荷は呼吸の影響を強く受ける。自発呼吸の吸気時には胸腔内圧が低下し静脈還流が増える。呼気時には逆のことが起こる。これにより，呼吸サイクルの間に1回心拍出量の変動が起こる。
- 右心系の後負荷は肺血管床のインピーダンスによって決まる。血管スペースの漸増が可能な間は抵抗が低いままである。いったん肺の容量がいっぱいになってしまうと，肺の抵抗がある程度上昇し，右室の心拍出量の減少につながる。
- 心室間の相互依存は一方の心室の収縮がもう一方の心室に与える影響を表す。右室の収縮期圧の約30%が左室の収縮によるものであることが研究によって示されている。

1.2.1 臓器の血流量と酸素消費量

臓器	心拍出量 (%)	血流量 (mL/分)	血流量 (mL/100 g/分)	酸素消費量 (mL/分)	酸素消費量 (mL/100 g/分)
心臓	5	250	80	30	10
脳	15	700	50	50	3
腎臓	20	1,200	400	20	6

心拍出量（CO）は上の表で示すように主要臓器に分配される。臓器血流量は灌流圧に比例し，血液が供給される血管の血管抵抗に反比例する。

心臓は，100 g 当たりの組織酸素消費量が体内の全臓器の中で最も多い。安静時の全冠血流量は約 250 mL/分で，これは CO の約 5% に相当する。心筋は安静時，動脈血が含有するおよそ 70% の酸素を摂取する。酸素需要が増大する状況では冠血流量を増加させ，これを満たす必要がある。例えば，運動時には冠血流量は 5 倍にも増大する。心筋への血液の供給は，ほとんどが拡張期に行われる。そのため，心拍数の増加は拡張時間を減少させ，灌流時間も低下させる。高血圧患者では，左室は後負荷の増加に打ち勝つために肥大する。これが心筋の仕事量，酸素需要を増加させ，その上，血流量も低下させる。

脳は安静時 CO の約 15% の血流を受ける。全体の血流量は約 700 mL/分（50 mL/100 g/分）である。この血流の配分は部位ごとに異なる。代謝の活発な灰白質は 70 mL/100 g/分の血流を受けるのに対して，白質は 30 mL/100 g/分の血流を受ける。脳の酸素代謝率は高く（3 mL/100 g/分），内頸静脈の酸素飽和度は約 65% である。神経細胞では嫌気性代謝はほぼ行われず，ほとんどすべてのエネルギーを好気性代謝で産生している。そのため，許容できる虚血時間は非常に短い。

腎臓は体重の約 0.5% の重量しかないが，CO の約 20% を受ける。つまり，組織 100 g 当たりの血流が非常に多い。この豊富な血流は，臓器の代謝需要を満たすだけでなく，糸球体濾過も維持している。

1.2.2 血管の構造

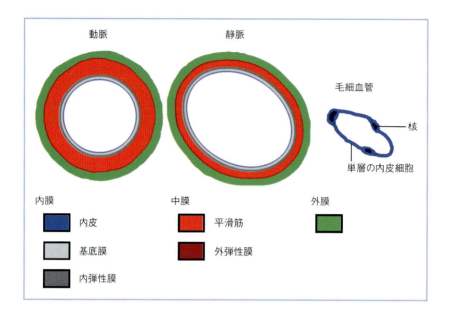

血管は中心管腔構造と,それを包む壁で構成されている。血管壁には3つの膜がある。
- 内膜:単層の内皮細胞とその下にある基底膜で構成される。内膜は血管壁と血液の摩擦を軽減させる。
- 中膜:輪状に並ぶ平滑筋とシート状の弾性線維(エラスチン)で構成される。平滑筋は血管の収縮,拡張による血流の調整を担う。弾性線維は血管の伸縮性を保ち拍動血流を調整している。
- 外膜:線維性の結合組織で血管を保護し,周囲組織に血管を固定する。外膜には交感神経性血管運動神経が存在し,中膜の平滑筋に作用するノルアドレナリンを放出する。

- **動脈系**:動脈壁は静脈に比べ,厚い中膜で構成されている。これは高い動脈圧に対応するためである。動脈は大きさと機能により以下のように分類される。
- 大型の弾性動脈(例:大動脈):左室の高い圧を吸収するために内弾性板が豊富。拡張期の間,血管の伸縮により血液の前方への駆出を推進している。
- 中型の筋性動脈(例:冠動脈):平滑筋に富み,血管径を調節して局所の血流量の調整を行う。
- 小型の動脈(例:臓器内細動脈):平滑筋が豊富な中膜をもつ。

- **毛細血管**:層構造がなく,基底膜上に単層の内皮細胞のみで構成される。この構造が,血液,組織の間での酸素,栄養,その他のさまざまな物質の交換を容易にする。

- **静脈系**:毛細血管が合流し細静脈となり,その後,細静脈が合流し,より太い静脈を形成する。平滑筋,弾性線維が少なく,中膜は非常に薄い。そのため,静脈は動脈と比較し伸展性があり,容量血管として血液を蓄える。静脈では弾性収縮力が低下しているため,血液を前方に送り出すには周囲の筋肉による収縮や呼吸による圧較差が必要となる。弁があり,血液の逆流を防いでいる。

1.2.3 Hagen-Poiseuilleの式

$$流量 = \frac{\Delta P r^4 \pi}{8l\eta}$$

ΔP＝圧較差
r＝半径
l＝長さ
η＝粘度

Hagen-Poiseuilleの式は，円筒管内においてニュートン流体の定常層流に影響を与える因子を表すのに用いられる。これには，円筒管そのものが関与する因子（長さ，半径，圧較差）や流体による因子（粘度）が含まれる。

ニュートン流体とは，例えば水のような，流速が変化しても粘度が変化しない流体を指す。血液は流速が増加すると粘度が低下するため，非ニュートン流体である。しかし，Hagen-Poiseuilleの式は，しばしば循環系の血流を表すのに用いられる。

流量は圧較差と円筒管の半径の4乗に直線的な比例関係にある。圧較差が増加すると，それに伴い流量も増加する。同様に円筒管の半径が増加すると流量も大きく増加する。半径が2倍になると，流量は16倍増加することになる。蘇生が必要な患者で加圧バッグによる急速輸液を行う際，太径のカニューレを使用するのは，このためである。

流量は管の長さ，流体の粘度に反比例する。つまり，管が長く，流体の粘度が高いと流速は減少する。これは，同じゲージ数でも15 cmの中心静脈ラインと比べると，末梢の短いカニューレのほうが高流量を供給できることを示している。また，粘度の高い流体（例：血液）を投与した場合，粘度の低い流体（例：晶質液）に比べ流速が遅くなる。重要な点として，粘度は層流の場合にのみ適用され，乱流となった場合は密度がより重要な因子となる。

1.2.4 層流と乱流

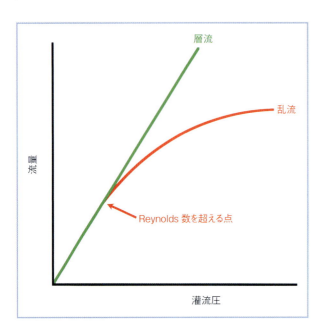

流量とは，単位時間に流体が移動する量（mL／分）と定義される。流れは，層流，乱流と，その混合に分類される。一般的に血管内の血流は層流であり，血液が規則正しく，同心円状に層を形成するのが特徴である。層流を形成する理想的な条件は，直径が小さく，まっすぐな血管である。Reynolds 数の式（「5.26 流れの種類」参照）によると，流れは血管径の拡大，流速の増大，血液粘度の減少に伴って乱流となる。この不規則な流れは血管の分岐部や内腔の不整でもみられる。上の圧−流量グラフで示されているように，灌流圧が同じ際，層流は乱流に比べ，より大きい流量を得ることができる。

冠動脈の動脈硬化性病変での血流量

動脈硬化性プラークによって形成された血管の狭窄は乱流の形成に関与している。流体力学の法則によると（「7.9 酸素運搬システム：Bernoulli の法則と Venturi 効果」参照），流速は狭窄部を通過すると増大する。この不整な血管内腔に伴って起こる流速の増大は乱流を形成しやすくする。乱流では，狭窄部を通過した後の灌流圧の低下が起こる。これは摩擦によるエネルギー損失が起こるためである。これにより，冠動脈の血流を一定の血流速度に保つためには灌流圧を上昇させる必要がある。代謝性，筋原性，内皮細胞を介したメカニズムにより，局所の自己調節能が機能して灌流圧が上昇し，微小血管が拡張する。自己調節能により約 70% の血管径狭窄まで代償でき，その結果，安静時の冠血流量を維持することができる。しかし，激しい運動などにより酸素需要が増えると，冠血流量の維持が難しくなり，心筋は虚血の危険に曝される。狭心症治療の第 1 選択薬は，冠動脈拡張により血流量を増加させる硝酸薬である。

1.2.5 Laplaceの法則

円柱において

$$P = \frac{T}{r}$$

球体において

$$P = \frac{2T}{r}$$

P＝壁の内外の圧力の差（圧較差）
T＝壁張力
r＝半径

Pierre-Simon Laplaceは，18世紀〜19世紀初頭のフランス人科学者である。Laplaceの法則とは，弾性体で中が空洞の構造では，壁内外の圧力の差は壁張力を半径で除することで求められるというものである。円柱の半径は1つなので（ほかの形だと無限大にある），壁内外の圧較差は壁張力に比例し，半径に反比例する。それに対して球体は，等しい半径が2つあるため，壁張力を半径で除した値を2倍する（訳注：円柱表面に長さが等しい直角方向の2本の線を描く。一方が無限大，もう一方は半径がrの曲率と一致するため，壁内外の圧較差は壁張力に比例し，半径に反比例する。球にこの十字を描くと両方向ともに半径がrの曲率となり，壁内外の圧較差は壁張力を半径で除した値の2倍となる）。

細動脈などの血管は円柱であり，Laplaceの法則があてはまる。これは1つの自己調節能の理論を提案している。管腔内の圧力が変化すると，一定の半径を保つために筋壁張力が変化し，血流量を維持する。

同様に，左室を球体としてとらえると，心拡張期（例：左室径が拡大している時）に同じ内圧を保つために，より大きな壁張力が必要となる。心機能が低下している時に前負荷を減少させる利点はこれで説明できる。すなわち，前負荷が減れば左室径が小さくなり，より小さな壁張力で同じ内圧が保てるようになり，心筋の運動量を減らす結果となる。

1.2.6 Ohmの法則

$$V = IR$$

$$Q = \frac{\Delta P}{R}$$

$$CO = \frac{MAP}{SVR}$$

V＝電圧
I＝電流
R＝抵抗（血流に対して）
Q＝流れ
ΔP＝循環系において近位と遠位の間の圧較差
CO＝心拍出量
MAP＝平均動脈圧
SVR＝体血管抵抗

Ohmの法則はもともと電気回路において電子の流れを解明するために開発され，ある抵抗に対して両端の電位差（電圧差）は直線的な比例関係にあることを示す。この法則は，血流量，抵抗，圧力の血行力学的な関係を表す際に応用される。循環系に適用すると，Ohmの法則は心拍出量（CO），平均動脈圧（MAP），体血管抵抗（SVR）の関係を簡単に示す。

高血圧の血行力学的決定因子

Ohmの法則に基づくと，高血圧はCOとSVRの両方，もしくはどちらか一方の増加でもたらされる。通常は，高血圧がある場合，COが正常または低下し，SVRが増加している。それに伴い，血行動態の変化として，心肺への血液移動や，動脈コンプライアンスの低下が生じる。高血圧が長期間続くと，Laplaceの法則（「1.2.5　Laplaceの法則」参照）で示されるように，心臓と血管の両方のリモデリングに至る。慢性的に後負荷が上昇し，左室と血管内圧が高いと，壁張力を最小限にするために壁厚が増加する。

本態性高血圧の第1選択薬として，年齢と人種に従いアンギオテンシン変換酵素（ACE）阻害薬，またはカルシウム拮抗薬が選択される。詳細な機序は異なるが，どちらの治療薬も，末梢血管を拡張させることでSVRを減少させ，体血圧を低下させる。

1.2.7 毛細血管におけるStarlingの力

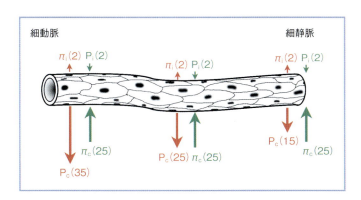

純流体移動＝外への駆動力－内への駆動力

$$Q = K[(P_c - P_i) - \sigma(\pi_c - \pi_i)]$$

Q＝純液体流量
K＝透過定数（単位圧力勾配当たりの流速）
P_c＝毛細血管静水圧（mmHg）
P_i＝間質静水圧（mmHg）
σ＝反射係数（タンパク質に対する毛細管膜の透過性）
π_c＝毛細血管膠質浸透圧（mmHg）
π_i＝間質膠質浸透圧（mmHg）

Ernest Starlingは，心臓を用いた実験（「1.1.13 Frank-Starling曲線」参照）だけでなく，毛細血管での液体の移動に関する原理を提唱したことでも有名である．彼は，どのように間質腔への液体の移動が静水圧勾配によって促進され，血漿膠質浸透圧勾配に逆らって起こっているかを解明した．

毛細血管静水圧（P_c）は毛細血管内の血液柱によってもたらされる．間質静水圧（P_i）は間質内の毛細管を囲む液体によって生じ，P_cに拮抗する．

毛細血管膠質浸透圧（π_c）は血漿タンパク質によって作られる膠質浸透圧の1つであり，毛細血管膜の水分移動を妨げるのに必要である．同様に，間質膠質浸透圧（π_i）は間質のタンパク質の効果により，毛細血管の水分移動を妨げるのに必要であり，健常時には低値を示す．

1.2.8 毛細血管におけるStarlingの力：病理学

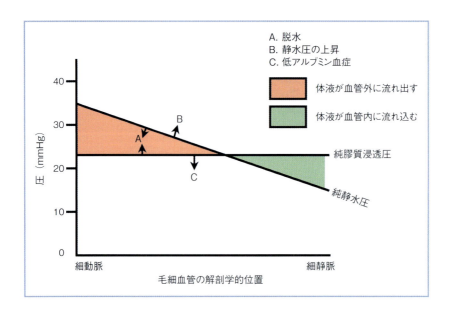

健常者では，動脈末端部における毛細血管静水圧は約 35 mmHg で，膠質浸透圧を超えるため，毛細血管内から外への純体液移動に有利に働く。静脈末端部では，毛細血管静水圧は約 15 mmHg に低下していて，体液の移動は逆向きとなる。毛細血管の中心では膠質浸透圧，静水圧はほとんど等しく，体液の移動はない。健常者では，毛細血管から少量の体液の移動があるが，これはリンパ系によって取り除かれる。

これらの力のバランスの変化は，毛細血管を介した体液の移動を変える。脱水時（A）は，循環血液量を増加させるために，毛細血管膠質浸透圧が上昇し，体液が毛細血管内により流れ込む方向に働く。逆に，毛細血管膠質浸透圧の低下〔例：低アルブミン血症（C）〕，または静脈うっ血などによる毛細血管静水圧の上昇時（B）は，毛細血管外に体液が漏出し，浮腫を引き起こす。

1.2.9 体血管抵抗

$$CO = \frac{MAP}{SVR}$$

$$SVR = 80 \times \frac{MAP - CVP}{CO}$$

CO＝心拍出量（L/分）
MAP＝平均動脈圧（mmHg）
SVR＝体血管抵抗（dyn·s/cm^{-5}）
CVP＝中心静脈圧（mmHg）

体血管抵抗（SVR）は肺血流を除く体内すべての血液を容れる血管に対する抵抗を指す。SVR は，Ohm の法則（「1.2.6 Ohm の法則」参照）の応用式で求めることができる。すなわち，血流は近位と遠位の間の圧較差（駆動圧）を血管抵抗で除したものと等しい。mmHg/分を，血管抵抗を表す単位「dyn·s/cm^{-5}」に変換するには，定数（80）を用いる。SVR は上に示した式から計算できるが，生体内での SVR は平均動脈圧（MAP）または心拍出量（CO）ではなく，内的因子と外的因子（以下参照）の影響を受ける。したがってこの式は，得られた CO に対して，高い MAP の一部は高い SVR が一因と解釈するのがより適切である。

SVR の決定因子

SVR を決める主なものは，血管長，血管径，血液粘度である。これらの変数は Poiseuille の法則（「1.2.3 Hagen-Poiseuille の式」参照）によって求められる SVR と関係している。抵抗は半径の 4 乗に反比例することから，最も重要なパラメータは血管径であるといえる。SVR の大部分は体内の各臓器の血流を調整している筋性細動脈によって決定される。細動脈は毛細血管より大きい径を有するが，高い抵抗システムを担う。これは膨大な数の毛細血管が平行に並んでおり，それによって大きな累積半径を有するシステムとして機能しているためである。

SVR は内的因子と外的因子の双方の働きにより，血管収縮と血管拡張のバランスを通じて調節されている。
・外的因子：交感神経系またはレニン-アンギオテンシン系の賦活は血管収縮による SVR の増加をきたす。プロスタグランジンや心房性ナトリウム利尿ペプチドは血管拡張を誘導し，SVR の低下をもたらす。
・内的因子：血管自体あるいは周囲組織から放出される因子により血管径が変化し，その結果，血管の緊張が調節される。これらの調節因子には筋性のメカニズム，内皮由来メディエータ（例：一酸化窒素）や局所ホルモンの放出（例：プロスタグランジン，ブラジキニン）が寄与する。

1.3.1 肺胞気式

$$P_{AO_2} = [F_{IO_2} \times (P_B - P_{AH_2O})] - \frac{P_{ACO_2}}{R}$$

P_{AO_2} ＝ 肺胞酸素分圧
F_{IO_2} ＝ 吸入酸素濃度
P_B ＝ 大気圧
P_{AH_2O} ＝ 肺胞水蒸気圧（37℃における飽和蒸気圧）
P_{ACO_2} ＝ 肺胞二酸化炭素分圧
R ＝ 呼吸商

肺胞気式は，肺胞における酸素分圧を計算する際に用いられる。さらに（動脈血液ガス検査から得られる動脈血酸素濃度を用いて）肺胞−動脈血酸素分圧較差を求めたりシャント率を測定したりするのにも使用できる。

吸入（ガス）分画の分圧は，混合ガスの乾燥した気体部分のみに適用される。したがって，吸入酸素分圧（P_{IO_2}）を計算するには，大気圧から飽和水蒸気圧を引いた値に吸入酸素濃度を乗じる。

肺胞膜は非常に薄く，また二酸化炭素の拡散性は高いので，動脈と肺胞腔の二酸化炭素濃度勾配は無視できる。すなわち，肺胞と動脈血の二酸化炭素分圧（それぞれ P_{ACO_2}，P_{aCO_2}）は等しいとみなされる。

呼吸商（R）は，二酸化炭素排出量を吸入酸素量で除して得られる無次元数である。基礎代謝率の計算にしばしば用いられる。そしてその値は，消費されるエネルギー基質に依存する。普通食の場合は 0.8 が用いられ，100% 炭水化物食では 1.0 である（すなわち，炭水化物代謝で用いられる酸素 1 分子ごとに二酸化炭素分子が 1 つ産生される）。

$$P_{AO_2} = [0.21 \times (101.3 - 6.3)] - \frac{5.3}{0.8} = 19.95 - 6.6 = 13.35 \text{ kPa}$$

上記の肺胞気式に基準値をあてはめて計算すると，肺胞と動脈血の酸素分圧較差はごくわずかであることがわかる。換気血流比不均等やシャントは，しばしば小さな較差の原因となるが，2 kPa までは許容される。

興味深いことに，肺胞気式はあらゆる状況に適用できるものではない。仮に，生体ではあり得ないが，F_{IO_2} に極端に低い値を代入すると，P_{AO_2} は負の値となる。

1.3.2 肺胞酸素分圧と血流

通常の状態では，肺容量や肺胞内圧，胸腔内圧，重力，心拍出量などの受動的因子が肺血管抵抗を規定し，その結果，肺血流量を決める。その一方で，肺は低酸素性肺血管収縮（hypoxic pulmonary vasoconstriction：HPV）として知られる低酸素に対する能動的反応も示す。

HPVは，肺の低酸素領域に対する局所反応である。低酸素領域の細動脈壁の平滑筋が収縮することで，より酸素化が良好な領域への灌流が優先される。しか

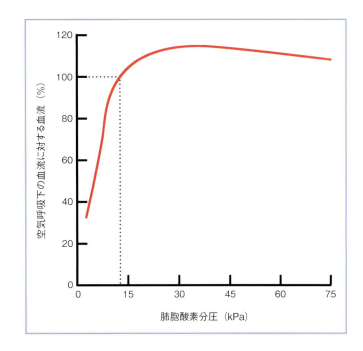

し，HPVが起こる機序は不明である。（摘出肺でも同様の反応を示すので）この反応は中枢の制御とは別であり，局所因子が部分的に作用している可能性がある。一酸化窒素（内皮由来弛緩因子としても知られている）の抑制因子が低酸素状態では活性化されることによる，という仮説もある。

興味深いことに，この反応は，動脈血ではなく肺胞の酸素濃度に起因する。肺に十分に酸素化された血液が灌流していても，低い肺胞酸素濃度が持続すると，やはりこの反応は起こる。この反応は非線形でもある。高い肺胞酸素濃度では血流変化は少ないが，ある値を下回ると強い血管収縮が起きる。さらに肺胞酸素濃度が下がれば，血流はほとんど途絶する。

HPVの反応は以下の例で説明できる。
- 胎児の肺血管抵抗は非常に高い。HPVがその一因であり，心拍出量のほんの一部しか肺の血管床には向かわない。出生時の最初の呼吸で，肺胞が酸素化されると血管抵抗は劇的に低下し，肺血流量は大幅に増加する。
- 肺水腫では，患者の胸部X線写真で上葉への血流の偏位がしばしば認められる。これは，肺血流が水腫性の低酸素状態にある肺底部から離れて，より酸素化がよい肺上部へ優先的に血流を供給していることを示している。

1.3.3 Bohrの式

$$\frac{V_D}{V_T} = \frac{P_{ACO_2} - P_{ECO_2}}{P_{ACO_2}}$$

V_D = 生理学的死腔
V_T = 1回換気量
P_{ACO_2} = 肺胞内二酸化炭素分圧
P_{ECO_2} = 呼気二酸化炭素分圧

Bohrの式は，生理学的死腔量（V_D）を計算するのに用いる。V_Dは，解剖学的死腔と肺胞死腔の和である（「1.3.6 死腔とFowlerの方法」参照）。この式では，呼気中の二酸化炭素はすべて肺胞由来と考え，死腔からのものは考慮しない。肺毛細血管から肺胞内に拡散した二酸化炭素量は，血流のない肺胞（肺胞死腔）からの二酸化炭素の乏しい空気と，気道（解剖学的死腔）中の空気によって希釈される。計算を容易にするために，P_{ACO_2}は動脈血二酸化炭素分圧を代用する。正常では安静時のV_D/V_T値は0.2〜0.35である。この時，生理学的死腔と解剖学的死腔はほぼ等しい。

疾病における生理学的死腔

正常では，解剖学的死腔がV_D（生理学的死腔）の大半を占める。肺に疾患がある場合，実質的な気道容積の変化は小さいため，V_Dの変化は主に肺胞死腔の変化の影響を受ける。

- **急性変化**：肺胞死腔の急激な増加は，しばしば肺血流量の変化とそれに伴う肺胞血流量の減少により生じる。V_Dが急速に増加する原因として最も多いのは，心拍出量の低下である。ほかに，血栓塞栓性イベントや肺血管抵抗の急激な上昇による二次的な肺血流閉塞で生じうる。

- **慢性変化**：慢性肺疾患により，肺胞/肺毛細血管間で不可逆的変化が起こりやすくなる。進行性の慢性閉塞性肺疾患（COPD）では，換気血流比不均等が基礎にあるため，V_Dは増加する。この状態は，酸素投与によって低酸素性肺血管収縮（HPV）が軽減するとさらに増悪する。

- **治療上の注意**：陽圧換気は静脈還流と心拍出量を減少させるため，肺胞死腔が増加することがある。

1.3.4 二酸化炭素解離曲線とHaldane効果

二酸化炭素解離曲線は，二酸化炭素分圧（P_{CO_2}）と血中の総二酸化炭素濃度の関係を表している．二酸化炭素は，以下の3通りの形態で組織から肺へと血中を運ばれる．すなわち，血漿中への溶解二酸化炭素，炭酸水素イオン，タンパク結合型である．二酸化炭素は酸素の20倍血漿中に溶解しやすい．

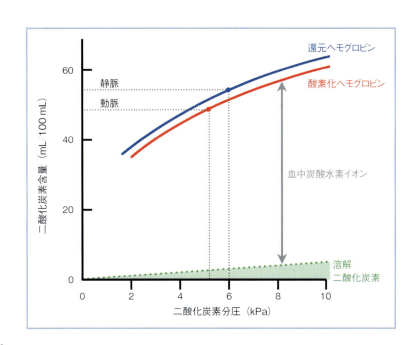

したがって，溶解二酸化炭素が重要な輸送方法である．

Haldane効果は，酸素濃度が二酸化炭素の輸送に及ぼす影響を表す．P_{CO_2}がどの値をとっても，酸化ヘモグロビンの二酸化炭素含量は還元ヘモグロビンの二酸化炭素含量より低値を示す．この現象は2つのメカニズムで説明される．

- 還元ヘモグロビンは酸化ヘモグロビンより酸性度が低いため，水素イオンに対し多大な緩衝作用をもつ．細胞内では，二酸化炭素（CO_2）と水（H_2O）が炭酸（H_2CO_3）となり，続いて炭酸水素イオン（CO_3^-）と水素イオン（H^+）に解離する．炭酸水素イオンは赤血球外に自由に拡散する一方，赤血球膜は比較的水素イオンの透過性が低い．細胞内の水素イオン増加は，二酸化炭素と水の反応を抑制し，二酸化炭素輸送は制限される．しかし，還元ヘモグロビンは強く水素イオンと結合し，二酸化炭素の取込みを可能にする．
- 還元ヘモグロビンは酸化ヘモグロビンよりも3.5倍効率よく二酸化炭素と結合して，カルバミノヘモグロビンを作る．

Haldane効果により，酸素分圧が低い組織（末梢組織）での二酸化炭素の取込みと，酸素分圧の高い肺での二酸化炭素の放出が促進される．

重症のCOPD患者への酸素投与は酸素誘発性高二酸化炭素血症を引き起こす．この一部はHaldane効果で説明される．酸素投与の追加による酸化ヘモグロビンの増加は，二酸化炭素輸送と排出を抑制する．この時，分時換気量を上げられない重症の患者は，高二酸化炭素血症となる．さらに酸素誘発性高二酸化炭素血症の誘因として換気血流比不均等の増大もある．換気血流比不均等の増大は，酸素投与により低酸素性肺血管収縮（HPV）が軽減し，生理学的死腔が増大するからである．

1.3.5 クロージングキャパシティ

$$CC = CV + RV$$

CC＝クロージングキャパシティ
CV＝クロージングボリューム
RV＝残気量

クロージングキャパシティ（CC）とは，気道閉塞が発生する時点の肺容量である。気道閉塞は，軟骨がなく開存の維持を外的因子に依存しているような，最も小さな末梢気道や肺胞でから始まる。これは，下部肺領域（または重力に従い最も血流が豊富な領域）で顕著にみられる。

キャパシティという用語は，2つ以上の容量の合計を表す。CC は，クロージングボリューム（CV）と残気量（RV）の和である。RV とは，最大努力呼気時に肺内に残るガス量である。CC は残気量よりも大きく，通常は機能的残気量（FRC：残気量と呼気予備量の和）より小さい。これは，通常，呼吸の際に末梢気道の開存を維持するため十分な空気が肺内に残るという意味である。FRC の範囲内で気道閉塞が生じればシャントとなる。

通常呼吸時に CC を増加させ，気道閉塞を起こしうる因子には以下のものがある。
- 年齢：新生児や幼児，40歳以上の仰臥位，70歳以上の立位では，CC は FRC とほぼ同じである。
- 喫煙。
- 気管支喘息のような胸腔内圧が上昇する病態。

肥満や仰臥位，麻酔などは，減少した FRC を CC が上回り，気道閉塞の可能性をさらに高める。

CV は窒素洗い出し法，もしくは Fowler 法を用いて測定する。同じ方法で，解剖学的死腔量も求められる（「1.3.6　死腔と Fowler の方法」参照）。

1.3.6 死腔とFowlerの方法

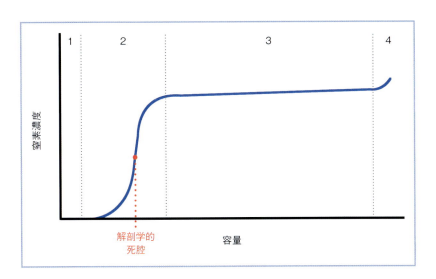

生理学的死腔とは，ガス交換に関与しない吸気容量（約 2 mL/kg，1 回換気量の 30％）である。これは Bohr の式（「1.3.3 Bohr の式」参照）で計算され，解剖学的死腔と肺胞死腔に分けられる。

解剖学的死腔は，口腔，鼻腔，喉頭，気管などの，より大き目の気道に存在するガスの容量である。これは Fowler の方法で計算される。肺胞死腔は，換気には関与するも血流がない肺胞の容量であり，換気血流比不均等の最たるものである。

さまざまな要因で死腔は増加する。
- 患者要因には，肺容量の増加，頸部の伸展，肺塞栓や空気塞栓，肺血流量の低下，そして肺疾患がある。
- 麻酔用器具要因には，長すぎる（訳注：呼気と吸気が分かれていない）麻酔回路，フェイスマスクや回路の結合部分がある。気管チューブや気管切開はむしろ死腔を減らす。

Fowler 法とは，単呼吸窒素洗い出し法である。まず，100％ 酸素を目一杯吸わせ，次に残気量まで呼出させる。この時の呼気窒素濃度を高速窒素分析器（rapid response nitrogen analyser）を用いて測定する。上図に示すような 4 相からなる。
- 第 1 相：気道からの死腔ガス。すなわち 100％ 酸素。
- 第 2 相：死腔と肺胞の混合ガス。解剖学的死腔は第 2 相の中間点で測定する。
- 第 3 相：肺胞ガス。プラトー相，すなわち 100％ 酸素を吸う前に肺胞に存在した窒素を含む純肺胞ガス（やや右上がりとなり，肺疾患でその傾きは顕著になる）。
- 第 4 相：クロージングキャパシティに達した時にみられる最後の窒素濃度上昇。肺活量で呼吸している間は，100％ 酸素による吸入のほとんどが肺底部にある少容量の肺胞へ送られる。肺上部の肺胞の多くはすでに窒素を含むガスで満たされているためである。肺底部の肺胞が虚脱しはじめると，肺上部の肺胞の豊富な窒素ガスが呼出され，濃度上昇として示される。

1.3.7 拡散

$$Q = k_p \times \frac{A}{T} \times (C_1 - C_2)$$

$$k_p \propto \frac{溶解度}{\sqrt{分子量}}$$

Q＝拡散率
k_p＝透過（拡散）係数
A＝膜の面積
T＝膜の厚さ
$C_1 - C_2$＝濃度勾配

拡散能

$$DL_{CO} = k_p \times \frac{A}{T} = \frac{V_{CO}}{P_{ACO}}$$

DL_{CO}＝一酸化炭素肺拡散能
V_{CO}＝単位時間当たり一酸化炭素摂取量（つまりQ）
P_{ACO}＝肺胞一酸化炭素分圧（つまりC_1）

拡散とは，高濃度から低濃度への物質の受動的な移動と定義され，物質の構成分子がランダムに動くことによる。拡散率は，拡散の法則により一部は規定される（「5.9 Fick の拡散の法則」および「5.13 気体の法則：理想気体の法則と Dalton の法則」参照）。

拡散能（あるいは輸送因子）

拡散能（DL）は，肺胞から肺毛細血管内ヘモグロビン（Hb）へのガス輸送を表す。一酸化炭素は現在，肺拡散特性を測るのに最もよく用いられる。Hb に対する一酸化炭素の高い親和性により，低濃度の一酸化炭素が吸入された時（拡散式のC_2），肺毛細血管血内の一酸化炭素分圧は無視される。したがって，肺胞から Hb への一酸化炭素の移動は，換気や灌流の影響があるものの，主に肺胞膜を介した拡散によるといえる。

DL 値は，肺全体における肺胞毛細血管膜の面積と厚みに拡散定数を乗じて表される。拡散率の式を整理すると，拡散能が導かれる。肺毛細血管血一酸化炭素分圧は無視されるので，これより低濃度の変数はこの式に含まれない。スパイロメトリー検査結果を加味し，DL 値を解釈すべきである。

一酸化炭素肺拡散能（DL_{CO}）を低下させる疾患
- 肺実質そのものの減少や機能の損失（すなわち，肺気腫や間質性肺疾患）。ただし，DL_{CO} は慢性気管支炎ではほとんど変わらない。
- 肺の炎症やうっ血（すなわち，急性肺炎や重症心不全）。
- 血管異常（すなわち，肺塞栓）。
- 貧血は，一酸化炭素と Hb の結合容量を低下させるため（DL_{CO} を）低下させることがある。

吸気に曝される血液量の増加により DL_{CO} を上昇させうる疾患
- 肺胞出血（Goodpasture 症候群など）。
- 心内左右シャント。
- 多血症。

1.3.8 気道の動的圧縮

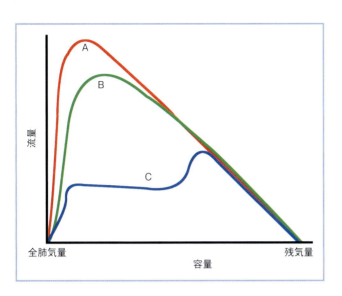

呼気流量-容量曲線上，流量は呼気のごく初期で急激に上昇し，ピークに達した後，呼気のほとんどは直線的に下降する（A）。呼吸努力を全体で弱めたり（B），初期相の呼出をより緩徐にしたり（C）と，呼気の様式を変えても，流量-容量曲線の下降部分は似た経過をたどる。これは，呼気流量は何かに制限されており，流速と呼吸努力は互いに独立したものであることを示している。呼気流量の制限は，気道の動的圧縮に起因する。

気道は，気道（気道内圧）と周辺組織（特に胸腔内圧）との圧差によって開存が維持される。吸気の前または呼気終末で空気の流入がない時，または吸気の間，気道内圧は胸腔内圧よりも高く保たれ，気道は開存する。努力呼吸中にどちらの圧も上昇するが，胸腔内圧のほうが気道内圧より上昇し，気道は圧迫され流量は制限される。呼気努力を増すと，より気道は圧迫され，胸腔内圧が気道内圧より相当に高くなると，末梢気道閉塞が起きる。この虚脱が起き始める時点を等圧点と呼ぶ。呼出が進むと肺容量は減り，この等圧点は気道抵抗の増大と気道内圧の減少により，末梢側へと移動する。

この現象が顕著になる病態がある。閉塞性肺疾患においては，弾性収縮の喪失と気道抵抗の増大が気道内圧を低下させ，低い流速と下行脚がえぐれた（scooped out）典型的な流量-容量曲線を描く。さまざまな胸腔内閉塞性疾患（例えば，腫瘍や気管軟化症）では，強制呼気時に作られる胸腔内陽圧が閉塞をさらに悪化させ気道の圧縮を増大させるので，流速はさらに低下する。

1.3.9 Fickの原理と血流量

$$肺血流量 = \frac{分時酸素消費量}{(C_{aO_2} - C_{vO_2})}$$

C_{aO_2}＝動脈血酸素濃度
C_{vO_2}＝混合静脈血酸素濃度

Fickの原理は，臓器への血流量を計算する方法であるが，肺に応用することで，心拍出量を計算することができる。

Fickの原理は，単位時間当たりの臓器血流量は，その臓器に取り込まれたマーカー物質の総量を臓器におけるマーカー物質の流入濃度と流出濃度の差で割った値に等しいとする。Fickの最初の実験では，全身の臓器を対象とし，酸素がマーカー物質として用いられた。

1分間当たりに肺を通過する血液量（すなわち，心拍出量）はFickの原理を用いて計算できる。肺に応用すると，1分間当たりに肺を通過した血液容量は，分時酸素消費量を動脈血酸素濃度と混合静脈血酸素濃度の差で割ったものと等しい，となる。酸素消費量はスパイロメーターを用いて呼気ガスサンプル中の酸素濃度を測ることで計算できる。混合静脈血は肺動脈カテーテルから採取され，動脈血は上腕動脈や橈骨動脈から採取される。

肺内の血流は均質ではない。立位の患者では，肺底部から肺上部に向かってほぼ直線的に血流は減少する。この肺血流分布は体位によって変化する。例えば患者が仰臥位になれば，肺の背部で血流が最も多くなり，肺底部と肺上部間の血流はより均一になる。このような血流分布の違いは，血管内の静水圧が重力の影響を受けることによる。労作時は，肺全体の血流が増加するため，このような区域差は目立たなくなる。

1.3.10 努力呼気曲線

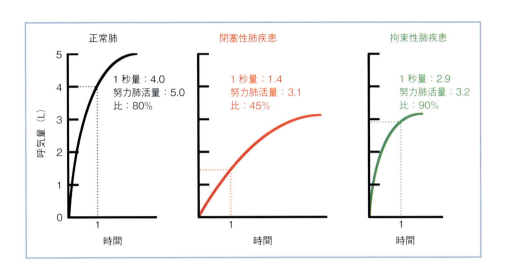

努力呼気は，単純で再現性のある肺機能検査である．1回の努力呼気で以下の値が得られる．
- 努力肺活量（FVC）：最大吸気から努力呼気した総容量．
- 1秒量（FEV_1）：最大吸気から1秒間，努力呼気したガス容量．

正常値は年齢や性別で異なる．FEV_1やFVCは，性別，年齢，身長から予測される正常値に対するパーセントで表されることもある．FEV_1は一般に，FVCとの比（パーセント）で示され，FEV_1/FVCの正常値は80%である．これらの値は，正常な換気と肺機能の病理学的変化を区別するのに有用である．病的状態では，閉塞性と拘束性の混合パターンがよくみられる．

閉塞性肺疾患，例えば喘息やCOPDにおいて，FEV_1は呼気流速抵抗が増大するため低下する．FVCは，ガストラッピング（呼気の途中で気道閉塞が起こること）により減少することもあるが，減少率はFEV_1のほうが大きく，総じてFEV_1/FVC比は低下する．

拘束性肺疾患，例えば肺線維症では，FEV_1とFVCはともに同じような割合で低下する．症例によっては，疾患の影響が呼気の始まりの部分に少なく，FEV_1はそれほど低下していないかもしれない．全体としてFEV_1/FVCは，正常か，わずかな増加がみられる．

努力呼気とCOPD

COPDは，完全には可逆性ではない気流閉塞と特徴づけられる．気流閉塞の重症度はFEV_1の低下の程度と相関する．National Institute for Health and Care Excellence（NICE）は，努力呼気の測定値に従い，COPDを次のように定義する．
- FEV_1/FVC＜70%は気流閉塞を示唆する．
- FEV_1予測値が80%より大きい場合には，呼吸器症状がある場合にかぎって，COPDと診断される．

1.3.11 肺の機能的残気量

$$FRC = \frac{V_1(C_1 - C_2)}{C_2}$$

C_1＝最初のヘリウム濃度
C_2＝平衡到達後のヘリウム濃度
V_1＝スパイロメータの容量
FRC＝機能的残気量

機能的残気量（FRC）とは，安静時の1回換気量を呼出した後の肺に残るガス容量である。FRCは，残気量（RV）と呼気予備量（ERV）の合計である。RVだけでなくFRCも，簡単なスパイロメトリー検査で測定できないため，これらの容量を決定するには他の方法が必要である。

FRCを測定する方法の1つにヘリウム希釈法がある。安静時1回換気量を呼出した後，被験者はスパイロメータを介して，あらかじめ濃度（C_1）と容量（V_1）が定められたヘリウムガスを吸う。数回の呼吸で平衡に達し，スパイロメータと肺のヘリウム濃度（C_2）は等しくなる。この間，二酸化炭素はソーダライムに吸収され，被験者が消費する酸素は混合ガスにより補充される。ヘリウムは血液にほとんど溶解しないので，装置から肺にかけて分布するヘリウムの量は吸入開始時と平衡到達後で等しいことになる。従って，上式によりFRCの容量が計算できる。

同様の原理は，窒素洗い出し法を用いてFRCを計算する際にも応用できる（「1.3.6　死腔とFowlerの方法」参照）。また，Boyleの法則を用いた体プレチスモグラフでも算出が可能である（「5.10　気体の法則：Boyleの法則」参照）。ヘリウム希釈法と窒素洗い出し法は，虚脱肺や空気の取込みが悪い肺領域は計算に含まれないが，体プレチスモグラフは，そういったトラッピングの有無に関係なく，肺の総容量を測定する。ヘリウム希釈法や窒素洗い出し法と体プレチスモグラフを組み合わせることで，気道の虚脱や換気不良の程度を評価することができる。

1.3.12 肺コンプライアンスと胸壁コンプライアンス

$$\frac{1}{C_{total}} = \frac{1}{C_{lung}} + \frac{1}{C_{chest\ wall}}$$

C_{total}＝総肺コンプライアンス
C_{lung}＝肺コンプライアンス
$C_{chest\ wall}$＝胸壁コンプライアンス

コンプライアンスとは，単位圧力当たりの容量変化と定義され，どれだけ広がりやすい構造かを示す．呼吸器系におけるコンプライアンスは2つの構成要素，すなわち肺と胸壁からなる．総肺コンプライアンスは，上に示した式を用いて算出される．正常な肺と胸壁のコンプライアンスは，どちらも1.5～2.0 L/kPa（150～200 mL/cmH$_2$O）であり，総肺コンプライアンスはつまり，1.0 L/kPa（100 mL/cmH$_2$O）である．

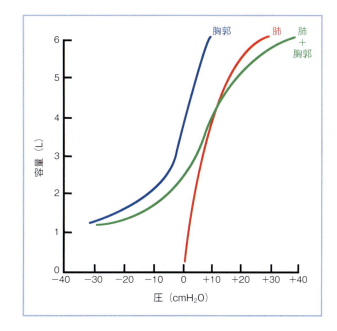

圧-容量曲線（「1.3.13 肺の圧-容量曲線」参照）は，肺コンプライアンスにも応用され，異なる肺容量でのコンプライアンスがどのようなものであるかを捉える助けとなる．測定されるコンプライアンスが静的あるいは動的であるかは，測定中にガスの流れが持続するかで決まる．静的コンプライアンスは，肺を膨張させる圧を加え容量変化を測定することで得られ，患者が徐々に息を吐きガスの流れがなくなった時（呼気終末）の胸腔内圧を測る．動的コンプライアンス測定では，呼吸サイクル全体の圧-容量曲線が作成される．静的コンプライアンスの測定値は，肺が平衡に達するのに時間がかかるために，動的コンプライアンスより高くなる傾向がある．

コンプライアンスに影響する因子には以下のものがある．
- 機能的残気量（FRC）：FRCが正常より高くても低くても，コンプライアンスは低下する．その影響を除外するために，コンプライアンスをFRCで除した特異的コンプライアンスを算出する．
- ARDSや肺水腫では，肺コンプライアンスの低下により総肺コンプライアンスが低下する．
- 全周性の体幹熱傷または拘束性胸壁疾患では，胸壁コンプライアンスの低下により総肺コンプライアンスも低下する．
- 姿勢：立位の時，肺のコンプライアンスはより大きくなる．
- 肥満者では，腹腔内圧が上昇してFRCと肺コンプライアンスを低下させるため，コンプライアンスは低下している．軟部組織容積の増加も胸壁コンプライアンスを低下させる．

1.3.13 肺の圧-容量曲線

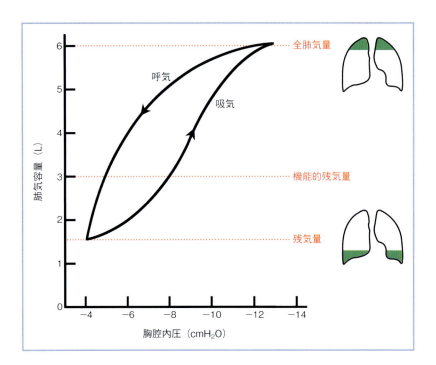

圧-容量曲線は肺のコンプライアンスを描出したものである．自発呼吸ではx軸の圧は負の値をとるが，陽圧換気の時は，正の値が用いられる．

この曲線が描くのは，肺活量呼吸（最大吸気から最大呼気まで）である．正常な1回換気の際に，グラフの吸気側の曲線が急峻で直線的であればコンプライアンスの高い肺である．曲線の立ち上がりがより平坦なのは，肺胞の虚脱に抗して肺容量を増加させるのに必要な圧がより高いことを示す．肺胞の最大弾性限界に達しコンプライアンスが低下すると，曲線の上の部分が再び平坦になる．呼気側の曲線は，高容量の時のコンプライアンスは低いため最初は平坦で，起始点に戻るにつれて急峻になる．

吸気と呼気は同じ経路を辿らず，肺気量が増加方向か減少方向かにより値が変化するヒステレシスを描く．これはエネルギー吸収を意味しており，曲線で囲まれる面積は，気道抵抗に打ち勝って弾性組織が伸縮する際の喪失エネルギー量を示す．

肺の模式図（図の右）は，肺胞のコンプライアンスが区域で異なることを示している．肺上部の肺胞コンプライアンスが吸気曲線の上部に描かれているのは，肺活量呼吸開始時点ですでに最大限まで拡張しており，そこからさらに容量を増やすには高い圧が必要（つまり低コンプライアンス）だからである．一方で，肺底部の肺胞は，最初から容量は比較的少なく拡張も容易である．人工呼吸管理下の患者では，肺上部と肺底部のコンプライアンス値がそれぞれ圧-容量曲線を下方に偏位させるため，肺胞コンプライアンスは肺上部で相対的に高くなり，肺底部は低くなる．

1.3.14 肺容量と肺気量

肺容量と肺気量は機能的な容量で，解剖学的な容量ではない。右の図は，体重70 kgの平均的な成人のおおよその値である。

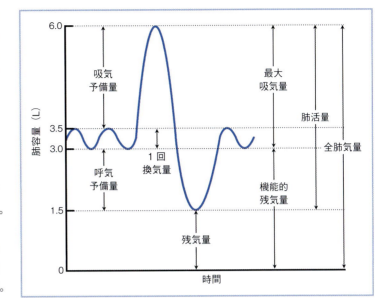

容量

- 1回換気量（TV）：安静呼吸時に吸気された気体量。500 mL。
- 吸気予備量（IRV）：通常1回換気の吸気量に続けて努力吸気で追加される容量。2,500 mL。
- 呼気予備量（ERV）：通常1回換気の呼気量に続けて努力呼気で追加される容量。1,500 mL。
- 残気量（RV）：ERVの呼出後に肺内に残る容量。1,500 mL。

TV，IRV，ERVは，スパイロメトリーで直接測定できる。RVの測定にはヘリウム希釈法を用いる。

肺気量（capacity）：2つかそれ以上の肺容量（lung volume）の和

- 全肺気量（TLC）：最大吸気した肺内の気体量。すべての肺容量の合計。6,000 mL。
- 肺活量（VC）：最大吸気位から呼出できる気体量。TV，IRV，ERVの合計。4,500 mL。
- 最大吸気量（IC）：通常1回換気の呼気に続けて吸気される最大の気体量。TV，IRVの合計。3,000 mL。
- 機能的残気量（FRC）：通常1回換気の呼気後に肺内に残る気体量。ERV，RVの合計。3,000 mL。
- TLCとFRCは体プレチスモグラフでも測定できる。

妊娠に伴う肺容量/肺気量変化

- TVは妊娠末期で45%まで増加する。
- FRCはERVとRVが減少するため，妊娠末期で20〜30%減少する。FRCがクロージングキャパシティを下回ると換気血流比不均等を増加させる。これは特に仰臥位で著しい。
- VCは，FRCが妊娠中に減少するのに対し妊娠末期ではICの増加が＋15%に達するため，大きな変化はみられない。

1.3.15 酸素カスケード

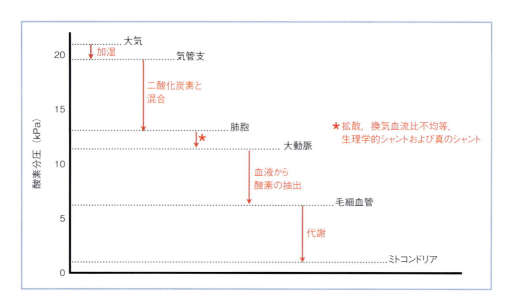

酸素カスケードは，空気から組織への酸素運搬を描いている。各段階に，酸素濃度を低下させる要素があり，最終的にミトコンドリアに運ばれる。

乾燥した空気の酸素濃度分画（吸入酸素濃度，F_{IO_2}）は約21%であり，すなわち大気圧下の酸素分圧は21 kPa（$P_{O_2}=F_{IO_2}\times P_B$）である。吸い込まれた空気は上気道や気管で水蒸気と混合され，酸素分圧は低下する〔$P_{O_2}=F_{IO_2}(P_B-P_{H_2O})$〕。肺胞に到達した空気中の酸素は吸収され二酸化炭素が排出されるので，分圧は再び低下する。これを表しているのが，肺胞気式〔$P_{AO_2}=F_{IO_2}(P_B-P_{AH_2O})-P_{ACO_2}/R$〕である（「1.3.1 肺胞気式」参照）。

肺毛細血管では，さらにごくわずかな分圧の低下が肺胞-毛細血管膜間での拡散により生じる（酸素はほとんど無視できる）。肺静脈内では，換気が不十分（換気血流比不均等）な肺領域からの生理学的シャント血や左心内の解剖学的シャント血が混合することにより，再び分圧は低下する。解剖学的，もしくは真のシャントとは，肺静脈や左房へ流入する気管支静脈や，心筋からの血液を左房を送るThebesian静脈血からなる。これらによって形成される肺胞-動脈（A-a）勾配は通常，2 kPa以下である。

この血液から酸素が抽出され，終末毛細血管の酸素分圧は約6〜7 kPaになる。ミトコンドリア内では1〜5 kPaの間で変動する。Pasteur点とは，これ以下では酸化的リン酸化が起こらない限界点（すなわち，嫌気性呼吸が始まる点）を表し，その値は約0.15〜0.3 kPaである。

1.3.16 酸素解離曲線とBohr効果

酸素ヘモグロビン解離曲線のS字の形は，酸素とヘモグロビン（Hb）の協同的結合による結果であり，いくつかの生理学的利点がある。通常レベルでは，PaO_2 がわずかに低下しても，ヘモグロビン飽和度の変化は最小である（プラトー相）。正常では，PaO_2 が大きく低下するような吸気の変化がないかぎ

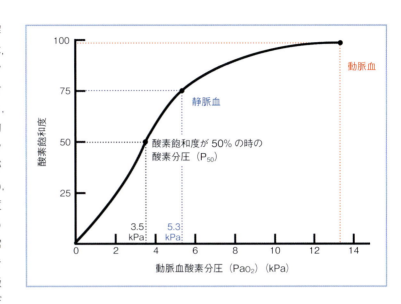

り，臨床的に有意なヘモグロビン飽和度の低下は起こらない。より低いレベルでは，PaO_2 のわずかな低下がヘモグロビン飽和度の大きな変化を引き起こし（急峻相），組織における酸素放出を促進する。

解離曲線に影響する因子

曲線の左方または右方への偏移は，P_{50} すなわちヘモグロビン飽和度が50%の時の PaO_2 値が右側に移動するか左側に移動するかと関係する。
- 右方偏移は，酸素のHb親和性が低下し，酸素が解離しやすいことを表し，$PaCO_2$，水素イオン（H^+）濃度，2,3-DPG濃度，体温の上昇で生じる。
- 左方偏移は，酸素のHb親和性が上昇していることを表し，上述の右方偏移と逆の状況で生じる。加えて，胎児Hb，一酸化炭素ヘモグロビン血症，メトヘモグロビン血症でも生じる。

Bohr効果

Bohr効果とは，二酸化炭素濃度や水素濃度がヘモグロビンの酸素親和性にどう影響するかを示している。水と結合した二酸化炭素は，炭酸を形成し，次いで炭酸水素イオンと H^+ に解離する（$H_2O + CO_2 \longrightarrow H_2CO_3 \longrightarrow HCO_3^- + H^+$）。$H^+$ の産生により血液のpHが低下すると，H^+ はヘモグロビンのアミノ酸に直接作用し，酸素親和性を低下させる。これにより，代謝が亢進している組織への酸素供給が促進する。

二重Bohr効果

二重Bohr効果とは，胎盤にて酸素と二酸化炭素が互恵的に交換されることを示している。母体血と胎児血のガス交換が行われる絨毛膜（インターフェイス）で，胎児血の二酸化炭素が母体循環へ放出されると，母体のヘモグロビンの酸素親和性は低下し，酸素放出が促される（Bohr効果）。胎児血は二酸化炭素を放出したことでさらにアルカリ傾向になり，胎児ヘモグロビンの酸素親和性は互恵的に上昇する。

1.3.17 肺血管抵抗

$$\mathrm{PVR} = 80 \times \frac{(\mathrm{MPAP} - \mathrm{PCWP})}{\mathrm{CO}}$$

PVR＝肺血管抵抗
MPAP＝平均肺動脈圧
PCWP＝肺毛細管楔入圧
CO＝心拍出量

肺血管抵抗（PVR）とは，右室による駆出に対峙する肺循環でみられる抵抗である。体血管抵抗と同様，PVRは，血流は駆動圧を抵抗で除したものに等しいとする修正 Ohm の法則（「1.2.6　Ohm の法則」参照）を用いて計算される。駆動圧は，平均肺動脈圧（MPAP）と左房充満圧の差である。肺毛細管楔入圧（PCWP）は左房圧（LAP）を間接的に測定する際に用いる。定数（80）は，測定単位（mmHg/分/L）を血管抵抗（dyn・s/cm^{-5}）に変換するために用いられる。

肺高血圧

肺高血圧は，安静時 MPAP > 25 mmHg かつ PCWP > 12 mmHg と定義される。世界保健機関（WHO）は，以下のように分類している。

- 肺動脈性肺高血圧（PAH）：原因には，結合組織の疾患（すなわち，強皮症），先天性心奇形（すなわち，左-右シャント），特発性肺高血圧が含まれる。臨床的には，LAP 上昇のない MPAP 上昇が PAH の特徴である。PAH の原因に関わらず，血管内皮因子（すなわち，一酸化窒素）の不均衡が発症に関与し，最終的には血管収縮，血栓，炎症などを引き起こす。
- 左心疾患に関連した肺高血圧：肺高血圧の原因として最も一般的であり，慢性左室不全や慢性僧帽弁疾患を含む。LAP の上昇が肺静脈の血管抵抗を受動的に上昇させる。
- 肺疾患や低酸素血症に関連した肺高血圧：原因として，COPD，閉塞性睡眠時無呼吸，高地における慢性の低酸素への曝露を含む。慢性低酸素性肺血管収縮は PVR を増加させ，MPAP が上昇し，PAH と類似した病態生理学的な変化に至る。
- 慢性の血栓性および/または塞栓性疾患による肺高血圧：肺動脈塞栓により MPAP が上昇する。
- その他：サルコイドーシスと肺静脈閉塞性疾患など。

1.3.18 肺血管抵抗と肺容量

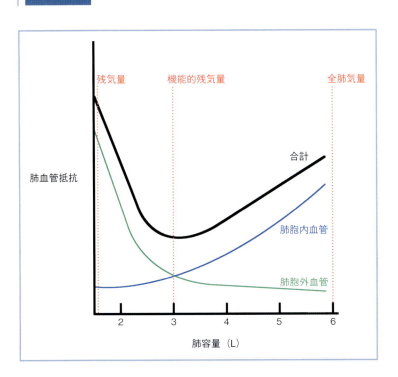

肺容量，肺胞内圧，胸腔内圧，重力や心拍出量など，いわば受動的な非血管性の因子は，血管の伸展性，血管平滑筋や血管内圧など能動的な血管性の因子を介し，肺血管抵抗（PVR）に多大な影響を与える。

なかでも肺容量は，肺実質の大部分が血管で占められていることにより，PVRに与える影響が特に大きい。PVRは，機能的残気量（FRC）で最低値となり，肺容量が増えても減っても増加する。

肺容量がFRCより大きい時，肺胞外の肺血管は拡張し，それらの抵抗は低下する。しかしながら，肺胞毛細血管は長軸方向に伸展され血管径が狭くなるため，それらの抵抗は増加する。全体としては，肺胞毛細血管の影響が優勢なため，肺血管抵抗は増加する。

肺容量がFRCより小さい時，肺胞外の肺血管は周辺肺組織に引っ張られてもはや開存できず，血管は虚脱し抵抗は増加する。肺が血管を直接圧迫して血管径が狭くなることもある。肺胞がより小さくなれば，肺胞毛細血管の長軸方向への伸展は減少し，抵抗は低下する。しかし，この効果は小さく，全体として肺胞外血管の抵抗が増加する影響が優勢なため，PVRは増加する。

セロトニン，ヒスタミン，ノルアドレナリンなどの平滑筋を収縮させる薬物はPVRを増加させる。肺容量が小さく，血管を広げようとする力が弱い時にはその効果がより顕著になる。逆に，平滑筋を弛緩しPVRを低下させる薬物には，アセチルコリンとイソプレナリンなどがある。

1.3.19 呼吸流量-容量曲線

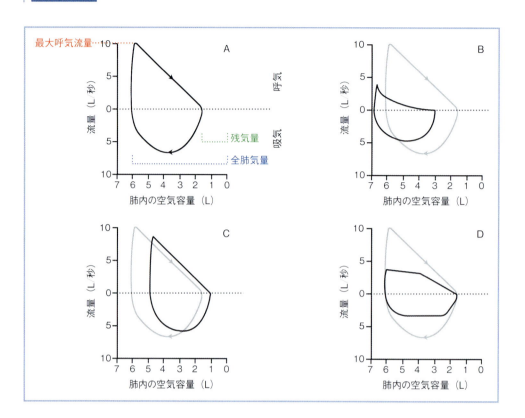

流量-容量曲線は，流量と肺容量を同時に測定する努力肺活量測定により描出される。通常，流量は肺容量が少ない時には減速するため，被験者の流量が肺容量に対し妥当であるかを評価するのに有用である。また，肺疾患を識別し，重症度の指標とし，治療反応性を評価するのにも有用である。肺容量（x軸）は降順で示され，吸気はy軸より下のたわみとして示される。

- **A. 正常**：起始点は最大吸気位，つまり流量ゼロで全肺気量（TLC）である。努力呼気の流速は速く直線的に増加し，最大呼気速度（PEFR）に達すると，残気量（RV）まで直線的に減少する。呼気曲線の25%呼気と75%呼気の間，すなわち最大呼気中間流量（$FEF_{25-75\%}$）は，呼気努力に依存しない末梢気道の機能を表す。最大吸気は，左右対称で下に凸の吸気曲線を描く。
- **B. 閉塞性疾患**（例：気管支喘息，肺気腫）：PEFRは全体的な流量制限があるため低下する。呼気曲線は凹形で，$FEF_{25-75\%}$も低い。RVは，気道閉塞が早期に起こるため増加する。吸気曲線は，吸気流量減少のため，より小さな振幅を描く。TLCは，動的な過膨脹と肺実質の弾性収縮力喪失のため，正常値を上回る。
- **C. 拘束性疾患**（例：間質性肺疾患）：TLC，RVともに低下するため，曲線の左右の幅は狭くなる。弾性収縮力は増加しているため，肺容量を基準に比較すると，流量は健常者より大きくなる。
- **D. 上気道閉塞**（例：気道腫瘍，甲状腺腫）：呼気曲線，吸気曲線はともに平坦になり，呼吸サイクルを通して流量が低下することを表す。閉塞の程度によっては，RVの増加とともにTLCが減少することもある。

1.3.20 シャント

$$\frac{Qs}{Qt} = \frac{(CcO_2 - CaO_2)}{(CcO_2 - CvO_2)}$$

Qs＝シャント血流量
Qt＝総心拍出量
CcO_2＝肺胞終末毛細管血酸素含量
CaO_2＝動脈血酸素含量
CvO_2＝混合静脈血酸素含量

シャントとは，肺での酸素化を迂回する混合静脈血を割合で示したものである。生理学的シャントには，以下が含まれる。

- 肺内シャント：換気血流比（$\dot{V}/\dot{Q}$）が低い領域は，肺灌流が換気を上回ることによる不均等状態である。正常でも，下側肺区域は$\dot{V}/\dot{Q}$が小さいため，いくらかはシャントがある。無気肺や気道閉塞といった病態生理学的状態では，このシャントが増大する。
- 解剖学的シャント：血液が肺胞を迂回しやすくする構造的な流路で，しばしば右-左シャントと呼ばれる。正常でも，冠循環（Thebesian静脈）と気管支循環には，それぞれ左心と肺静脈へ直接静脈血を流入させる解剖学的シャントがある。病態生理学的に解剖学的シャントが原因とされるものに，心房中隔欠損と心室中隔欠損がある。

シャント式はシャントの程度を計算するのに用いられる。この式はFickの原理（「1.1.12 心拍出量測定のためのFick法」参照）を適用し，2コンパートメントモデルを用いている。

- 理想的コンパートメント：完璧な$\dot{V}/\dot{Q}$マッチングで，至適なガス交換が行われる。
- シャントコンパートメント：肺毛細血管が肺胞に露出しない。

シャント率とは，シャントコンパートメントを通る心拍出量の割合である（通常は2〜5%）。しかし，シャントコンパートメントは机上の概念であり，それゆえシャント式は，肺全体としての酸素交換不全を評価するのみである。古典的には，シャントは肺胞酸素分圧が増加しても$\dot{V}/\dot{Q}$マッチングを改善しないので，酸素供給で改善しない。100%酸素を投与すれば，溶存酸素を少しだけ増やすかもしれないが。

急性呼吸促迫症候群（ARDS）におけるシャント

重症の低酸素血症はARDSの特徴であり，高タンパク性肺胞水腫を形成して肺内シャントが増加する原因になる。侵襲的ともいえる人工換気がしばしば必要とされ，高い呼気終末陽圧（PEEP）がARDS管理の基盤となる。PEEPは，虚脱した肺胞の開存を促し，肺内シャントを減らすことで，ある程度まで酸素化を改善する。

1.3.21 換気血流比

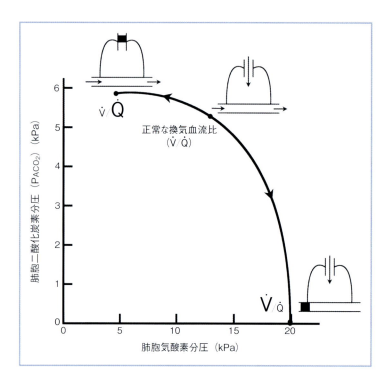

肺胞酸素分圧（P_{AO_2}）と肺胞二酸化炭素分圧（P_{ACO_2}）は，肺胞換気（$\dot{V}$）と肺毛細血管血流（$\dot{Q}$）の比で決定される。P_{AO_2} は，酸素が肺胞に取り込まれる割合と毛細血管血流による除去の割合で決定され，P_{ACO_2} は，肺胞内の二酸化炭素が毛細血管血に拡散する割合と換気による除去の割合で決定される。正常肺全体の $\dot{V}/\dot{Q}$ は約 0.8 である。

- $\dot{V}/\dot{Q}$ の上昇，すなわち酸素が血流による除去を上回って肺胞に取り込まれると，P_{AO_2} も上昇する。逆に，二酸化炭素の肺胞からの除去は血流による供給を上回り，P_{ACO_2} は低下する。これは，換気が血流を上回る（肺上部の $\dot{V}/\dot{Q}$ は約 3）健常肺の上部において最もよくみられる。最も顕著な場合，すなわち $\dot{V}/\dot{Q}$ が無限大とは，灌流のない換気，すなわち死腔のことである。
- $\dot{V}/\dot{Q}$ の低下は，健常肺の下部（肺底部の $\dot{V}/\dot{Q}$ は約 0.3）に最もよくみられ，P_{AO_2} は低下し P_{ACO_2} は上昇する。最も顕著な場合，すなわち $\dot{V}/\dot{Q}$ がゼロとは，換気のない灌流，すなわちシャントのことである。

換気血流比不均等の測定

$\dot{V}/\dot{Q}$ 不均等は酸素の取り込みと二酸化炭素の排出を妨げる。これに対し，化学受容器を介して換気駆動力が増加されると，動脈血二酸化炭素分圧（P_{aCO_2}）は，わずかな動脈血酸素分圧（P_{aO_2}）の上昇とともに正常化する。肺全体の $\dot{V}/\dot{Q}$ 不均等は肺胞-動脈血酸素分圧較差（A-aDO$_2$）から推定される。P_{AO_2} は，肺胞気式から算出され，P_{aO_2} は実測値である。正常では，呼吸をしている時の A-aDO$_2$ は 2 kPa 未満である。区域ごとの $\dot{V}/\dot{Q}$ 不均等の評価には，換気と肺灌流の放射性同位元素スキャニング（肺シンチグラム）が必要である。

1.3.22 二酸化炭素に対する換気応答

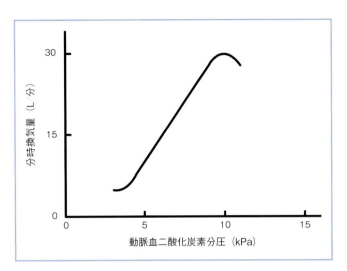

肺胞二酸化炭素分圧（P_{ACO_2}）の変化と，それに伴う動脈血二酸化炭素分圧（P_{aCO_2}）の変化は，主に中枢化学受容器によって検知される。中枢化学受容器は延髄の腹外側表面にあり，水素イオン（H^+）濃度の上昇に敏感である。P_{aCO_2}が上昇すると，血液脳関門を越えて拡散する二酸化炭素量が増加し，H^+濃度は上昇，脳脊髄液pHは低下する。この変化は化学受容器を刺激し，肋間神経と横隔神経を介してそれぞれ肋間筋と横隔膜に指令を出す。こうして，低下した脳脊髄液pHを正常化するべく，分時換気量が上昇する（呼吸数と呼吸深度が増す）。

呼吸性アシドーシスは，H^+より二酸化炭素のほうが血液脳関門の透過性が高いため，同じpH値の代謝性アシドーシスよりも換気応答に及ぼす影響は大きい。その応答は正常な臨床環境では線形で，P_{aCO_2}が2倍になったら，分時換気量は4倍になる。10〜11 kPaを超えると，CO_2ナルコーシスにより換気は抑制され，グラフは下向きとなる。グラフの左下端でカーブは平坦になるがゼロにはならない。この勾配には個人差があり，何らかの疾患状態，（オピオイドのような）薬物，ホルモン，そして肺胞酸素分圧（P_{AO_2}）の影響を受ける。

慢性肺疾患では，中枢化学受容器は二酸化炭素レベルの上昇に対する感応性が低下する。このため，低酸素血症が換気の主な駆動力となる。麻酔中，低酸素血症および高二酸化炭素血症への反応は著しく抑制される。オピオイドは強力な中枢性呼吸抑制薬として作用する。ドキサプラムのような呼吸刺激薬は，末梢化学受容器に作用し，分時換気量を増加させる。

1.3.23 酸素に対する換気応答

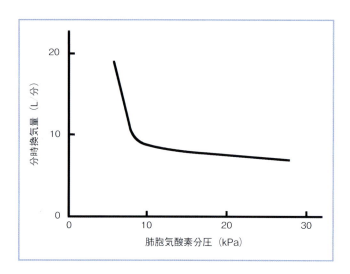

換気は，主要3因子の連携により調節される。
- 中枢神経系による制御。
- 呼吸筋や肺内の受容器からのシグナル。
- 頸動脈小体や大動脈小体など，特異的な化学受容器。

低酸素血は主に頸動脈小体や大動脈小体内の末梢化学受容器で検知される。血液中のガス変化を検知するこれら化学受容器はグロムス細胞と呼ばれる。大動脈小体の化学受容器が，血中の酸素濃度と二酸化炭素濃度の変化は感知するがpH変化は認識しないのに対し，頸動脈小体はこれら3つとも感知する。大動脈小体は迷走神経の求心性経路を介して延髄に情報を送り，その情報をもとに延髄は呼吸や血圧を調節する。

頸動脈小体は両側の頸動脈分岐部に存在する小さな組織（2〜3 mg）であり，体内では100 g組織当たりの血流量が最も多い。2 mgの頸動脈小体当たり0.04 mL/分であるが，これを100 gの組織に換算すると2 L/分に相当する。酸素供給の低下（Pa_{O_2}あるいは心拍出量の低下）や，酸素消費の障害（例えば，シアン化物中毒）などの病態では，頸動脈小体から舌咽神経を介して脳幹の呼吸中枢へ求心性のシグナルが頻回に発射され，その結果，呼吸が調節される。しかし，Pa_{O_2}の低下に伴う分時換気量の増加は非線形で，Pa_{O_2}が65 kPa未満では敏感に感知するだけで，13 kPa未満までは換気量はほんのわずかしか増加しない。通常，Pa_{O_2}が8 kPa程度に低下するまで分時換気量は増えないが，これを超えると，Pa_{O_2}が低下するため末梢化学受容器からのシグナル発射の頻度が急激に上昇し，その結果，分時換気量が増加する。

化学受容器からのシグナル発射頻度は，Pa_{CO_2}の上昇や動脈血pHの低下によっても増加するが，中枢化学受容器はPa_{CO_2}との関係でより重要な役割を担う（「1.3.22 二酸化炭素に対する換気応答」参照）。

1.3.24 Westの肺領域

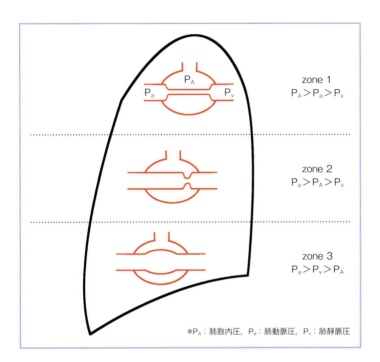

*P_A：肺胞内圧，P_a：肺動脈圧，P_v：肺静脈圧

肺の灌流は均一ではない。立位では，血流は上部から下部へ直線的に大きく増加する。この不均等は肺血管静水圧と肺胞内圧の組み合わせで説明できる。概念的に肺を3つの領域に分け，肺灌流の重力モデルを説明する。

- zone 1：肺上部で起こり，肺動脈圧（P_a）は肺胞内圧（P_A）を下回る。肺毛細血管は圧迫され，血流は生じない。正常時には見られないが，P_aの低下（すなわち，大量出血）やP_Aの上昇（すなわち，間欠的陽圧換気）で出現しうる。この区域は肺胞死腔を表し，換気はあるが灌流はない。
- zone 2：肺静脈圧（P_v）は低くP_aがP_Aを上回る肺区域を表す。肺灌流はP_aとP_Aの圧較差に依存する。通常の血行動態とは異なり，P_vは血流に影響しない。なぜなら，肺動脈静水圧は zone 2でも重力の影響により上部から下部にかけて増加し，血流もそれに伴い増加するからである。
- zone 3：肺底部における最も血流の多い区域を示す。P_a，P_vのどちらもがP_Aを上回る。血流は動脈と静脈の圧較差に依存し，P_Aは影響しない。

1964年に発表されたこの重力モデルは，肺灌流の不均一な状態を十分には説明できていない。多くの研究は，このよく知られた垂直方向の勾配に加え，水平方向の灌流不均等があることも示している。非常に多くのエビデンスが，肺灌流の多様性には肺血管構造が多大な影響を与えることを支持している。肺血管の分岐は非対称である。それぞれの分岐部で，遠位枝の直径と長さはそれぞれ異なる。肺血管は約28回分岐するため，肺血管構造が肺の血行動態に大きく影響するわけである。

1.3.25 呼吸仕事量

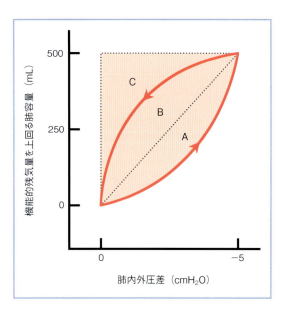

呼吸仕事量とは，肺，胸壁，そして腹腔内臓器などに起因する呼吸インピーダンスに呼吸筋が打ち勝つのに必要な仕事量である。これは，肺全体の圧変化と呼吸に伴い変動するガス容量から計算される。呼吸するには，弾性力と気道抵抗に打ち勝たなければならない。

図の上部，網掛け部分は吸気に必要な仕事量を示す。B+Cの面積は，吸気時に肺組織の弾性力に打ち勝つための仕事量を示し，Aの面積は，気道と組織両方の粘稠性抵抗と摩擦に打ち勝つための追加の仕事量を示す。Bの面積は，呼気時の抵抗に対する仕事量である。ここは吸気時の網掛け部に内包されており，呼気に必要なエネルギーは，吸気時に組織弾性として蓄えられるエネルギーで賄われることを意味する。Cの面積は，熱喪失エネルギーを示す。

正常な呼吸では，吸気時の仕事は，主に胸郭や肺の弾性力，さらに気道や非弾性組織の抵抗に打ち勝つために行われる。呼気時の仕事は，吸気時に作られ組織弾性として蓄えられた潜在的エネルギーを用いるため，呼気は通常，受動的である。

1回換気量を増加させるには，弾性収縮力の増加（より広範なB+C）に打ち勝つために，より大きな呼吸仕事量が求められる。同様に，呼吸数を増加させるには，それに伴う気道抵抗の増加（より広範なA）に打ち勝つために流量と呼吸仕事量は増加する。気道閉塞のような呼気仕事量が変化する病態では，必要な呼吸仕事量は増加し，呼気が活発になる。

1.4.1 活動電位

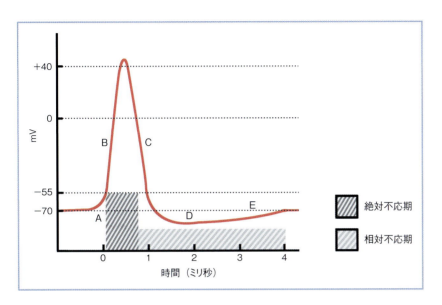

活動電位は一過性の連続的な膜電位の変化であり，電気信号（インパルス）を伝達する。

静止膜電位

静止膜電位は細胞膜内外の荷電粒子の分布差によって形成され，細胞内は細胞外に対して負に帯電している。イオン分布は，イオンそれぞれの膜透過性，Na^+,K^+-ATPアーゼ（Na^+ポンプ）などによる能動輸送，他の粒子の分布（膜不透過性イオンが膜の片側に存在すると，膜透過性イオンが膜の両側で不均一に分布し，電位差を生じる：Gibbs-Donnan効果）に依存する。興奮性細胞における静止膜電位は，神経細胞で−70 mV，筋線維で−90 mVである。

ニューロンの一連の活動電位

A. 静止膜電位から閾値電位まで：樹状突起で受信した刺激によって，膜貫通型ナトリウムイオン（Na^+）チャネルが開口する。Na^+が細胞内に流入すると膜電位はより正に傾き，膜電位が閾値（−55 mV）に達すると次の段階へ進む。

B. 急速な脱分極：Na^+チャネルがさらに開口し，Na^+伝導度は急激に増加する。Na^+の細胞内流入によって電気化学的勾配が低下し，細胞内は＋40 mVに達する。カリウムイオン（K^+）チャネルも開口し，K^+が細胞外へ流出するが，その過程は非常に緩徐であり脱分極を妨げない。

C. 再分極：Na^+チャネルは閉鎖するものの，K^+チャネルは開口したままである。急速なK^+の細胞外流出によって，膜電位は静止膜電位まで下がる。ニューロンがどんな刺激にも反応しない絶対不応期は，閾値に到達した時から再分極の1/3が完了するまでの時間である。

D. 過分極：再分極の後，一般的に膜電位は静止膜電位を超え，約−90 mVまで下がる。過分極の間は相対不応期であり，次の活動電位を発生させるには通常より強い刺激を要する。

E. 静止膜電位の回復：Na^+ポンプを介して定常なイオン分布に戻る。

1.4.2 脳血流量と血圧

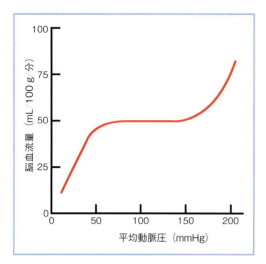

$$CPP = MAP - (ICP + CVP)$$

CPP＝脳灌流圧
MAP＝平均動脈圧
ICP＝頭蓋内圧
CVP＝中心静脈圧

脳血流量（CBF）は多くの因子に影響されるが、灌流圧が変化しても灌流量を一定に維持するよう自動調節されている。通常、CBFは心拍出量の約15％に相当し、約700 mL／分または50 mL／100 g／分である。CBFに影響を与える因子には、平均動脈圧（MAP）、酸素分圧や二酸化炭素分圧（「1.4.3 換気による脳血流量の変化」参照）、薬物、体温などがある。

脳灌流圧（CPP）は、上の式から算出される。正常状態では、中心静脈圧（CVP）がCPPに及ぼす影響は小さいため、式から省略されることが多い。しかし、頭蓋内圧（ICP）が亢進している患者では、CPPを維持するにはMAPを上昇させなければならないため注意が必要である。

MAPが約50〜150 mmHgの範囲は自動調節域として知られ、CBFは約50 mL／100 g／分に維持される。この範囲外では自動調節能は失われ、CBFはMAPに比例する。高血圧を合併している患者では、自動調節域が「リセット」され、曲線は右にシフトする。くも膜下出血や脳卒中、頭部外傷では自動調節能は完全に失われ、CBFは血圧に依存することがある。自動調節のメカニズムとして、筋原性（貫壁性血圧変化に対する動脈平滑筋の反応）、代謝性（十分な酸素運搬を維持するため脳代謝の過程で放出される血管作動物質）、そして神経性（自律神経系を介した細動脈抵抗への影響）による調節が考えられる。

体温は脳酸素代謝率（$CMRO_2$）を変化させることによってCBFに影響を及ぼすが、両者は比例しない。例えば、体温が37℃から1℃下がると$CMRO_2$は6〜7％減少するのに対し、体温が15℃から1℃下がっても$CMRO_2$はわずか1％しか減少しない。

すべての吸入麻酔薬は用量依存性に血管を拡張し、CBFの自動調節能を減弱させる。プロポフォール、チオペンタール、エトミデート、ベンゾジアゼピンはすべてCBFを減少させるのに対し、ケタミンはCBFを増加させる。

1.4.3 換気による脳血流量の変化

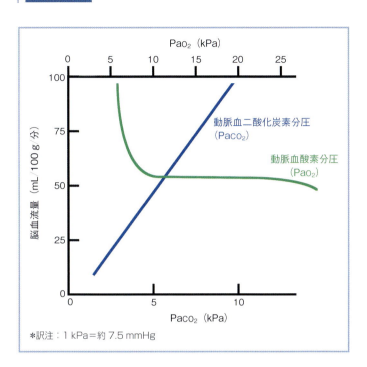

*訳注：1 kPa＝約 7.5 mmHg

動脈血二酸化炭素分圧（$Paco_2$）は，脳血流量（CBF）に対し重要な一次効果を示す。上のグラフのように，$Paco_2$ が 2 倍になると脳血管が拡張し CBF も 2 倍になる。脳血管が最大限に拡張すると，$Paco_2$ が増加しても CBF はそれ以上増加しない。同様に，低炭酸ガス血症では脳血管が収縮し，CBF が減少する。$Paco_2$ が約 3.5 kPa 未満になると動脈が極限まで収縮し，脳組織は低酸素に陥る。$Paco_2$ 増減に伴う脳血流の変化には，相互作用をもつ複数の伝達物質を介する系が複雑に関与している。最初の刺激は脳内 pH の低下で，次いで一酸化窒素，カリウムイオン（K^+）チャネル，プロスタノイド，環状ヌクレオチドを介し，最終的な共通経路として細胞内カルシウムイオン（Ca^{2+}）濃度が低下する。

この $Paco_2$ に対する血管の反応は，頭蓋内圧上昇を伴う人工呼吸中の患者に利用することができる。過換気によって $Paco_2$ を低下させ，脳血管を収縮させ，脳血流量と頭蓋内圧を減少させる。この効果は損傷を受けた脳領域では失われる場合がある。過度の $Paco_2$ 低下は脳血管収縮と CBF 減少を引き起こし，脳虚血を増悪させるため，正常下限を目標にする。これらの反応は過換気を長く続けると消失する。

動脈血酸素分圧（Pao_2）が 8 kPa 以上の時，CBF は一定でほとんど影響を受けないのに対し，8 kPa 未満では血管が拡張し，CBF は急激に増加する。この低酸素による脳血管拡張作用は，組織の酸素化を維持することを目的とした他のいかなる反射より強力である。低酸素は脳組織に直接作用し，アデノシンや，血管を拡張させるプロスタノイドの放出を促進する。さらに，低酸素は血管平滑筋にも直接作用して過分極を惹起し，Ca^{2+} の取り込みを抑制して血管を拡張させる。

1.4.4 脳脊髄液

成分	脳脊髄液	血漿
Na^+ (mmol/L)	血漿と同等	136〜148
Cl^- (mmol/L)	123〜128	95〜105
K^+ (mmol/L)	2.0〜3.0	3.8〜5.0
Ca^{2+} (mmol/L)	1.1〜1.3	2.2〜2.6
グルコース(空腹時, mmol/L)	血漿の60%	3.0〜5.0
タンパク質 (g/L)	0.2〜0.4	60〜80
pH	血漿と同等	7.35〜7.45
浸透圧 (mOsm/kg)	血漿と同等	275〜295

脳脊髄液(CSF)は,脳室やくも膜下腔内に存在する特別な細胞外液である。CSFの機能は多岐にわたり,以下を含む。
- 浮力による脳や脊髄の保護。
- 神経活動への安定した化学的環境の提供。
- 神経組織への栄養供給や老廃物除去の促進。
- 呼吸制御のための酸塩基調節。

中枢神経系の感染症とCSF変化の特徴

	細菌性髄膜炎	治療中の細菌性髄膜炎	ウイルス性髄膜炎
細胞数	↑好中球優位	↑リンパ球優位	↑リンパ球優位(発症後24〜36時間は多核球が主)
タンパク質	↑↑ (1〜5 g/L)	↑	↑ (0.5〜1 g/L)
グルコース	↓ (CSF/血漿比<0.4)	↓から正常	通常は正常
微生物学的染色	非常に有用	有用性が20%減少	有用性なし(単純ヘルペス感染症ではPCRが有用)

- CSFの肉眼的懸濁は,細胞数の増加(赤血球および白血球),大量の細菌や真菌,腰椎穿刺時における硬膜外腔の脂肪吸引を示唆する。
- CSF中の白血球数の増加は,一般的に髄膜や脳の感染症が原因であることが多い。その他の原因として,くも膜下出血,髄腔内に投与された薬物,脳梗塞,Guillain-Barré症候群がある。
- CSF/血漿グルコース比の正常値は約0.6である(糖尿病患者ではグルコース輸送遅延のため正常値は0.4)。この比の低下は,細菌感染,くも膜下出血,腫瘍の髄膜浸潤が原因で起こることがある。
- CSF中のタンパク質増加は脳髄膜炎で観察されるが,その他の原因として,脳血管疾患(血栓や出血),脱髄疾患,てんかん重積発作がある。

1.4.5 痛みのゲートコントロール説

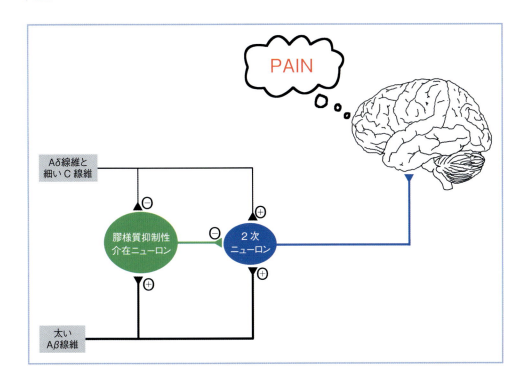

痛みは，実際に何らかの組織損傷が起こった時，または組織損傷を起こす可能性がある時，あるいはそのような損傷の際に表現される，不快な感覚や情動体験と定義される。組織の損傷は末梢の侵害受容器で検知され，細いC線維（圧痛のような緩徐痛）と細いAδ線維（突然の熱刺激のような一次痛・速い痛み）を介して中枢神経系（CNS）へと伝達される。ここで情報は脳により解釈される。これは，入力される痛みの情報を調節する回路がCNS内に存在することを示唆しており，その一例としてゲートコントロール説がある。

1960年代半ば，MelzackとWallは，「末梢からCNSへの痛み刺激の伝達は，脊髄レベルに存在する"ゲート（gate）"を通過する」という概念を提唱した。この概念は，非疼痛刺激で痛みのゲートを閉じることにより，さらなる痛み刺激の伝達が妨げられ，痛みの知覚が抑えられる，というものである。このゲートの本体は脊髄後角の膠様質抑制性介在ニューロンであると考えられており，非侵害性求心性刺激（例えばAβ線維を介した触覚または振動覚）によって，シナプス前で抑制（または刺激）される。

この説を臨床応用したものに，慢性痛に対する経皮的電気神経刺激（TENS）や脊髄刺激装置がある。TENSは痛覚閾値未満の2種類の周波数の電流を用い，ゲートコントロール説のメカニズムを利用して鎮痛を得る。Shealyらは，脊髄刺激装置がTENSと同様の効果を発揮することを提唱し，現在では神経障害性疼痛や複合性局所痛み症候群，狭心症，末梢血管疾患に使用されている。ゲートコントロール説とは別に，脊髄刺激は抗虚血効果も示すと考えられているが，そのメカニズムは不明である。

1.4.6 Glasgow昏睡尺度

	反応	スコア
開眼	自発的	4
	言葉により	3
	痛み刺激により	2
	開眼しない	1
言語	見当識あり	5
	会話は混乱するが質問には答えることができる	4
	不適切な応答。発語はみられる	3
	理解できない声を発する	2
	発声なし	1
運動	命令に従う	6
	痛み刺激部位に手足をもってくる	5
	四肢の屈曲：逃避	4
	異常屈曲，除皮質肢位	3
	異常伸展，除脳肢位	2
	まったく動かさない	1

Glasgow昏睡尺度（Glasgow Coma Scale：GCS）は元来，脳損傷の重症度を客観的・臨床的に評価することを目的とした採点システムであるが，現在では脳損傷以外の原因で神経学的機能が低下した患者にも広く適用されている。3つの見地から行動を非依存的に点数化し，合算する（最高15点，最低3点）。気管切開している患者の場合は，言語評価に「T」と注釈をつける。

予後の予測マーカーとしてのGCS

GCSは意識レベルの評価に使用できるだけでなく，特定の疾患に対しては罹患率や死亡率の予測マーカーになることが明らかになってきた。

- **外傷性脳損傷**：病態の不均質さや二次性脳損傷の可能性により，機能的予後や死亡率を予測することは困難である。このため，信頼できる予後予測因子の同定を目的とした研究が行われ，初測GCSが独立した予測マーカーとして証明された。GCSの，主に運動成分がその予測力を担う。その他の予測因子として，自律神経障害，高血糖，硬膜下血腫の合併が挙げられる。
- **くも膜下出血**：世界脳神経外科学会連盟（World Federation of Neurological Surgeons：WFNS）分類は，GCSと巣症状の有無を組み合わせ，重症度を5段階に分類している。Prognosis on Admission of Aneurysmal Subarachnoid Haemorrhage（PAASH）スケールも，GCS単独で5段階に分類している。両者とも，患者の予後を正しく予測する指標である。
- **重篤な病態**：Acute Physiology And Chronic Health Evaluation（APACHE）およびSimplified Acute Physiology Score（SAPS）は，ICUにおける患者の重症度判定と死亡率の予測に用いられている採点システムである。GCSは両方のシステムで用いられ，その臨床的価値が認められている。

1.4.7 頭蓋内圧-容量関係

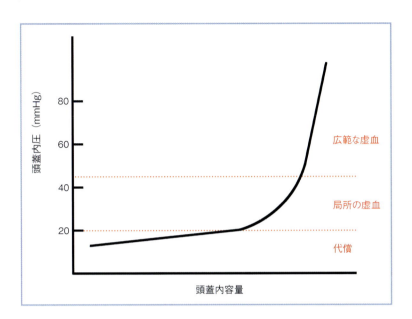

Monro-Kellie の法則では，頭蓋は容積が一定の硬い容器であり，頭蓋内容の一成分の容量が変化すると，頭蓋内圧（ICP）を維持するために他の成分による相互的な容量変化が起こる，とされる。頭蓋内容は，脳組織（80〜85％），脳脊髄液（CSF，5〜12％），血液（5〜7％）からなる。

ICP を一定に維持するため，頭蓋内容のある成分の増加に対し代償反応が起こる。初めに静脈血液量が減少し，続いて CSF が減少，遂には動脈血液量が減少する。通常，代償によって ICP は 20 mmHg 未満に維持されるが，限界レベルを超えると，わずかな容量変化で ICP は著しく増加する。ICP が増加すると，脳灌流圧（CPP）と脳血流量が減少する。ICP が 20 mmHg 以上になると局所的な虚血が起こり始め，45 mmHg を超えると広範な虚血が起こる。

ICP 亢進に対する治療には以下が含まれる。
血液量減少のために：
- $Paco_2$ を 4〜4.5 kPa（1 kPa＝約 7.5 mmHg）に維持し，血管拡張を防ぐ。しかし，この効果は時間とともに減弱する（「1.4.3 換気による脳血流量の変化」参照）。
- 頭高位を維持し，静脈還流を促す。気管チューブの固定紐をきつく締めない。
- 鎮静薬，鎮痛薬，低体温療法を用いて脳代謝率を減少させる。

脳組織容量減少のために：
- 利尿薬や副腎皮質ステロイド薬（特定の状況下）を投与し，脳浮腫を軽減する。
- 外科的減圧。

CSF 量減少のために：
- 側脳室を介した脳室外ドレナージや腰椎ドレナージ。

1.4.8 頭蓋内圧波形

頭蓋内圧（ICP）は側脳室の脳脊髄液（CSF）による圧で表され、正常値は5〜15 mmHgであり、ICPの変化は Monro-Kellie 理論で説明される（「1.4.7 頭蓋内圧-容量関係」参照）。ICP波形は動脈圧波形に類似し、特徴的な波を示す。

- P1：第1のピーク。脈絡叢から伝わった動脈圧の振動波。
- P2：第2のピーク。脳コンプライアンスの尺度である反発波。
- P3：第3のピーク。大動脈弁閉鎖を表す重複切痕。

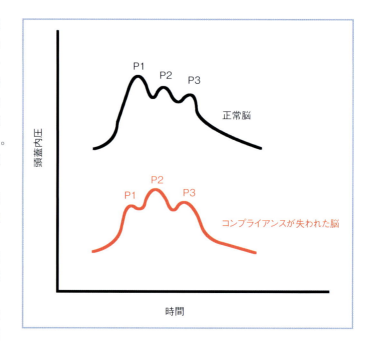

通常、P1が最も高いピークであるが、コンプライアンスが失われた脳では、コンプライアンスが低下するにつれてP2のほうがより高くなる。波形は呼吸によっても変化し、中心静脈圧（CVP）の変動を反映する。

Lundberg は3種類のICP波形異常パターンを提唱した。
- **A波**：プラトー波。50〜100 mmHgの振幅をもつ急勾配で立ち上がる波で、2〜20分継続したのち急激に基線まで落ちる。これらは脳コンプライアンスの最大限の代償反応を表している。この原因として、脳灌流圧（CPP）が虚血限界以下に低下すると同時に血管が拡張し、ICPが増加する可能性が示唆されている。
- **B波**：0.5〜2分ごとに起こる、振幅が50 mmHg未満の波。呼吸に連動して変化し、コンプライアンスの減少を反映するが、臨床的意義は低い。
- **C波**：4〜8回/分と頻回に起こる低振幅波（<20 mmHg）。臨床的意義は低い。

外傷性脳損傷のような特定の状況下で、ICPモニタリングが適応となる。下記の方法が適している。
- くも膜下ボルト：穿頭孔より挿入する。
- 脳内または実質内トランスデューサー：脳組織内に設置する（Camino® 社の光ファイバーセンサー、Codman® 社のひずみゲージセンサーがある）。
- 脳室外ドレナージ（external ventricular drainage：EVD）：より侵襲的だが、CSFドレナージとして使用される。
- 硬膜外光ファイバープローブ：穿頭孔より挿入する。

1.4.9 ニューロン

種類	機能	線維直径（μm）	伝導速度（m/秒）
Aα	体性運動，固有受容器	12〜20（最大）	70〜120（最速）
Aβ	触覚，圧覚	5〜12	50〜70
Aγ	筋紡錘の運動神経線維	3〜6	30〜50
Aδ	痛覚，温度覚，触覚	2〜5	<30
B	有髄自律神経節前線維	1〜3	<15
C	無髄自律神経節後線維，痛覚，温度覚	<1（最小）	2（最遅）

ニューロンは神経系の基本単位である．定型的なニューロンは，細胞体，樹状突起，軸索の3つの部位に分かれる．細胞体は核やその他の細胞内小器官を含む．軸索は情報を出力するのに対し，樹状突起は入力された情報を細胞体に伝達する．軸索は有髄または無髄である．有髄の軸索は，絶縁性の髄鞘（ミエリン）を形成する支持細胞〔中枢神経系はオリゴデンドロサイト（乏突起膠細胞），末梢神経系は Schwann 細胞〕で巻かれている．髄鞘は，軸索に沿った神経インパルスの伝導速度を加速させる．軸索は終末枝に枝分かれし，その末端は肥大していて終末ボタンと呼ばれる．終末ボタンには神経伝達物質が含まれ，これらはシナプスを横断して他のニューロンに神経インパルスを伝える．ニューロンは機能，太さ，伝達速度で分類される（表参照）．

痛みの分類

痛みは，「実際に何らかの組織損傷が起こった時，またはその可能性がある時に表現される，不快な感覚や情動体験」と定義される．

- **侵害受容性疼痛**：痛みの正常な伝導路を通じて発信される保護プロセスである．侵害刺激は Aδ 線維または C 線維を活性化し，後角を介して脳に伝達される．
- **神経障害性疼痛**：原発巣または体性感覚神経系の機能不全による，痛みの伝導路の異常な活性化で起こるものだが，その病理学的機序は不明な点が多い．末梢性の変化として，①侵害受容器の過敏化による神経活性化の閾値低下，②異常なニューロンの萌芽，③異常な Na^+ チャネルや Ca^{2+} チャネルの発現増加による Aδ 線維や C 線維の異所性発火が起こる．中枢性の変化は末梢神経損傷に反応して起こり，①脊髄のワインドアップ現象（進行性，頻度依存性の過敏化プロセスで，一定の強度の刺激に対しより強い反応を示す），②抑制機序の喪失が含まれる．

1.4.10 神経伝達物質：作用

神経伝達物質	効果
ノルアドレナリン	交感神経系，上行性毛様体賦活系，視床下部の神経伝達物質。アドレナリンα受容体と一部のβ₁受容体を刺激する
アドレナリン	カテコールアミンの1つ。ホルモンとして，また交感神経系や脳幹伝導路の神経伝達物質として働く。アドレナリンαおよびβ受容体を用量依存性に刺激する
ドパミン	カテコールアミンであり神経伝達物質である。交感神経節後線維終末や副腎髄質に存在し，運動行動や情動行動を制御する
セロトニン (5-HT)	胃腸管や中枢神経系に存在し，食欲，睡眠，記憶と学習，体温，気分，筋収縮，心臓血管系や内分泌系の一部を制御する
グリシン	脊髄の抑制性伝達物質
グルタミン酸	中枢神経系の速い興奮性シナプス伝達物質
GABA	中枢神経系の速い抑制性シナプス伝達物質
サブスタンスP	神経ペプチドで，痛みの伝達や平滑筋弛緩に関与する
アセチルコリン	神経筋接合部や脳の大部分における伝達物質

神経伝達物質の唯一の直接的作用は受容体の活性化であり，その効果は神経伝達物質を用いるニューロンと，結合する受容体に依存する。

一般的に，アミノ酸とアセチルコリンは速いシグナルに関与するのに対し，ポリペプチドやアミン，一酸化窒素は遅いシグナルで，より拡散し，制御性機能をもつ。多くの神経伝達物質は同時に放出され，血管作動性腸管ポリペプチドとアセチルコリンのように，互いの作用を増強する。

薬物は下記の機序で神経伝達物質の作用に影響を及ぼす。
- 酵素の作用に影響を及ぼし，神経伝達物質合成を減少させる。利用可能な神経伝達物質が減少し，活動性も低下する。
- 神経伝達物質の放出を阻害または刺激する。
- 小胞への神経伝達物質の貯蔵を阻害する。
- 受容体拮抗作用（例：ハロペリドール，クロルプロマジン，クロザピンはドパミン受容体の拮抗薬である）。
- 受容体刺激作用（例：ジアゼパムはGABA受容体の作動薬である）。
- 神経伝達物質の再取り込みや分解酵素を阻害することで，受容体から放出された神経伝達物質の不活化を防ぎ，その作用を延長することができる。選択的セロトニン再取り込み阻害薬であるフルオロキセチンは，シナプス前終末によるセロトニン再取り込みを阻害し，シナプスでのセロトニン濃度を増加させる。ネオスチグミンはアセチルコリンエステラーゼ阻害薬であり，アセチルコリンの分解を阻害し，シナプスでのアセチルコリン濃度を増加させる（このため，非脱分極性筋弛緩薬の拮抗薬となる）。

1.4.11 神経伝達物質：分類

分類	例	代謝調節型受容体	イオンチャネル型受容体
アミン	ノルアドレナリン	アドレナリン受容体	—
	アドレナリン	アドレナリン受容体	—
	ドパミン	ドパミン受容体	—
	セロトニン	セロトニン受容体（5-HT_3以外のすべて）	5-HT_3受容体
	ヒスタミン	ヒスタミン受容体	—
アミノ酸	グリシン	—	グリシン，NMDA受容体（コアゴニストとして）
	グルタミン酸	グルタミン酸受容体	NMDA，AMPA，カイニン酸受容体
	GABA	GABA_B受容体	GABA_A受容体
	アスパルテート	—	NMDA受容体
ポリペプチド	サブスタンスP	—	—
	エンケファリン	δオピオイド受容体	—
	バソプレシン	バソプレシン受容体	—
	オキシトシン	オキシトシン受容体	—
その他	アセチルコリン	ムスカリン性アセチルコリン受容体	ニコチン性アセチルコリン受容体
	一酸化窒素	可溶性グアニル酸シクラーゼ	—

神経伝達物質は，シナプス前終末から分泌される内因性化学物質で，シナプス後膜で効果を発揮する。神経伝達物質は，軸索終末のシナプス前膜直下に集積している小胞に貯蔵され，活動電位閾値や電気ポテンシャルの段階に応じて放出される。シナプス後膜では，神経伝達物質は特定の受容体に作用して膜チャネルを開口（閉鎖）し，結果的に興奮（抑制）効果を示す。シナプス後膜での神経伝達物質の作用時間は短く，シナプス前終末への再取り込みまたはシナプス間隙での酵素分解によって速やかに不活化される。

神経伝達物質はさまざまな方法で分類されるが，興奮性と抑制性という分類は混乱を招きやすい。なぜなら，多くの神経伝達物質が両方の性質をもち，一部の物質は，あるシナプスでは抑制性である一方，別のシナプスでは興奮性を示すためである。代表的な神経伝達物質はグルタミン酸で，中枢神経系のシナプスの90％以上で興奮性を示す。次に代表的なのはGABAで，圧倒的に抑制性に作用する。アセチルコリンも代表的な神経伝達物質であるが，興奮性／抑制性両方の作用をもつ。

神経伝達物質の他の分類法として，アミン，アミノ酸，ポリペプチド，その他，といった，構造による分類がある（表参照）。受容体は代謝調節型（セカンドメッセンジャーシステムを含む）とイオンチャネル型（リガンド依存性イオンチャネルを含む）に分けられる。表中のバソプレシンやオキシトシンのように，ホルモンとして働くと同時に神経伝達物質としての機能をもつ物質もある。

1.4.12 反射弓

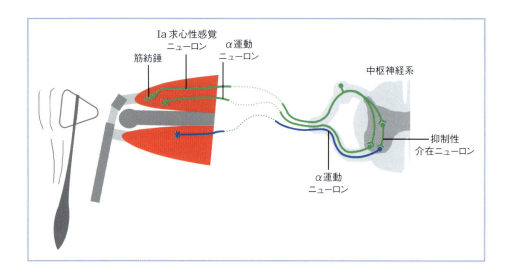

反射は不随意で，体内・体外の変化に対する自動的な反応である。解剖学的伝導路は反射弓と呼ばれ，特定の感覚刺激によって予測可能な特有の反応が起こる。この神経伝導路は通常，次の5つの要素から構成される。
- 受容体：感覚受容器（筋紡錘，Golgi 腱器官）。
- 求心性感覚ニューロン：神経インパルスを中枢神経系へ伝達。
- 介在ニューロン：中枢神経系内で神経インパルスを伝導。
- 遠心性運動ニューロン：中枢神経系から放出される神経インパルスを伝導。
- 効果器。

反射弓には以下のような特徴がある。
- 体性反射：効果器は骨格筋である。
- 自律神経反射：効果器は平滑筋や内臓機能を制御する腺細胞で，呼吸や心拍数，血圧のような不随意性制御も含まれる。

反射弓はまた，求心性ニューロンと運動ニューロン間の神経シナプスの数によって特徴づけられる。
- **単シナプス反射**：最も単純な反射弓。膝蓋腱反射のような伸展反射は，単シナプス反射の一例である。叩打によって膝蓋腱が伸展すると，四頭筋が伸展する。筋内の筋紡錘が伸びると，関連するIa求心性ニューロンの活動性が増加する。Ia求心性ニューロンとα運動ニューロンが脊髄内でシナプスを形成し，四頭筋を収縮させる。姿勢筋の緊張やバランスは，このメカニズムによって維持されている。

- **多シナプス反射**：大多数の反射は，より複雑な伝導路を表す。単シナプス伸展反射と併せて，多シナプス反射が起こる。求心性ニューロンの側副路は抑制性介在ニューロンとシナプスを形成し，拮抗性α運動ニューロンとシナプスを形成する。これによって，大腿屈筋のような拮抗筋群が弛緩し，四頭筋のような伸筋が収縮する。これが相互神経支配の原則である。

1.4.13 シナプス伝達

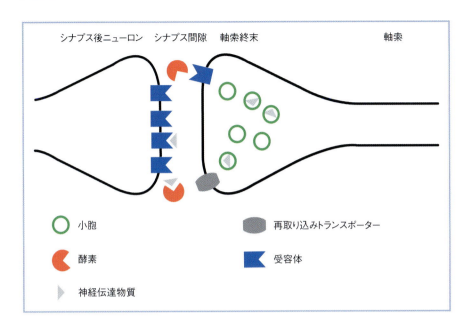

シナプス伝達，または神経伝達は，2つのニューロンの連絡方法である。細胞同士が直接結合してギャップ結合を介する場合は電気的に，シナプス間隙を横断する場合は化学的に行われる。

化学的伝達では，神経伝達物質のようなシグナル分子がニューロン（シナプス前ニューロン）から放出され，第2のニューロン（シナプス後ニューロン）に結合する。この結果，活動電位が伝搬され，続くニューロンが発火する。シナプス間隙は2つの膜の間の空間で，その距離は約 20 nm である。

神経伝達物質は細胞体または軸索終末で合成され，軸索終末の顆粒または小胞に貯蔵される。活動電位が軸索に到達すると，電位依存性カルシウムイオン（Ca^{2+}）チャネルを介して Ca^{2+} が軸索終末に流入し，カルモジュリンと結合する。すると，神経伝達物質がエキソサイトーシス（開口分泌）によってシナプス間隙に放出される。神経伝達物質はシナプス間隙を拡散して横断し，シナプス後膜あるいはシナプス前膜の受容体に結合する。受容体チャネルは直接反応（イオンチャネル型）あるいは間接反応（代謝調節型）のいずれかを生じる。

神経伝達物質が受容体に結合すると，膜の脱分極または過分極が起こり，興奮性または抑制性の反応が生じる（「1.4.11 神経伝達物質：分類」参照）。シナプス後膜は複数のシナプス前終末から，あるいは同一のシナプス前終末から複数回など，さまざまな入力を受ける。これらのさまざまな入力信号の合計は，シナプス後神経が活動電位を伝達し発火するか否かに影響を及ぼす。

シナプス間隙内の神経伝達物質は，酵素分解あるいは神経終末への再取り込み（再利用または除去される）によって不活化される。シナプス前ニューロンの自己受容体は，神経伝達物質放出に対する負のフィードバック機構としても働く。

1.4.14 神経の種類

機能的分類
- 求心性体性神経−感覚：任意の器官からの情報を中枢神経系へ伝達する
- 遠心性体性神経−運動：中枢神経系からの情報を骨格筋へ伝達する
- 自律神経−器官，平滑筋，腺の不随意および半随意機能を制御する

形態的分類
- 偽単極性ニューロン−感覚：1本の短い軸索が細胞体を出てすぐに2本に枝分かれする（一方は脊髄へ，他方は末梢へ）
- 双極性ニューロン−感覚（網膜，嗅上皮，内耳）：同じ長さの太い2本の突起（軸索と樹状突起）をもつ
- 多極性ニューロン−最も一般的な型：細胞体から多数の短い樹状突起と1本の長い軸索が出る

末梢神経系は脳や脊髄の外に位置し，ニューロンと神経節からなる。末梢神経系には，視神経を除いた脳神経，脊髄神経，末梢神経，神経筋接合部も含まれる。末梢神経系の主な機能は中枢神経に出入りする情報を伝えることである。

周術期末梢神経損傷

末梢神経損傷の病因は多様で，下記のようなメカニズムが多因性に関わっている可能性がある。
- 直接的神経損傷：手術，区域麻酔における針外傷。
- 伸展と圧迫：不十分な除圧，ターニケットの使用，手術用牽引器の使用。
- 虚血：ターニケットの使用，遷延した不動状態，代謝異常。
- 注入薬物に関連した毒性：局所麻酔薬の神経束注入，特定の病的状態における神経破壊薬の使用（糖尿病）。
- double crush syndrome：2か所の圧迫による伝導障害が累積し，既存の神経損傷が他の部位での神経損傷の感受性を高める。
- 原因不明。

これらの末梢神経損傷の多くは，リスク因子が同定され適切に管理されれば回避できることが多い。共通のリスク因子として，患者の併存疾患（糖尿病，喫煙，高血圧），周術期の生理機能（循環血液量減少，低血圧，低体温，低酸素），麻酔に起因するもの（鎮静よりも，より重篤な損傷と関連する全身または区域麻酔），手術に起因するもの（困難な体位，長時間手術，血管損傷）がある。

周術期末梢神経損傷は以下のように分類される。
- 神経損傷を伴わない圧迫による損傷。通常は6週間以内に回復する。
- 軸索断裂を伴った強い圧迫による損傷。
- 神経幹の完全途絶を伴う断裂損傷。

下肢の傷害は，上肢の傷害より頻度は低い。尺骨神経は体表に近く，上腕骨内側上顆に接しているため，尺骨神経損傷は最も頻度の高い周術期末梢神経損傷である。

1.4.15 視覚伝導路

視野欠損	解剖学的損傷	原因
A：一側性盲	視神経	外傷，虚血，炎症
B：両耳側半盲	視交叉	下垂体腫瘍または前交通動脈瘤による圧迫
C&D：同名側半盲	視索または視放線	脳血管障害，外傷，腫瘍
E&F：四半盲	側頭葉（上方），頭頂葉（下方）	脳血管障害

視覚伝導路は神経インパルスが網膜から大脳皮質の視覚野に至る経路で，網膜，視神経，視交叉，視索，外側膝状体，視放線，視覚野からなる。

光は網膜に到達する前に眼の前部構造を通過する。視細胞は網膜の最外層の色素上皮（水晶体や硝子体の反対側）に接しており，錐体細胞と桿体細胞からなる。桿体細胞は網膜全体に均一に広がり，モノクロの暗所視を担う。錐体細胞は色彩のある明所視を担い，桿体細胞より少なく，中心窩のまわりに多く存在する。

光が視細胞に到達すると電位が生じ，神経節細胞とシナプスを形成する双極細胞に伝達される。神経節細胞の軸索は視神経乳頭の盲点に収束し，視神経を形成する。視神経は軟膜，くも膜，硬膜からなる視神経鞘で覆われ，眼窩を出て蝶形骨下翼の視神経管を通って後方に向かう。

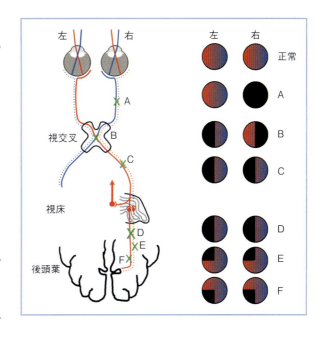

視交叉は第三脳室床にあり，下垂体の直上にある。鼻側半網膜の軸索は視交叉で交差し，耳側は同側に残る。2本の視索は視交叉の後方に出て，外側膝状体（視床にある感覚中継核）でシナプスを形成し，視放線を介して後頭葉で一次視覚野を形成する。視索の一部の神経線維は上丘や被蓋前核と中継し，眼球運動と姿勢，瞳孔対光反射を担う。

1.5.1 腎血流の自己調節

血流の自己調節は，臓器や血管床が全身の血圧変化によらず内在的に一定の灌流圧を維持するメカニズムである。このプロセスは，生命維持に欠かせない臓器である脳，腎臓，心臓などに存在することが明らかになっている。

腎臓の自己調節により，広範囲な平均動脈圧において比較的安定した腎血流（RBF）が維持される。この機序は完全には解明

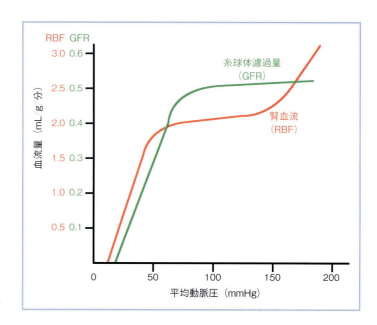

されていないが，筋原性（速い）と尿細管糸球体性（遅い）のフィードバックによる機序が関与しているようである。どちらも輸入細動脈の血管緊張を変化させることで糸球体前血管抵抗を調節する。どちらの機序も作用部位が糸球体前血管であることから，比較的安定した糸球体濾過量（GFR）が維持される。

- **筋原性理論**：細動脈壁内外圧較差の増大による伸展受容器への刺激を伴う。これが直接的な血管収縮と輸入細動脈の血管抵抗増大を引き起こし，Ohm の法則（「1.2.6 Ohm の法則」参照）に基づき RBF が正常に戻る。
- **尿細管糸球体フィードバック**：糸球体で濾過される原尿の流量と Cl^- を，緻密斑（macula densa）細胞が感知することにより生じる。RBF と GFR の変化により尿細管の原尿速度とイオン運搬が変化すると，緻密斑が細胞外メッセンジャー（ATP，アデノシン）を放出し，隣接する輸入細動脈の血管緊張を調節する。

これらの反応を停止させても，腎臓の自己調節性の血管収縮は完全には消失しないため，いまだに解明されていないメカニズムの存在が示唆される。

高血圧性腎障害

高血圧は，それ単独または他の病態の一部として，慢性腎不全の主要な原因となっている。高血圧による糸球体毛細血管のダメージは，収縮期血圧の振動ピークと最も強く相関する。したがって，血圧のような高い周波数変動を代償する筋原性の迅速な反応は，腎臓を圧障害から保護するのに特に重要である。

1.5.2 クリアランス

$$Cl_x = \frac{[U_x] \times U_{flow}}{[P_x]}$$

$$Cl_{H_2O} = \frac{U_{osmol} - U_{flow}}{P_{osmol}}$$

Cl_x = 物質 X のクリアランス(mL/分)
$[U_x]$ = 尿中の物質濃度(mg/mL)
U_{flow} = 尿流量(mL/分)
$[P_x]$ = 血漿の物質濃度(mg/mL)
Cl_{H_2O} = 水のクリアランス
U_{osmol} = 尿の浸透圧
P_{osmol} = 血漿の浸透圧

クリアランスとは,単位時間当たりに物質を排泄する血漿の容積(mL/分として計測)と定義できる。腎クリアランスは腎臓の排泄機能,すなわちどれくらいの速さで物質が血中から除去されるかを測るための指標である。代わりに,1分間で尿中に排泄される物質の血漿中の仮想容積とも定義できる。クリアランスは糸球体濾過量(GFR)を推定するのに役立つ(「1.5.3 糸球体濾過量」参照)。

尿中に排泄された物質の量を計算するのに,尿中の物質濃度(U_x)と尿流量(U_{flow})を乗じることで排泄量を mg/分として算出できる。これを血漿の物質濃度(P_x)で除することで物質のクリアランス(Cl_x)を mL/分の単位として導き出せる。1次反応速度式では各単位時間当たり一定部分の薬物が排泄されるため,クリアランスは一定となる。しかし0次反応速度式においては薬物の排泄量が各単位時間当たりの血中薬物濃度に依存するため,一定とならない。

自由水のクリアランスとは1分間当たりに水を排泄する血漿の容積である。血漿はほとんど水であることから,この数値は低くなる。値がゼロである場合は血漿と尿の浸透圧が等しいということになる。クレアチニンクリアランスはこれより高い数値,およそ 120 mL/分となる。これはクレアチニンが濾過されたのち尿細管で再吸収されないからである。実際には少量が分泌されるため GFR を 10〜20% 程度過大評価することになるが,便利な指標である。クリアランスをより精密に計測するためにはイヌリンが用いられる。イヌリンは自由に濾過されるが,分泌,再吸収,代謝,貯蔵されない。しかしこの計算は煩雑であるため,精密な値が必要な時のみ用いられる。

1.5.3 糸球体濾過量

$$GFR = K_f(P_G + \pi_B) - (P_B + \pi_G)$$

K_f ＝濾過係数
P_G ＝糸球体毛細血管内の静水圧
π_B ＝ Bowman 嚢のコロイド浸透圧
P_B ＝ Bowman 嚢の静水圧
π_G ＝糸球体毛細血管内のコロイド浸透圧

糸球体濾過量（GFR）とは腎臓で 1 分間当たりに濾過される血漿の量であり，体表面積 1.73 m^2 当たりに換算すると，正常値はおよそ 125 mL/分となる。濾過は，静水圧によって溶質と水が膜の間を受動的に移動することと定義される。受動輸送のため，生理的な拡散の決定要因が適用される。

- 総濾過圧：Starling の法則により定められる（「1.2.7　毛細血管における Starling の力」参照）。糸球体毛細血管内の静水圧（P_G）は，輸入細動脈と輸出細動脈の圧較差により血漿にかかる機械的な圧力である。他の毛細血管床の末梢の静脈とは異なり，輸出細動脈は高い抵抗をもつため，毛細血管全域を通じて安定した静水圧が維持される。Bowman 嚢にはほとんどタンパク質の濾出がなく，コロイド浸透圧は無視できる。
- 濾過を行うことのできる総表面積。
- 濾過膜の透過性：分子のサイズ，タンパク質との結合性，電荷に依存する。

後二者の因子を取り入れたのが濾過係数（K_f）である。

GFR の調節

正常な状態では表面積と透過性は一定である。ゆえに GFR は次のメカニズムに基づき総濾過圧の変化によって調節される。
- 腎臓の自己調節（1.5.1　「腎血流の自己調節」参照）。
- ホルモンによる調節：レニン-アンギオテンシン系（「1.5.6　レニン-アンギオテンシン-アルドステロン系」参照），心房性ナトリウム利尿ペプチド（ANP），アルドステロン。
  - ANP は心筋細胞から分泌され，輸入細動脈を拡張し輸出細動脈を収縮させることで総濾過圧を増加させる。さらに糸球体メサンギウム細胞を弛緩させ，濾過面積を広げる。結果的に GFR が増加する。
  - アルドステロンは主に間接的に GFR を減少させ，全身と糸球体内の血圧を上昇させる。
- 神経による調節：主に交感神経節後線維による自律神経を介した神経性の調節。交感神経の活性化により直接的に輸入細性動脈の血管収縮をきたし，GFR は低下する。

1.5.4 Henleのループ

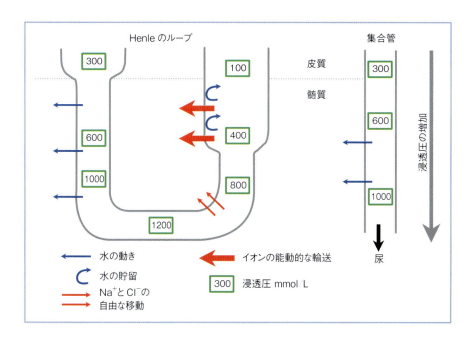

Henleのループはネフロンの近位尿細管と遠位尿細管（DCT）の間に位置し，主に腎臓の髄質に濃度勾配を作ることで濃縮尿を生成する。

4つの部位から構成される。
- **細い下行脚**：イオンと尿素の透過性は低いが，水の透過性は高い。ここへ入る液体は等張であり，水は濃度勾配に従って間質へ流出し尿細管内の尿を濃縮する。
- **細い上行脚**：水は通さず，イオンを通す。ここへ入る液体は高張であるが，イオンの輸送により尿の浸透圧は低下する。
- **太い上行脚**：水は通さないが，イオンポンプを有しイオンを能動輸送で間質へ運び出す。ナトリウム（Na^+），カリウム（K^+），塩化物イオン（Cl^-）は $Na^+/K^+/Cl^-$ 共輸送体によって尿から再吸収される。ここから流出する液体は低張である。
- **皮質の太い上行脚**：DCTへ尿を排出する。

濃度勾配を変化させない血液供給の存在により上記のプロセスは成立する。直細動脈は真っ直ぐな毛細血管で皮質の輸出細動脈から分岐し，対向流増幅のメカニズムを有する。これが髄質における溶質の流出を防ぎ，髄質濃度を維持する。水は浸透圧に従い下行脚から吸収され，直細動脈に入る。この直細動脈の毛細血管におけるゆっくりとした血流により浸透圧の平衡が保たれる。血流速度は輸出細動脈の抵抗を変えることで調節される。

対向流のシステムが深部髄質の間質と集合管との間に高い濃度勾配を形成する。これにより水がアクアポリンチャネルを通って受動的に集合管から流出し，尿がさらに濃縮される。集合管はさらに抗利尿ホルモン（バソプレシン）によっても調節される。

1.5.5 ネフロン

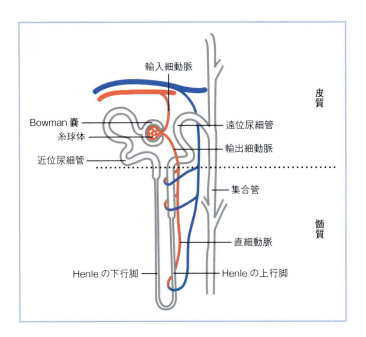

成人の腎臓は1つ当たりおよそ100〜150万のネフロンから構成される。ネフロンは2種類存在し，1つは皮質ネフロン（85%）と呼ばれ，短いHenleのループからなり，腎皮質の外側に存在する。もう1つは傍髄質ネフロン（15%）と呼ばれ，髄質まで及ぶ長いHenleのループを有する（「1.5.4 Henleのループ」参照）。後者のみが髄質の高浸透圧に関与する。

構造と機能

- **糸球体**：特殊な毛細血管の密な塊で，輸入細動脈からの高圧の血液供給を受ける。Bowman嚢への物質の移動は分子量と電荷によって決まる。糸球体の毛細血管は合流し，輸出細動脈へと流出する。
- **近位尿細管**：曲線と直線の2つの部位からなる。代謝的に非常に活発で電解質と水の再吸収に関与し，物質（例：薬物）の分泌や酸塩基平衡に関わる。
- **Henleのループ**：腎髄質の高張な環境を作り出す。これによって，そばを通る集合管から浸透圧により水が再吸収される（「1.5.4　Henleのループ」参照）。下行脚は水を通し，上行脚は水を通さない。
- **遠位尿細管**（DCT）：K^+，Na^+，Ca^{2+}そしてpHの調節を一部担う。
- **集合管**：アルドステロンと抗利尿ホルモン（ADH）の作用部位であり，後者はアクアポリンチャネルを介して作用を発揮する。
- **傍糸球体装置**：ネフロンの一部で輸入細動脈と遠位尿細管が近接している部位を指す。ここで血圧と尿量が調節される。この部位の輸入細動脈の特殊な平滑筋細胞（顆粒傍糸球体細胞）が機械受容器として働き，輸入細動脈の血圧を監視する。これらの細胞はレニンを分泌する。遠位尿細管に近接した部位に存在する緻密斑の一部の細胞が化学受容体として働き，尿中のNa^+とCl^-の濃度を監視する。

1.5.6 レニン–アンギオテンシン–アルドステロン系

レニン-アンギオテンシン-アルドステロン系は体液バランスと体血管抵抗（SVR）を調節する。腎臓から放出されるレニンはアンギオテンシンの形成を促し，それが副腎皮質からのアルドステロン放出をもたらす。

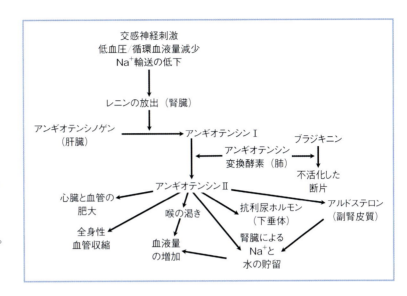

レニンは輸入細動脈の傍糸球体細胞で貯蔵，放出される。レニンの放出は交感神経刺激（β_1アドレナリン受容体を介する）や腎動脈圧の低下，遠位尿細管（DCT）へのナトリウムイオン（Na^+）の輸送の低下（緻密斑で感知される）によって促される。放出されたレニンは，まず肝臓から放出されたアンギオテンシノゲンに作用し，デカペプチドであるアンギオテンシン（AT）Iに分解する。ATIは次に肺の血管内皮細胞に存在するアンギオテンシン変換酵素（ACE）によってオクタペプチドであるATIIに変換される。

ATIIはさまざまな作用をもつ。
- 細動脈の血管収縮によりSVRの増大と動脈圧の上昇を招く。
- 腎臓に直接働きかけて近位尿細管とHenleの太い上行脚のNa^+/H^+交換体と集合管のNa^+チャネルを活性化し，Na^+の再吸収を促す。
- 副腎皮質の球状帯を刺激しアルドステロンの分泌を促し，アルドステロンがDCTと皮質集合管に作用しNa^+と水の貯留をもたらす。K^+はNa^+と引き換えに尿へ排出される。
- 下垂体後葉から抗利尿ホルモンの分泌を促す。
- 口渇中枢を刺激する。
- ノルアドレナリンの放出を促し，再取り込みを抑制することで交感神経系を賦活化する。
- 心室と血管を肥大させる。

この経路は心房性および脳性ナトリウム利尿ペプチドによって拮抗的に制御される。

この経路はいくつかの段階で調節することができ，それにより動脈圧，心室後負荷，血液量と前負荷を下げ，心臓の肥大と血管内皮の増殖を抑制もしくは回復させることができる。それゆえACE阻害薬，アンギオテンシンII受容体拮抗薬（ARB），アルドステロン受容体拮抗薬は高血圧や心不全の治療に用いられる。

1.6.1 胆汁

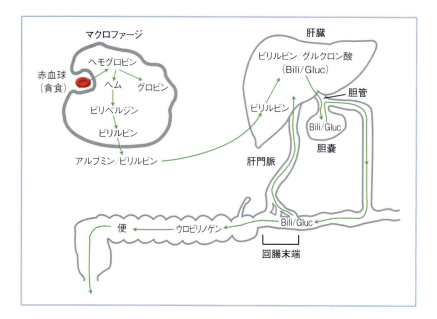

胆汁は肝臓で産生され，胆嚢で貯蔵，濃縮され，食物の刺激により十二指腸に放出される。胆汁は水，胆汁酸塩，ビリルビン，脂肪，無機塩からなる。

機能

- 脂肪の消化：胆汁酸塩は親水性と疎水性の部位からなる。疎水性側が脂肪の周囲に凝集しミセルを形成する。この時，外側に向く親水性側は互いに反発し合い，脂肪が再び大きな塊となることを防ぐことで膵リパーゼの作用面積を増やす。
- 脂溶性ビタミン（A，D，E，K）の吸収。
- ビリルビンの排泄。
- 酸の中和：塩基性の胆汁は過剰な胃酸を中和する。

網内系のマクロファージによって赤血球が分解されてビリルビンが生じる。まずは，ヘモグロビンが放出されてヘムとグロビンに分解される。グロビンはアミノ酸に分解され，ヘムはビリベルジンを介して脂溶性の非抱合型ビリルビン（黄色）に還元される。これは脂質膜を通過し血清中でアルブミンと結合する。これが間接または非抱合型ビリルビンとして測定される。

ビリルビンは肝臓で水溶性のグルクロン酸と結合する。このほとんどは胆管系に排泄され胆嚢に運ばれる。通常は抱合型ビリルビンのごく一部が血清に放出されて検出される（直接または抱合型ビリルビン）。胆嚢内の抱合型ビリルビンは小腸に送られ，回腸末端で再吸収される。これを腸管循環と呼ぶ。再吸収されないビリルビンは大腸を通過する過程で水溶性ウロビリノゲンに代謝され，これが酸化されるとウロビリンとステルコビリン（茶色）となる。少量のウロビリノゲンは尿に排泄され（尿を黄色くする），一部は腸管循環に入る。

1.6.2 消化管蠕動運動の媒介物質

	部位	分泌物質のターゲット	蠕動
ガストリン	胃の前庭，十二指腸，膵臓のG細胞	腸管クロム親和性様細胞，壁細胞	胃の蠕動を刺激する
セクレチン	小腸（Lieberkuhn小腸陰窩）のS細胞	膵臓と胃	胃内容排出を抑える，胆嚢の収縮を促す
コレシストキニン（CCK）	小腸，脳内の神経細胞，消化管のI細胞	胃の平滑筋，胆嚢，膵臓	胃内容排出を抑える，胆嚢の収縮を促す
モチリン	小腸のM細胞	胃と十二指腸の平滑筋	伝播性筋放電群を刺激する
GIP（胃抑制性ポリペプチド）	小腸のK細胞	膵臓のβ細胞	変化なし
グルカゴン様ポリペプチド	小腸の内分泌細胞	膵臓の内分泌細胞	胃内容排出を遅らせる

消化管の蠕動運動とは平滑筋の収縮により食物を消化管内で移動させることである。消化管は括約筋によって4つの部位（食道，胃，小腸，大腸）に分けられる。それぞれの部位に固有の機能があり，収縮のパターンも異なる。

消化管全体に見られる平滑筋のサブユニットはギャップ結合（訳注：隣り合う細胞をつなぐ細胞間結合で，小さなイオンや水溶性分子を通す）により結合されており，自律的に持続性または一過性の収縮を行う。持続性の収縮は通常は括約筋において認められ，長時間の筋収縮が維持されることを意味する。一過性の収縮とは短時間の筋収縮および弛緩を意味し，胃後壁と小腸において認められる。

一過性の収縮には2つの異なるパターン（形式）が存在する。
- 食後に蠕動が起こり，波状で推進パターンの収縮が消化管に沿って伝播する形式。ホルモン，パラクリンシグナル，自律神経系による調節を受ける。
- 管腔内容物を区分ごとに混ぜる形式。輪状平滑筋の小区分が振動性に収縮し，その両端の筋肉が弛緩する。

特殊な平滑筋細胞であるCajal介在細胞（訳注：厳密にはCajal介在細胞は間質細胞であり，平滑筋細胞ではない*）はペースメーカ細胞として機能し，徐波電位を発生して平滑筋に活動電位を起こす。これらの細胞は自律的な収縮周期を生み出すために存在し，活動電位の振幅や持続時間は神経伝達物質，ホルモン，パラクリンシグナルにより調節される。胃，膵臓，小腸に存在する腸管内分泌細胞はさまざまな消化管ホルモンを分泌し，消化管のあらゆる機能を調節する。これらは消化管全体に分布し，オートクリン（自己分泌）およびパラクリン（傍分泌）両方の作用をもたらす。

＊Sanders, K.M. et al. Interstitial cells: regulators of smooth muscle function. *Physiol Rev.* 2014; 94 (3): 859-907.

1.7.1 酸塩基平衡の異常

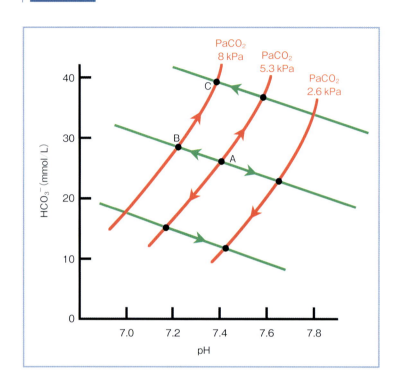

酸塩基平衡の異常は体内の緩衝液がpHを生理的範囲内に維持できない時に生じる。臨床的に酸塩基平衡の異常は二酸化炭素/炭酸水素イオン緩衝系に基づいて定義される。Henderson-Hasselbalchの式（「1.7.5 Henderson-Hasselbalchの式」参照）を用いることで，二酸化炭素（CO_2）と炭酸水素イオン（HCO_3^-）の濃度からpHを算出できる。しかしこの手法は臨床的に実用的でなく，血液ガスのpH測定には用いられない。

上に示したDavenportの図はHenderson-Hasselbalchの式をグラフ化したもので，pH，二酸化炭素分圧（動脈血二酸化炭素分圧：$PaCO_2$），HCO_3^-濃度の関係を示す。点Aはそれぞれの値の正常値である。図の緑の直線は緩衝線を示し，緑線の垂直方向への変移は血中の非CO_2/HCO_3^-緩衝系の作用による。赤い線は$PaCO_2$の等値線である。$PaCO_2$の急性の変化は緩衝線に沿った直線として表される。例えば点A→点Bは呼吸性アシドーシスを表す（$PaCO_2$の上昇）。代償反応によりHCO_3^-が増加し（点B→点C），pHは再び正常範囲内に戻る。

3本の緩衝線の中央の線（正常な緩衝線）は正常範囲濃度の弱酸と弱塩基の存在下におけるpHの変化を表す。血中の水素イオンの緩衝液として働くヘモグロビンの濃度により，この直線の傾きが決まる。代謝によるpHの変化により，正常の緩衝線は推移するが直線の傾きは一定である。線の垂直方向の変移は塩基過剰（base excess：BE）を示す。例えば，血液への酸の負荷によりHCO_3^-が消費されて負の塩基過剰（塩基欠乏）が起こる。このHCO_3^-の減少による代謝性アシドーシスは緩衝線を下に移動させる。呼吸性の代償により直線上の$PaCO_2$が減少し，pHは生理的範囲内へ戻る。

1.7.2 アニオンギャップ

$$\text{アニオンギャップ} = ([Na^+]+[K^+])-([Cl^-]+[HCO_3^-])$$

アニオンギャップとは，測定される血清の陽イオンと陰イオンの濃度差である。ルーチンで測定される陽イオンはナトリウムとカリウム，陰イオンは塩化物イオンと炭酸水素イオン（HCO_3^-）である。常に測定されない陽イオンはカルシウム，マグネシウム，陰イオンは血清タンパク質，リン酸，有機酸（乳酸，ケト酸）である。アニオンギャップは電気的中性の原理，つまり，どんな水溶液も平衡状態においては陽イオンの総数と陰イオンの総数が等しくなるという法則に従っている。しかし血清には測定されないタンパク質，主にアルブミンが多く存在するため，数値上は陽イオン数が陰イオン数を上回る。よってアニオンギャップの正常値は 3〜11 mmol/L となる。アニオンギャップの上昇は測定されない陰イオン数の増加を意味し，アニオンギャップ正常の代謝性アシドーシスは塩化物イオンの増加を示唆する。

酸塩基平衡障害へのアプローチ

- Siggard-Anderson のアプローチは Henderson-Hasselbalch の式〔pH，HCO_3^-濃度，二酸化炭素分圧（P_{CO_2}）と標準化塩基過剰（SBE）〕を用いる。SBE を用いる理由は，体内の主要な酸である二酸化炭素を緩衝する物質として，HCO_3^-以外の緩衝系（ヘモグロビン，血清タンパク質）を重要視するためである。SBE を用いることで，P_{CO_2}にはよらない酸塩基平衡障害の代謝性の要素を定量化することが可能となる。このアプローチの限界として，SBE の算出の際に血清タンパク質が正常であると仮定していること（重症患者ではまれ）と，原因となる代謝性アシドーシスの鑑別ができないことが挙げられる。
- アニオンギャップの登場により代謝性酸塩基平衡障害の病因をある程度鑑別できるようになった。ただし，測定されない陰イオンであるアルブミンが低値の際にアニオンギャップが過小評価されるという制限がある。このアニオンギャップの減少が他の測定されない陰イオン（乳酸）の増加により相殺される場合，誤った解釈を生む可能性がある。
- Stewart のアプローチは体液，pH，HCO_3^-を従属変数と認識することで前述の方法を改善した。このモデルは酸塩基平衡の主要な因子としてアルブミンの重要性を強調している（「1.7.8　強イオン差」参照）。

1.7.3 緩衝液

$$HA \longleftrightarrow H^+ + A^-$$

$$CO_2 + H_2O \longleftrightarrow H_2CO_3 \longleftrightarrow H^+ + HCO_3^-$$

HA＝弱酸
A^-＝弱塩基
H_2CO_3＝炭酸
H^+＝水素イオン（陽子）
HCO_3^-＝炭酸水素イオン

Bronsted-Lowry 理論において，酸は陽子（水素イオン：H^+）の供与体，塩基は H^+ の受容体として定義され，酸塩基反応は陽子の受け渡しの平衡と考えられる。緩衝液（バッファー）とは pH の変化に抵抗する共役酸塩基対であり，緩衝液が最も効率的に働く pH が pKa と定義される。緩衝液は通常，弱酸（HA）とその共役塩基（A^-）からなる。

体内には多くの重要な緩衝系が存在する。
- 炭酸水素イオン（HCO_3^-）緩衝系。
- ヘモグロビン。
- 血清タンパク質。
- リン酸緩衝系。

上の式に記された平衡により緩衝液は pH の変化に対抗できる。溶液に酸が加えられると平衡が左方向に移動し，H^+ の濃度の増加が予測された量よりも抑えられる。同様に，塩基が加わると逆の反応が起こる。

HCO_3^- は細胞外の主要な緩衝系である。炭酸脱水酵素は二酸化炭素（CO_2）と水から炭酸（H_2CO_3）を作る反応を触媒する。そして炭酸は H^+ と HCO_3^- に分解される。酸が身体に加えられると，過剰な H^+ が HCO_3^- によって緩衝され，炭酸が形成され，これが CO_2 と水に分解される。炭酸水素系の pKa は 6.1 であり，pH7.4 の状況下では塩基よりも酸を，より効率的に緩衝する。肺が CO_2 を取り除き，腎臓が HCO_3^- を調節することにより，最も主要な緩衝系を構成している。

ヘモグロビンは大きな緩衝作用をもち，pKa は 6.8 である。酸素が結合していない状態において，より効果的に緩衝作用を発揮する（「1.3.4　二酸化炭素解離曲線と Haldane 効果」参照）。血清タンパク質とリン酸系は細胞内の緩衝メカニズムである。リン酸は尿における重要な緩衝液でもある。

1.7.4 解離定数とpKa

$$Ka = \frac{[A^-]+[H^+]}{[HA]}$$

$$Kb = \frac{[BH^+]+[OH^-]}{[B]}$$

$$pKa = -\log_{10} Ka$$

$$pKb = -\log_{10} Kb$$

Ka＝酸解離定数
HA＝A^-（共役塩基）とH^+に解離する一般的な酸
Kb＝塩基解離定数
B＝電子を付加するとBH^+（共役酸）とOH^-に解離する一般的な塩基

酸や塩基の強度は，水と反応してイオンを生成する物質の割合と相関する。酸性または塩基性が強いほど溶液中でイオン化する割合が増える。実際に，最も強い酸や塩基は溶液中で完全にイオン化している。

解離定数とは平衡定数のことで，ある物質が可逆的に解離する傾向を測ったものである。酸の解離定数（Ka），塩基の解離定数（Kb）は，それぞれ酸と塩基の強度を表す。解離定数が大きいほど，その酸または塩基は液体中で解離する傾向にある。水素イオン（H^+）濃度と同様にKaやKbも幅広く推移するため，これらをわかりやすく表現するためにそれぞれpH，pKa，pKbと対数スケールが用いられる。

pKaとは，50％の酸が解離する，すなわち［HA］＝［A^-］となるpHを表す。pKaの値が小さいほど酸としての強度は増す。以前はpKaが酸，pKbが塩基として用いられたが，現在はpKaが酸塩基両方を指すようになった。酸としての強度は塩基の強度の逆であることから，酸として弱いということは強い共役塩基であることになる。よってpKaが高値であるほど，塩基としての強度は増す。

局所麻酔薬はpKaによって効果が変わる。局所麻酔薬は弱塩基であり，どれもpKaが生理的pH（7.4）より高い，つまり体内ではイオン化された形態が大半を占める（「4.6　局所麻酔薬：性質」参照）。しかしながら，細胞膜を通過して効果を発揮するのは非イオンの形態である。このパラドックスが，酸性に近い環境の感染組織においては局所麻酔の効果が弱まるということを説明する。pHが低いということは，非イオン型の割合が少ないということである。

1.7.5 Henderson-Hesselbalchの式

$$\mathrm{pH} = \mathrm{pKa} + \log_{10}\left[\frac{陽子\cdot 受容体}{陽子\cdot 供与体}\right] = \mathrm{pKa} + \log_{10}\left[\frac{A^-}{HA}\right]$$

Henderson-Hesselbalchの式は緩衝液中のpHとpKaの関係を表す。酸解離式から導き出されたHenderson-Hesselbalchの式は次のように応用される。

- 既知量の共役酸塩基対から作られた緩衝液のpHの算出。上の式から，緩衝液のpHは酸と共役塩基の濃度の合計ではなく，pKaと共役酸塩基対の濃度比のみによって決まることがわかる。これに対して緩衝液の効果能力，すなわち緩衝液がどれだけの酸または塩基を中和してpHの変化に対抗できるか，ということは実際の濃度に依存する。
- 緩衝液に少量の酸または塩基を加えた際のpH変化の算出。酸または塩基を緩衝液に加えるとpHを一定に保つ方向へ共役塩基対の平衡が変移する。
- 緩衝液を目的のpHに変化させるのに必要な酸または塩基の量の算出。この式は血液ガス中の炭酸水素イオン濃度を算出するのに用いられる。
- 弱電解質である薬物の調剤に理想的なpHの算出。弱電解質は溶液中でイオン化される。この原理を用いれば，注射薬を安定した状態で保管し，生理的pHで溶解度を増大させることができる。
  - 弱酸：
    pH＞pKa，大部分がイオン化。
    pH＜pKa，大部分が非イオン。

  - 弱塩基：
    pH＞pKa，大部分が非イオン。
    pH＜pKa，大部分がイオン化。

例えばフェニトインは弱酸の薬物であり，そのpKaは8.1である。静注薬は水溶性にするために，イオン化の状態（pH＞8.1）を確保するため水酸化ナトリウムが添加されpHが12に調整されている。さらに，生理的pHでの溶解度を増大させるため，フェニトインの調剤には水混和性溶媒が用いられる。プロピレングリコールとエタノールなどがそれにあたる。

1.7.6 乳酸アシドーシス

臨床分類
乳酸産生の増加
- ATP の欠如による解糖系の亢進〔ショック，低酸素（全身および局所），貧血，一酸化炭素中毒〕
- 解糖を促す刺激（βアドレナリン受容体作動薬，カテコールアミン過多，悪性腫瘍）による解糖の亢進
- 解糖系に入る基質の無秩序な増加
- ピルビン酸脱水素酵素の不活化（チアミン欠乏，先天性代謝異常）
- 酸化的リン酸化反応の障害（シアン化物，ニトロプルシド，サリチル酸，メトホルミン，プロポフォール，イソニアジド，エタノール，メタノール，エチレングリコール，抗 HIV 薬）

乳酸排泄の減少
- 肝機能と腎機能の低下，糖新生の低下（エタノール，メタノール，ケトアシドーシス）

古典的な Cohen と Woods の分類
タイプ A：組織への酸素供給不足（組織低酸素）
- 動脈血の酸素含有量低下
- 心拍出量の低下
- 組織の灌流障害
- 局所的な灌流障害
- 血管緊張や透過性の異常

タイプ B：低酸素以外の産生または排泄の異常
- タイプ B1：基礎疾患と関連
- タイプ B2：薬物，毒物と関連
- タイプ B3：先天性代謝異常と関連

乳酸アシドーシスは血清のラクテート値の上昇（通常＞2 mmol/L）を伴う代謝性アシドーシスである。ラクテート値上昇の程度は死亡率と相関しており，リスク分類と治療効果の評価に用いられる。

ラクテートは解糖系の副産物である。十分な酸素の存在下でグルコースはピルビン酸に分解されて TCA 回路とミトコンドリア内の電子伝達系に組み込まれる（「1.8.1 TCA（トリカルボン酸）回路」参照）。低酸素状態ではピルビン酸は TCA 回路に入ることができず，解糖系と ATP の産生を維持するため乳酸脱水素酵素によってラクテートに代謝される。水性の溶液中でラクテートは完全に乳酸と水素イオン（H^+）に分解されるため，ラクテートと乳酸はよく互換的に使われる。ラクテートは炭酸水素ナトリウムによって血清で緩衝され，肝臓により通常 50% 以上のラクテートが代謝され，残りは腎臓と筋肉によって代謝される。

NAD^+ と NADH（ニコチンアミドアデニンジヌクレオチド）は多数の細胞の酸塩基反応に関わっており，それぞれ電子受容体，供与体として機能する。この酸化還元反応のうちの 1 つがピルビン酸と乳酸との間における平衡状態である。つまり，ピルビン酸と乳酸の比は NAD^+ と NADH の比に影響される。酸化還元反応の還元型の状態，つまり NAD^+：NADH 比が低い時は，ピルビン酸が乳酸に変化する。還元型の状態になる要因としては，酸素運搬または利用の低下，エタノールなど特定の物質の酸化が急速に起こる場合などが挙げられる。

1.7.7 pH

$$pH = -\log_{10}[H^+]$$

[H^+]＝水素イオン濃度（nmol/L）

pHとは溶液の酸性度または塩基性度の指標である。pHは当初1909年に水素イオン（H^+）濃度の対数をとって負の符号をつけたものとして定義された。厳密にはpHは水溶液におけるH^+の有効濃度の指標であり，水素イオン濃度ではない。なぜならH^+の動態は溶液中の他のイオンとの関係性によって変わるからである。pHスケールは0〜14の範囲を推移する無次元量であるが，この範囲外の値を取ることもある。純水のpH7は中性であり，H^+の有効濃度100 nmol/Lに等しい。pHスケールは対数であるため，pHが7から1下がるごとにH^+の有効濃度は10倍となり（すなわちpH6は1,000 nmol/LのH^+有効濃度に等しい），より酸性度の高い溶液となる。pHが7より大きい場合は逆で，1上がるごとにH^+の有効濃度は10分の1となり（すなわちpH8は10 nmol/Lと等しい），より塩基性度の高い溶液であることを示す。

正常では，動脈血液ガスのpHは7.35〜7.45の間で維持されており，pH7.4はH^+の有効濃度40 nmol/Lに等しい。pHスケールはこの狭い範囲内でほぼ直線的に推移しており，H^+の有効濃度で表すと10 nmol/Lのみの変化にとどまる。

1.7.8 強イオン差

$$SID = ([Na^+]+[K^+]+[Mg^{2+}]+[Ca^{2+}]) - ([Cl^-]+[ラクテート])$$

$$SID = [Na^+] - [Cl^-]$$

従来の酸塩基平衡障害へのアプローチに代わる方法が Stewart モデルである。水溶液中では水分子の解離により水素イオン（H^+）が無限に供給される。このモデルは pH の変化が H^+ 濃度以外の要素に影響されると提言する。Stewart は 3 つの独立した決定因子を特定した。

強イオン：強電解質は生理的な pH の溶液中で完全に解離し，強イオンを産生する。アニオンギャップの概念（「1.7.2 アニオンギャップ」参照）と同じように，強イオン差（SID）とは，強陽イオンと陰イオンの差として定義される（正常値は 40 mmol/L）。アニオンギャップと異なるのは，SID が炭酸水素イオンを pH の独立した決定因子と考えないことである。この式は高濃度で存在する強イオン Na^+ と Cl^- のみに単純化されることもある。SID は水分子の解離に影響を及ぼし，その結果として H^+ 濃度，pH を変化させる。電気的中性の法則によると，溶液中の陽イオンと陰イオンの総数は等しくなるはずである。

$$SID + [H^+] + [OH^-] = 0$$

SID が減少すると水分子は解離し，H^+ 濃度が上昇して結果的に代謝性アシドーシスを引き起こす。ゆえに SID は溶液中に計測されないイオンが存在することを示唆する。

弱酸：主にリン酸と血清タンパク質（すなわちアルブミン）は緩衝系としての働きをもつ。弱酸は溶液中で一部のみ解離する。見掛けの強イオン差（SIDa）は血清の電気的平衡へのこれら弱酸の関与を考慮しない。有効強イオン差（SIDe）は複雑な等式でこれらの弱酸の効果を定量化する。強アニオンギャップとは SIDa と SIDe の差である。

二酸化炭素：強イオンを含む溶液において，二酸化炭素は溶液中の過剰な強陽イオンを緩衝する弱陰イオンとして働く。また，陰イオンが過剰な場合はアシドーシスを増悪させる。

複雑な計算を用いたこのモデルの臨床的応用には限界があり，間違った解釈を生む可能性がある。

1.8.1 TCA（トリカルボン酸）回路

TCA回路（トリカルボン酸回路。または Krebs 回路、クエン酸回路）は、炭水化物、脂肪、タンパク質の酸化反応が共有する最終過程である。ミトコンドリア内でのみ行われるこの反応により、アデノシン三リン酸（ATP）が産生され、還元型ニコチンアミドアデニンジヌクレオチド（NADH）が補充され、アミノ酸の前駆物質が供給さ

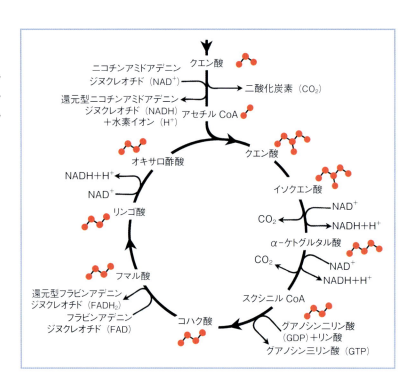

れる。TCA回路は、アセチル CoA（炭素数 2。図中では赤の点）がオキサロ酢酸（炭素数 4）と縮合してクエン酸（炭素数 6）を産生することにより始まる。炭水化物の代謝ではピルビン酸の酸化により、また脂肪の代謝では脂肪酸の β 酸化により、アセチル CoA が産生される。タンパク質の代謝で発生した中間代謝物は、アセチル CoA、フマル酸、スクシニル CoA あるいは α-ケトグルタル酸として TCA 回路に入る。これらの中間体は TCA 回路内で酸化され、最終的に、NADH 3 分子、還元型フラビンアデニンジヌクレオチド（FADH$_2$）1 分子、そしてグアノシン三リン酸（GTP）という高エネルギーリン 1 分子が産生される。TCA 回路が 1 周するごとに、脱炭酸反応が 2 度起こり、2 分子の二酸化炭素が産生される。

酸化的リン酸化

酸化還元反応を通して、電子供与体（すなわち FADH$_2$ や NADH）から電子受容体（すなわち酸素）へと電子が移動する際に、エネルギーが産生される。これらの反応はミトコンドリア内膜の膜間腔にある電子伝達系と呼ばれるタンパク質複合体の中で起こる。産生された電位エネルギーは、プロトンの濃度勾配を利用して ATP 合成酵素が ATP の産生を触媒する際に用いられる。好気的代謝により生産されるエネルギーの大半は、TCA 回路で産生された高エネルギー伝達体（FADH$_2$ と NADH）が再び酸化される過程を通して生産される。理論的には、酸化的リン酸化によりグルコース 1 分子から 30〜36 分子の ATP が産生されるのに対し、解糖系ではたった 2 分子の ATP しか産生されない。NAD$^+$ や FAD に戻すためには酸素が不可欠であることから、TCA 回路は好気的代謝と呼ばれる。TCA 回路自体が直接酸素を必要とするわけではないが、嫌気的条件下では NAD$^+$ と FAD が枯渇するため、TCA 回路は停止してしまう。

1.8.2 肝小葉

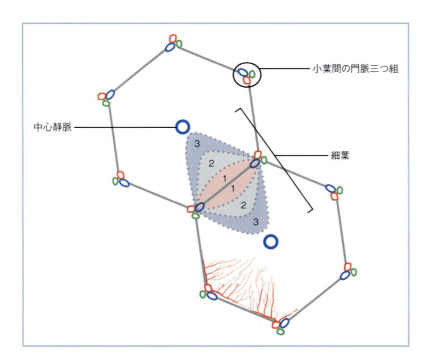

中心静脈
小葉間の門脈三つ組
細葉

肝小葉とは肝臓の区画を表す組織学的な名称である。中心静脈（肝静脈の分枝）を中心とし，小葉間の門脈三つ組で囲まれた六角形の構造である。門脈三管は胆管，肝動脈，門脈の分枝からなる。肝小葉は索状に配列した肝細胞からなり，類洞で区切られる。類洞の内皮細胞には小孔が空いており，血漿成分は Disse 腔へと流入する。肝細静脈と肝細動脈からの血流は類洞で合流し中心静脈へと流出する。類洞内皮細胞にはマクロファージ（Kupffer 細胞）も存在し，肝臓の免疫系において重要な役割を果たしている。

肝臓の機能単位は細葉（隣接する小葉の 2 つの三角形が合体したダイヤモンド型の領域）と呼ばれる。細葉は血液供給と代謝機能により 3 つの領域に区分される。Zone 1（図中の赤い部分）は小葉間の門脈三つ組に最も近接した領域で，肝動脈からの血流が豊富である。Zone 3（図中の青い部分）は中心静脈に近接するため，酸素供給に乏しい。Zone 2（図中のグレーの部分）は形態的にも機能的にも Zone 1 と Zone 3 の中間である。Zone 1 の肝細胞にはミトコンドリアが豊富で，酸化的代謝やグリコーゲン合成に寄与している。酸素の乏しい Zone 3 の肝細胞は嫌気的代謝に従事するほか，豊富に存在する小胞体やチトクローム P450 を用いて，薬物や毒物を分解する働きを担っている。肝虚血の早期に薬物代謝が影響を受けるのは，Zone 3 が虚血によるダメージを最も受けやすいためである。

1.8.3 栄養とエネルギー

栄養素	成人が1日に必要な量
水	30〜40 mL/kg
エネルギー	30〜40 cal/kg
タンパク質	0.8 g/kg
窒素	0.2 g/kg
脂質	1 g/kg
炭水化物	4.3 g/kg
電解質	
ナトリウム	1 mmol/kg
カリウム	1 mmol/kg
塩化物	1.5 mmol/kg
リン	0.2〜0.5 mmol/kg
カルシウム	0.1〜0.2 mmol/kg
マグネシウム	0.1〜0.2 mmol/kg
微量元素	
鉄	0.2 mg/kg
亜鉛	0.2 mg/kg
セレニウム	1 μg/kg
ビタミン類	それぞれのビタミンに応じて0.1〜20 μg/kg

健康を維持するためには，日々適切な栄養素をバランスよく摂取することが必要である。栄養は，経口，経腸，経静脈，あるいはそれらを組み合わせて補給される。医学が進歩し，さまざまな患者群（例えば入院中の高齢患者，低栄養状態の患者，侵襲的な手術を受けた患者，がん患者など）に対して，適切な栄養管理を行えば，死亡率，再入院率や感染症の合併率などが低下することがわかってきた。

重症患者における栄養管理

患者の栄養状態を正確に評価することが，栄養管理の第一歩である。推定エネルギー必要量の計算には，基礎代謝量を推定した後に活動度や生理的な負荷の度合いに応じて調節するSchofieldの式が有用である。重症患者では異化作用によって組織からエネルギーが産生されるため，必要な栄養量が過大評価されることが多い。いまだ議論はあるが，推定エネルギー必要量の33〜66%を摂取した患者では，それ以上あるいはそれ以下の栄養を摂取した場合と比べて死亡率が低下したとする研究さえある。また，病態に応じてエネルギー必要量は刻々と変化するため，臨床経過を通して常に再評価することが重要である。

国際的なガイドラインでは，重症患者においては経静脈栄養よりも経腸栄養が推奨されている。経腸栄養はストレスによる異化作用を減らすだけでなく，バクテリアルトランスロケーションを最小限に抑え，腸管粘膜を保護する作用もある。補助的な，あるいは単独の栄養法として，早期（24〜48時間以内）から経腸栄養を開始することが推奨されている。経腸栄養を開始しても，腸管の運動不全により吸収不良となることも多い。経腸栄養では不十分な場合に，どのタイミングで経静脈栄養を開始するべきかに関しては，多くの議論がなされている。

1.8.4 ビタミン類：供給源と機能

ビタミン	機能	供給源	完全静脈栄養で成人に必要な1日量
A（レチノール）	夜間の視覚，網膜色素，組織や皮膚粘膜の成長と発達を助ける	肝臓，腎臓，脂ののった魚，乳製品（プロビタミンAは果物や野菜にも含まれる）	3,300 IU
D	カルシウムやリンのホメオスタシスに作用する	日光，脂ののった魚，卵黄	200 IU
E	抗酸化作用	濃い緑色野菜，ナッツ類，種，シリアル類	10 IU
K	血液凝固に重要な役割を果たす	濃い緑色野菜，果物，乳製品	週に2～4 mg（ワルファリン内服中の患者を除く）
B_1（チアミン）	炭水化物の代謝における補酵素	栄養補強シリアル，牛乳，野菜，果物	3 mg
B_2（リボフラビン）	炭水化物・脂質・タンパク質の代謝における補酵素	栄養強化シリアル，牛乳	3.6 mg
B_3（ナイアシン）	酸化還元反応における補酵素	肉類，魚類，栄養強化シリアル，豆類	40 mg
B_6（ピリドキシン）	ヘモグロビン合成，補酵素	卵，肉類，魚類	4 mg
葉酸	DNA合成，赤血球合成	緑色の葉野菜，栄養強化シリアル	0.4 mg
B_{12}	赤血球合成，神経の髄鞘形成	乳製品，卵，魚類，肉類（吸収のためには内因子が不可欠）	5 mg
C（アスコルビン酸）	コラーゲン・骨・結合組織の合成，鉄吸収，抗酸化作用	柑橘類，野菜	100 mg

ビタミンは健康維持に不可欠な有機複合体で，ヒトは生合成できないため食事から摂取する必要がある。一般的にビタミンはAからKまでが知られ，構造よりも機能によって分類される。

表に示したように，ビタミン類には多種多様な生化学的機能がある。脂溶性ビタミン（A，D，EおよびK）と水溶性ビタミン（葉酸，B群およびC）とに分けられる。完全静脈栄養（TPN）で管理されている患者には，ビタミン類や微量元素を補給する必要がある。TPN管理中の70 kgの成人患者が1日に必要とするビタミンの量を表中に示した。

英語のvitaminという単語は，"vital"と"amine"に由来する。1911年，ポーランド人の科学者Funkが，ビタミン類は生命維持に欠かせないこと，そして科学的にはアミンであることから"vitamine"という単語を造ったと言われている。その後，すべてのビタミンがアミンというわけではないことが明らかになったため，末尾の"e"が取り去られた。ビタミンAからEのアルファベットは発見された順番につけられたが，ビタミンKだけは，デンマーク人の科学者Henrik Damにより"Koagulation（ドイツ語で「凝固」の意）"の頭文字をとって名付けられた。

1.8.5 ビタミン類：欠乏症と過剰症

ビタミン	欠乏症	過剰症
A（レチノール）	夜盲症，感染症，成長不全	妊娠中の過剰摂取は催奇形性あり
D	くる病/骨軟化症	まれに体重減少や下痢
E	神経学的な異常，貧血	筋力低下
K	出血	
B_1（チアミン）	脚気〔乾性脚気（dry beriberi）は末梢神経障害，湿性脚気（wet beriberi）は心血管系障害〕，Wernicke脳症，Korsakoff症候群）	不眠，頭痛
B_2（リボフラビン）	舌や口腔粘膜の炎症	
B_3（ナイアシン）	ペラグラ（下痢，皮膚炎，健忘），下痢	肝機能障害，皮膚刺激
B_6（ピリドキシン）	まれに神経系の異常	末梢神経障害
葉酸	大球性貧血	
B_{12}	大球性貧血，神経症状（亜急性連合性脊髄変性症）	

ビタミンA欠乏症は，先進国ではまれであるが，世界中で依然として小児の予防可能な失明症の最大の原因である．ビタミンAは視覚だけでなく，免疫反応，骨の成長や上皮細胞の維持に必要であり，胎児の成長にも重要な役割を果たす．しかし過剰摂取は骨代謝や他の脂溶性ビタミンの代謝に悪影響を及ぼすだけでなく，胎児の成長にとっても有害である．

ビタミンD欠乏の原因としては，日光への曝露が不十分であることや，摂取不足・吸収不良などが挙げられ，小児ではくる病を，成人では骨軟化症を引き起こす．骨粗鬆症や吸収不良症候群，ビタミンDやリンの代謝に異常を生じる病態（慢性腎臓病など）がある患者や，肥満患者，黒人やヒスパニック系では，ビタミンD欠乏症のリスクが高まる．

ビタミンKの吸収が悪化したり，ワルファリンなどの拮抗薬を過剰に摂取すると，ビタミンK不足となる．ビタミンKは凝固系で重要な役割を果たすため，欠乏すると皮下出血や点状出血が起こりやすくなったり，大量に出血することもある．ビタミンK欠乏症の新生児は出血性疾患を呈しやすく，出生時にビタミンKが投与されることが多い．

亜急性連合性脊髄変性症はビタミンB_{12}の欠乏により引き起こされ，脊髄の後索および側索の変性が生じる疾患であり，悪性貧血を合併することが多い．緩徐に進行する神経症状を機に診断されることが多く，後索が影響を受けると振動覚や位置覚が低下するのに対し，外側皮質脊髄路や背側脊髄小脳路の障害ではそれぞれ筋痙縮や運動失調を呈する．未治療のまま放置すると，神経障害が生涯残りかねない．なお，無症候性のビタミンB_{12}欠乏症患者では，亜酸化窒素による麻酔により本疾患が惹起されうることにも注意が必要である．

1.9.1 副腎

副腎皮質ホルモンの働き	糖質コルチコイド	鉱質コルチコイド
代謝系	タンパク質の異化，肝臓での糖新生	なし
免疫系	免疫抑制，治癒遷延	なし
腎臓系	弱い鉱質コルチコイド作用	Na^+の再吸収，K^+とH^+の排出
血管系	カテコールアミン反応性の維持	なし
調節系	視床下部−下垂体−副腎系（ネガティブフィードバック）	レニン−アンギオテンシン系，血中電解質濃度の調節

副腎は両側腎臓の上部に位置する内分泌組織であり，皮質と髄質からなる。

組織学的には皮質は3層からなり，それぞれ異なるホルモンを合成・分泌している。すべての副腎皮質ホルモンはステロイドホルモンであり，コレステロールから合成される。

- **球状層**（最外側の層）：鉱質コルチコイドを合成。その9割がアルドステロンとしての活性をもち，腎臓でNa^+の能動的な再吸収を促進し，それに伴い水も受動的に再吸収される。したがって，血中Na^+濃度はほぼ一定のまま細胞外液が増加する。Na^+が再吸収されるのに伴い，K^+や少量のH^+が排泄される。アルドステロンの分泌はいくつかの要因により影響を受ける。レニン−アンギオテンシン系（「1.5.6 レニン−アンギオテンシン−アルドステロン系」参照）や血中電解質濃度の変化により制御を受け，血中K^+濃度の増加や血中Na^+濃度の減少によりアルドステロンの分泌が促進される。

- **束状層**（中間層）：糖質コルチコイド，とりわけコルチゾールを産生する。糖質コルチコイドはさまざまなホメオスタシスに影響する。ストレス下では血中グルコース濃度を維持する方向に働く。糖質コルチコイドがタンパク質代謝を促進することにより，糖新生に必要な前駆体が産生される。さらには，主に肝臓で糖新生を促進し，同時に末梢でのグルコース取り込みを阻害する。また，T細胞リンパ球の増殖を抑え，炎症性タンパク質をダウンレギュレーションさせることで著明な抗炎症作用をもたらす。

- **網状層**（最内側の層）：男性ホルモン，中でもデヒドロエピアンドロステロン（DHEA）を産生するとともに，わずかではあるが女性ホルモンであるエストロゲンとプロゲステロンも産生する。アンドロゲンは主に末梢でテストステロンに変換されることで効力を発揮する。

副腎髄質は副腎組織の中央に位置し，神経内分泌細胞であるクロマフィン細胞がノルアドレナリンやアドレナリンを合成，貯蔵，分泌している（「1.9.3 カテコールアミン合成」参照）。カテコールアミンの合成や分泌は交感神経の働きに左右される。交感神経の節前線維は副腎髄質と直接シナプスを形成するため，副腎髄質を特殊な交感神経節と捉える向きもある。

1.9.2 アドレナリン受容体の作用

アドレナリン受容体はGタンパク質共役受容体であり，カテコールアミンの刺激によって交感神経作用を引き起こす。これにより "fight or flight"（闘争か逃走）の状態となり，換気量は増加し（気管支拡張による），心拍出量は増大し（陽性変時・変力作用による），生死に関わらない臓器から血液が供給され，瞳孔は散大する。

アドレナリン受容体は大きく2種類に分けられる。

受容体	部位	作用
α_1	血管	血管収縮
	消化管	平滑筋弛緩
	眼球	散瞳
α_2	中枢神経系	鎮静，鎮痛，交感神経遮断
	血管 ・中心 ・末梢	 血管拡張 血管収縮
β_1	心臓	陽性変時・変力作用
	腎臓	レニン分泌の増加
β_2	肺	気管支拡張
	血管	血管拡張
	肝臓	グリコーゲン分解
	子宮	弛緩
β_3	脂肪組織	脂肪分解

- **α**：さらにα_1とα_2に分類される。
- α_1アドレナリン受容体刺激によりホスホリパーゼCの作用が亢進し，細胞内のCa^{2+}濃度が増加する。これにより末梢血管の平滑筋が収縮し体血管抵抗が増加し，血液は末梢から中枢へと戻される。作動薬にはフェニレフリンやメタラミノールがある。
- α_2アドレナリン受容体刺激によりアデニル酸シクラーゼが阻害され，cAMP産生とCa^{2+}濃度が低下する。また，シナプス前細胞で交感神経系を抑制・低下させる。これにより鎮静，鎮痛，低血圧などが引き起こされる。作動薬にはクロニジン，デクスメデトミジンがある。

- **β**：さらにβ_1，β_2，β_3に分類される。
- β_1，β_2アドレナリン受容体刺激によりアデニル酸シクラーゼが刺激され，cAMP産生が促進される。β_1刺激は陽性変時・変力作用を介して心拍出量を増大させるとともに，傍糸球体装置を刺激してレニン分泌を増加させる。β_2受容体は平滑筋を弛緩させることで気管支を拡張し，子宮を弛緩させ，一部の血管を拡張させる。心筋にも働きかけ，ある程度の変時・変力作用をもたらす。作動薬にはイソプレナリン，サルブタモールがある。
- β_3アドレナリン受容体刺激は脂肪分解を促進する。当初この受容体の作動薬は減量治療のために開発されたが，そのメカニズムは完全に解明されておらず，また副作用の懸念もあり，その使用は限定されている。

1.9.3 カテコールアミン合成

```
フェニルアラニン          チロシン            ジヒドロキシフェニルアラニン
                                                      (DOPA)
         フェニルアラニン          チロシン
         ヒドロキシラーゼ          ヒドロキシラーゼ
                                                            DOPA
                                                            デカルボキシラーゼ

       フェニルメタノールアミン-          ドパミン
       N-メチルトランスフェラーゼ         βヒドロキシラーゼ

       アドレナリン              ノルアドレナリン              ドパミン
```

カテコールアミンはカテコール（ベンゼン環と2個のヒドロキシル基）とアミンからなる神経伝達物質である。自然界に存在するカテコールアミンにはドパミン，ノルアドレナリンおよびアドレナリンがある。カテコールアミンは副腎髄質のクロマフィン細胞や交感神経系の節後線維の中で合成される。他のモノアミン神経伝達物質と同様に，カテコールアミンも芳香族アミノ酸に由来する。カテコールアミンの合成は，まず細胞質において食事により摂取された，あるいは肝臓内でフェニルアラニンが水酸化されることで生じたアミノ酸のチロシンから始まる。合成は，それぞれの段階に応じた特定の酵素による触媒の働きを受けて進む。L-チロシンをDOPAへ変換するチロシンヒドロキシラーゼは律速酵素である。中枢神経系のドパミン作動性ニューロンでは，このDOPAが最終産物となる。ノルアドレナリン作動性ニューロンやクロマフィン細胞では，ドパミンがノルアドレナリンへと変換される。ノルアドレナリンからアドレナリンへの変換は副腎髄質でのみ行われる。

カテコールアミンはシナプス小胞内へ積極的に輸送・貯蔵されるため分解は抑制され，刺激に応じて一定の神経伝達物質だけが放出されることとなる。神経細胞の細胞膜が脱分極することで，細胞内にCa^{2+}が流入し，これが刺激となって生じたエキソサイトーシス（開口分泌）によりカテコールアミンが分泌される。副腎髄質の場合は交感神経の節前ニューロンからアセチルコリンが分泌される。カテコールアミンの放出は，多様で複雑なメカニズムによって調節されている。例としては，Ca^{2+}チャネル活性の調節や，シナプス前の自己受容体を介したネガティブフィードバックのメカニズムなどが挙げられる（例えば，シナプス前のα_2アドレナリン受容体にノルアドレナリンが結合すると，ノルアドレナリンのさらなる放出が抑制される）。

再取り込みと代謝

カテコールアミンの作用持続時間や広がりを調節する最も重要なメカニズムは，神経伝達物質の肝臓や神経終末への再取り込みである。この再取り込みは急速に起こるため，カテコールアミンの半減期は2分以下と短い。代謝経路は，モノアミン酸化酵素による脱アミノ化やカテコール-O-メチルトランスフェラーゼによるメチル化などさまざまであるが，後者は神経外組織のみで行われる。

1.9.4 視床下部-下垂体-副腎系：解剖

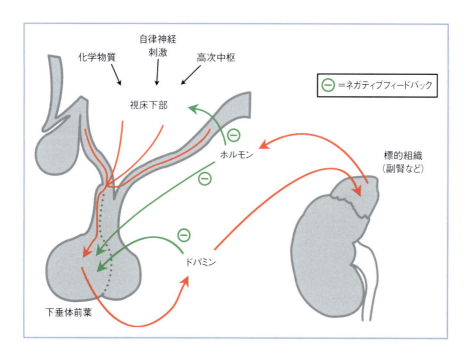

脳下垂体は発生学と機能から2つの部分に分けられる。
- 前葉：腺性下垂体。外胚葉性の構造であるRathke嚢に由来する。6つのペプチドホルモンを分泌。
- 後葉：神経性下垂体。第三脳室底部に由来。2つのペプチドホルモンを分泌。

視床下部は視床の下側，第三脳室の底部に位置する。その直下には下垂体が存在し，中頭蓋窩内の，蝶形骨の中にあるトルコ鞍と呼ばれるくぼみに位置する。視床下部と下垂体は，漏斗茎の中にある神経・血管組織でつながっており，これは下垂体前葉と視交叉とを隔てている硬膜（鞍隔膜）を貫いている。

視床下部への血流はWillis動脈輪に由来するのに対し，下垂体前葉・後葉はそれぞれ上下垂体動脈・下下垂体動脈（内頸動脈の分枝）から血流を受けている。また視床下部と下垂体前葉の間には門脈循環が存在する。

下垂体腫瘍は腫瘍による圧迫に伴う症状や，ホルモン分泌の増加あるいは減少をきっかけとして発見されることが多い。下垂体腫瘍により産生されるホルモンで最も多いものはプロラクチン（35％），続いて成長ホルモン（20％），副腎皮質刺激ホルモン（7％）となっている。

1.9.5 視床下部-下垂体-副腎系：ホルモン

下垂体ホルモン	分泌因子	作用部位	過剰分泌	分泌低下
前葉				
副腎皮質刺激ホルモン（ACTH）	副腎皮質刺激ホルモン放出ホルモン（CRH）	副腎皮質	副腎過形成（下垂体腫瘍に伴う場合はCushing病）	続発性副腎皮質機能低下症
成長ホルモン（GH）	成長ホルモン放出ホルモン（GHRH）	複数部位	末端肥大症（成人），巨人症（小児）	小人症
卵胞刺激ホルモン（FSH）	性腺刺激ホルモン放出ホルモン（GnRH）	精巣・卵巣	標的臓器の過刺激	標的臓器の機能不全
黄体ホルモン（LH）	GnRH	精巣・卵巣	標的臓器の過刺激	標的臓器の機能不全
甲状腺刺激ホルモン（TSH）	甲状腺刺激ホルモン放出ホルモン（TRH）	甲状腺	続発性甲状腺機能亢進症	続発性甲状腺機能低下症
プロラクチン（PRL）	プロラクチン放出ホルモン（PRLH）	乳腺	高プロラクチン血症	低プロラクチン血症
後葉				
抗利尿ホルモン（ADH）	血漿浸透圧・循環血漿量低下	腎臓・血管	抗利尿ホルモン不適合分泌の症候群（SIADH）	尿崩症
オキシトシン	吸啜	乳腺	乳腺の過剰刺激	乳腺機能不全

視床下部-下垂体-副腎系は人体の恒常性維持に不可欠な数々の内分泌機能を制御している。視床下部への司令により視床下部因子の産生が刺激され，これが門脈循環を介して下垂体へと運ばれ，対応する下垂体前葉ホルモンの放出が刺激または抑制される。これらのホルモンは血流に乗り全身へと運ばれ，標的臓器で効果を発揮する。また自ら（あるいは標的臓器から放出されるホルモンを介して）ネガティブフィードバック効果をもたらすことで，視床下部や下垂体前葉からのさらなるホルモン放出を抑制する。

抗利尿ホルモン（ADH）とオキシトシンはそれぞれ視床下部の視索上核と室傍核で合成され，神経を介して下垂体後葉へと運ばれ，そこで放出される。視床下部の浸透圧受容体が血漿浸透圧の上昇を検知することが主な刺激となり，ADHが放出される。逆に浸透圧が正常化すると，ネガティブフィードバックによりさらなる放出が抑制される。他方，圧受容器が循環血漿量の減少を検知することでもADHの放出は刺激される。吸啜はオキシトシンの分泌を刺激し，これにより乳管からの乳汁分泌が刺激される。

1.9.6 ビタミンDの合成

ビタミンは健康や成長のために必須の有機複合体である。生体では必要量を生合成できないため，食事から摂取する必要がある。ビタミンは生物的・化学的な働きにより分類される。それぞれのビタミンは同様の作用をもち，分子構造も類似する数々のビタマーから構成されている。

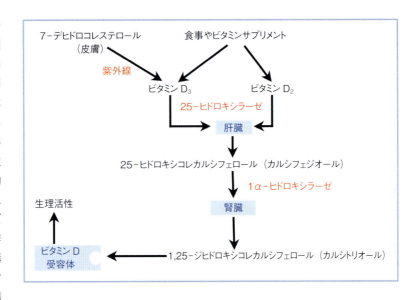

ビタミンD群には，ビタミンD_2とD_3という健康維持に重要な2つのビタマーが含まれる。ビタミンD_2（エルゴカルシフェロール）は紫外線に曝露されたキノコや酵母に多く含まれる。ビタミンD_3（コレカルシフェロール）は魚油でも摂取できるが，皮膚内でも前駆体が紫外線と反応することで合成される。紫外線曝露が十分であれば食事により摂取する必要がないという意味では，ビタミンDは真の意味でビタミンとはいえない。

ビタミンD（D_2およびD_3として存在する）自体の生物学的な働きはそれほど大きくはないが，これが活性化されると1,25-ジヒドロキシコレカルシフェロールとなる。この活性化は2段階の水酸化により，最初は肝臓で起こり25-ヒドロキシコレカルシフェロールとなり，続いて腎臓で1,25-ジヒドロキシコレカルシフェロールとなる。活性型ビタミンDの産生は1α-ヒドロキシラーゼという酵素の働きにより大きく制御されている。この酵素の働きは1,25-ジヒドロキシコレカルシフェロールの産生により抑制される一方，副甲状腺ホルモンの放出や血中カルシウム・リン濃度の低下に伴いアップレギュレーションが起こる。活性型ビタミンDは細胞内のビタミンD受容体に結合することで作用をもたらす。

ビタミンDの主な働きは以下のとおりである。
- 腸管でのカルシウム吸収を助け，骨再吸収を刺激することで，カルシウムの恒常性に貢献する。
- 骨基質タンパク質の合成や骨芽細胞・破骨細胞の働きを制御することで，骨のミネラル化を支える。
- そのほかにも，さまざまな細胞・組織中で増殖抑制作用，免疫抑制作用，免疫調整作用をもつといわれており，近年では，これらの作用に関する研究を，自己免疫疾患やがんの治療薬の開発に繋げようという試みがなされている。

1.10.1 体液の構成

体液のイオン構成は各コンパートメントによって異なるが，いずれの部位でも電位的には中性，すなわちコンパートメント内の陽イオンと陰イオンの濃度は一致しているべきである。たとえ細胞膜内外の電位が局所的に異なっていたとしても，コンパートメントごとの電位は中性になっている。膜電位は細胞の内側と外側の電位勾配と定義され，細胞膜内外の陽イオンと陰イオンの濃度が異なることにより電荷が生じる。この細胞膜を介して生じる電位差は局所的なものであり，周囲のイオンバランスは一定に保たれる。

電解質（mmol/L）	細胞外液		細胞内液
	血漿	間質液	
陽イオン			
ナトリウムイオン（Na^+）	153.2	145.1	12.0
カリウムイオン（K^+）	4.3	4.1	150.0
カルシウムイオン（Ca^{2+}）	3.8	3.4	4.0
マグネシウムイオン（Mg^{2+}）	1.4	1.3	34.0
陽イオン 合計	162.7	153.9	200.0
陰イオン			
塩化物イオン（Cl^-）	111.5	118.0	4.0
炭酸水素イオン（HCO_3^-）	25.7	27.0	12.0
リン酸イオン（PO_4^-）	2.2	2.3	40.0
タンパク質	17.0	0.0	54.0
その他	6.3	6.6	90.0
陰イオン合計	162.7	153.9	200.0

- **細胞外液**（ECF）：血漿と間質液からなる（1.10.2「体液コンパートメント」参照）。最も多い陽イオンはナトリウムイオン（Na^+）であり，これとバランスをとる陰イオンは塩化物イオン（Cl^-）と炭酸水素イオン（HCO_3^-）である。間質液は血漿が限外濾過されたものであるため，両者のイオン構成はほぼ同じである。タンパク質は血漿中では豊富だが，分子サイズが大きく毛細血管壁の小孔を通れないため，間質液中には存在しない。タンパク質は陰イオンであるため，その分血漿中の Cl^- は間質液中よりもわずかに少なくなって電気的中性を維持している。

- **細胞内液**（ICF）：最も多い陽イオンはカリウム（K^+）とマグネシウム（Mg^{2+}）であり，陰イオンであるタンパク質とリン酸がバランスをとっている。

Na^+ と K^+ の濃度は，細胞内液と細胞外液でほぼ正反対になっている。これは Na^+,K^+-ATP アーゼの働きによる（「1.12.5 Na^+,K^+-ATP アーゼ」参照）。

有機塩などの電解質は，溶質中で解離して電荷を運ぶ。グルコース，クレアチニン，尿素など，溶質中でも解離しない物質は非電解質と呼ばれ，電荷をもたない。それぞれの電解質分子は少なくとも2個以上のイオンへと解離するため，浸透圧への影響も大きい。水は浸透圧勾配に従って各コンパートメント間を自由に往来する。電解質，特に Na^+ がこの勾配を作っており，各コンパートメント間の水の移動に影響を与えている。

1.10.2 体液コンパートメント

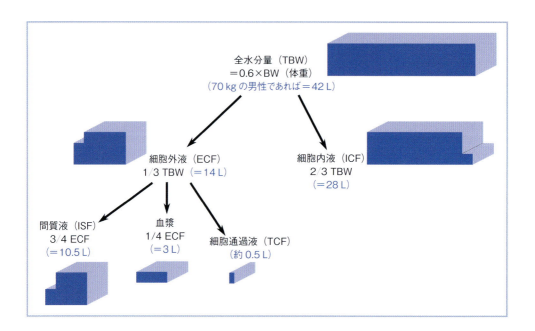

全水分量（TBW）は成人体重の約60％に相当する。水分はさまざまな組織中に存在しているが，その生理的な特徴に応じて便宜上いくつかのグループに分けられ，主に細胞内液と細胞外液という2つの大きなコンパートメントにまとめられている。

- 細胞内液（ICF）：TBWの約2/3を占め，代謝的に活性な膜で包まれている。Na^+に乏しく，K^+，Mg^{2+}に富む。
- 細胞外液（ECF）：TBWの約1/3を占め，これらは場所や動的な特性により間質液，血漿，細胞通過液に分けられる。イオン構成はICFとほぼ正反対であり，K^+とMg^{2+}に乏しく，Na^+とCl^-に富む。
  - 間質液（ISF）：血漿外のECFを指す。ECFの約3/4を占める。生化学的には血漿に類似するが，タンパク質の濃度は低い。ICFと血管内コンパートメントの間をつなぐ役割を果たす。疾病により毛細血管の透過性が亢進すると，免疫メディエーターが間質液へと遊走したり，浮腫を引き起こしたりする。
  - 血漿（plasma）：ECFの約1/4を占める。1つの機能単位であり，より小さなコンパートメントの集合ではない。血球や栄養素を運び，凝固を補助し，さまざまな免疫作用をもつ。
  - 細胞通過液（TCF）：脳脊髄液（CSF），腸管液，尿，眼房液や硝子体液，滑液のように，細胞間の移動・輸送活動に関わる体液をまとめた小さなコンパートメントを指す。存在する部位や機能によりイオン構成は異なる。

体液の構成は，以下の要素によっても異なる。
- 年齢：TBWは加齢とともに減少する。新生児では体重の約75〜80％だが（ECFのほうがICFよりも大きな割合を占める），60歳以上になると約50％までに減少する。
- 脂肪組織：肥満患者では，TBWが体重に占める割合は減少する。

1.10.3 点滴輸液の組成

内容（単位は特記されていなければ mmol/L）	血漿	0.9%生理食塩液	5%ブドウ糖	Hartmann液（乳酸リンゲル液）	5%アルブミン液
pH	7.35〜7.45	5.0	3.5〜5.5	6.5	6.9
ナトリウムイオン（Na^+）	135〜145	154	—	131	100〜160
塩化物イオン（Cl^-）	95〜105	154	—	111	100〜160
カリウムイオン（K^+）	3.5〜5.3	（添加されることもある）	（添加されることもある）	5	<2
炭酸水素イオン（HCO_3^-）	24〜32	—	—	29（乳酸として）	—
カルシウムイオン（Ca^{2+}）	2.2〜2.6	—	—	2	—
マグネシウムイオン（Mg^{2+}）	0.8〜1.2	—	—	—	—
グルコース	3.5〜5.5	—	278	—	—
浸透圧（mOsm/L）	275〜295	308	278	281	270〜300
その他	—	—	グルコース50 g/L	乳酸29	アルブミン50 g/L，クエン酸<15

適切な輸液を選択するためには，輸液が体内でどのように拡散するか（「1.10.1 体液の構成」，「1.10.2 体液コンパートメント」参照），コンパートメント間をどのように行き来するかを理解し（「1.2.7 毛細血管における Starling の力」参照），それを補う各種輸液の組成を知っている必要がある。

点滴輸液は晶質液，膠質液，血液製剤に分けられる。一般に使用される輸液の組成や特徴を表に示した。

- 輸液療法に最もよく使用されるのは晶質液であり，通常は生理食塩液（0.9%）や Hartmann 液（乳酸リンゲル液）が選択される。これらは補液や輸液負荷のために用いられる。晶質液は水に電解質を加えて血漿に近い成分としたものであり，血漿に比べて低張なものから等張・高張なものまでさまざまである。生理食塩液は塩化物イオン（Cl^-）の割合が高いため，多量の輸液により高塩素性アシドーシスを引き起こすことがある。このため，Hartmann 液など，よりバランスのとれた輸液が選択されることが多い。Hartmann 液は輸液に乳酸を加えることで Cl^- を減らし，生理食塩液でみられるようなアシドーシスを起こしづらくした。乳酸は肝臓と腎臓で代謝され炭酸水素イオンとなる。
- 膠質液（コロイド）は半透膜を通過できないコロイドを晶質液に加えたものであり，輸液負荷による蘇生を必要としている患者において，膠質浸透圧を上昇させられるという利点があると考えられてきた。しかし，その利点が科学的に証明されていないこと，また合成コロイドには安全性に懸念があること，高価であること，アレルギーのリスクがあることから，現在では使用されることが少なくなってきている。合成コロイドには，ヘタスターチ，デキストラン（共に多糖類を含む），ゼラチンが含まれる。
- ヒト血清アルブミン液は分子量 69 kDa の血清アルブミンを含んだ膠質液であり，血漿と比べて等張性のもの（5%）と高張性のもの（20%）がある。

1.11.1 抗体

免疫系には，非特異的反応である先天性免疫と，内因性または外因性の物質に対する抗体を介した反応である後天性（獲得）免疫がある。後天性免疫は特定の物質（抗原）に対して適合した反応であり，抗原をそれに対応する抗体が認識することによって起こる。後天性免疫は細胞性免疫と体液性免疫に分けられる。体液性免疫の主な機能は抗体の産生である。

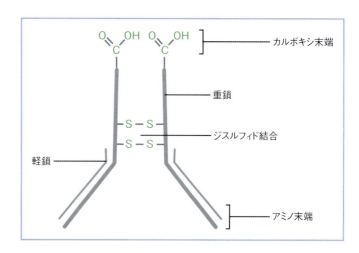

抗体は，抗原に曝露された形質細胞（B細胞）によって産生される大きな（約150 kDa）"Y"型の糖タンパク質である。抗体が特定の抗原に結合すると，下記のような経過をたどる。
- 貪食される不活性複合体を形成する。
- 補体系を活性化させる。
- オプソニン（訳注：抗原に抗体が結合することにより食細胞に取り込まれやすくする作用）として作用し，マクロファージおよび好中球による貪食作用を促進する。

抗体は免疫グロブリンのスーパーファミリーに属する。ジスルフィド結合で結びついた2本の重鎖と2本の軽鎖を基本構造とする。重鎖は，抗原が抗体に結合した後の反応を惹起するエフェクター機能を媒介する定形カルボキシ末端，および抗原特異的結合部位である可変アミノ末端を有する。重鎖の違いにより，抗体は以下の異なるアイソタイプに分けられる。
- IgG：4種類。病原体に対して，抗体の媒介による免疫反応の大部分を担う。胎盤を通過し，胎児に受動免疫を与える。
- IgA：2種類。消化管，呼吸器，尿路系などの粘膜，唾液，涙，母乳に認められる。病原体のコロニー形成を防ぐ。
- IgM：細胞の表面上に発現するか，分泌される。十分なIgGが産生される前の初期免疫を司る。
- IgD：B細胞受容体の一部。好塩基球および肥満細胞を活性化する。
- IgE：アレルゲンと結合し，好塩基球や肥満細胞からのヒスタミンの放出を引き起こす。アレルギーや寄生虫に対する免疫に関与する。

抗原に対する1次反応では，メモリーB細胞とT細胞が形成される。曝露が繰り返されると，加速した2次反応が起こる。

1.11.2 血液型

血液型	A	B	AB	O
遺伝子型	AA or AO	BB or BO	AB	OO
赤血球抗原	A	B	AとB	なし
血漿抗体（通常はIgM）	抗B	抗A	なし	抗Aと抗B
英国の頻度（%）	42	10	4	44
日本の頻度*（%）	39.8	19.9	9.9	29.9

*訳注：日本の頻度は日本赤十字社 Web サイト（http://www.jrc.or.jp/donation/first/knowledge/）より

ABO 型抗原は，すべての血液型抗原のうち最も免疫原性が高い抗原である。ABO 遺伝子は，A 抗原および B 抗原の産生に関与するタンパク質をコードする。A と B の対立遺伝子の両方が顕性（優性）遺伝であるため，遺伝形質は共顕性（優性）遺伝である（例：AB 遺伝子型は，A 抗原と B 抗原の両方を発現する）。O の対立遺伝子は不活性なタンパク質をコードし，その結果，抗原産生の欠如が生じる。

抗 A 抗体と抗 B 抗体は出生時には存在しない。それらは，ABO 様抗原への環境曝露に応答して，生後最初の 1 年で合成される。抗 A 抗体と抗 B 抗体はそれぞれ赤血球表面に発現している A 抗原と B 抗原に結合する。補体カスケードが活性化され，最終的に赤血球溶解が生じる。

急性溶血性輸血反応

この免疫介在性のⅡ型（IgM）過敏症反応は，ABO 非適合輸血に続いて起こる。レシピエント血漿中の抗体は，対応するドナー赤血球抗原に結合し，輸血赤血球の血管内溶血をもたらす。補体カスケードの活性化は，サイトカイン産生，血管作用性メディエータの放出を生じる。これらの物質は炎症，血管透過性の亢進，低血圧，血小板凝集などの全身症状を引き起こす。臨床所見はしばしば即時性があり，意識のある患者には，発熱，皮膚発疹，低血圧，息切れなどが生じる。播種性血管内凝固および腎不全も起こりうる。麻酔中の患者では，低血圧および過度の出血が唯一の臨床所見となりうる。ABO 不適合輸血の発生を最小限にするために，「輸血による重篤な副作用報告制度（Serious Hazards of Transfusion：SHOT，英国）」により，輸血のあらゆる段階における患者確認の必要性が強調されている。

1.11.3 凝固：カスケード（古典型）モデル

止血は，損傷した血管からの出血を制御する複雑なプロセスであり，血管，血小板および血漿因子によって調節される。止血には2つの段階がある。

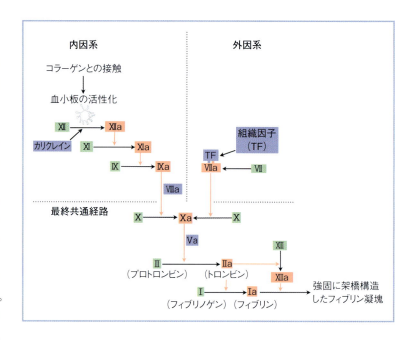

- 1次止血は血管内皮損傷の直後に始まり，一時的な血管収縮と血小板血栓形成を特徴とする。von Willebrand 因子（vWF）は，

血管内皮細胞で産生され，損傷部位で露出したコラーゲンに接着する。血小板が vWF に接着し，コラーゲンとの接触により活性化される。活性化した血小板は，循環しているフィブリノゲンに結合し，血小板凝集を促進し，不安定な血小板血栓を形成する。
- 2次止血は，フィブリン凝塊の形成により血小板血栓を安定化させる。このプロセスは古典型と細胞基盤型の2つのモデルから説明される。古典型モデルは，凝固因子が前の因子から順次，活性化することを示す。このプロセスの開始は2つの経路からなる。
- 内因系凝固経路には，血漿中に存在するプロテアーゼ（タンパク質分解酵素）およびタンパク質補因子が必要である。活性化した血小板の膜に曝された循環中の凝固第XII因子は，活性化され第XIIa 因子となる。このプロテアーゼは，カリクレインの活性化を介して，第XIIa 因子を増幅する。それに加え，第XIIa 因子は酵素活性化のカスケードを開始し，第Xa因子の生成に達する。
- 外因系凝固経路は，循環する血漿成分に加えて，活性化因子，組織因子（tissue factor）を必要とする。組織因子は内皮下組織に存在しているため，このタンパク質は損傷がなければ血液と接触しない。内皮損傷は，循環している第VII因子に組織因子を曝露し，第VIIa 因子に対して非タンパク質分解活性をもたらす。この組織因子-第VIIa因子複合体は第X因子を第Xa因子に変換する。

最終共通経路は，内外いずれかの経路を介した第X因子の活性化で始まる。第Va 因子の存在下では，第Xa 因子はプロトロンビナーゼ複合体を形成し，プロトロンビンをトロンビンに変換する。トロンビン生成により，フィブリノゲンのプロテオリシス（タンパク質加水分解）が惹起され，フィブリンモノマーに変化する。トロンビンは第XIII因子も活性化し，これらのモノマーの架橋を促進して安定なフィブリン網を形成する。凝固系の最終過程では，トロンビンがそれ自身および第Va因子を活性化させることにより，さらなる凝固活性の増幅が起こる。

1.11.4 凝固：細胞基盤型モデル

凝固の古典型モデルは生体内で観察される止血事象を完全に説明することができない。例えば，一部の凝固因子の欠乏は出血をもたらすが，他の凝固因子の欠乏は出血をもたらさない，といった事象である。4段階で示される細胞基盤型モデルは，凝固因子との特異的な細胞表面相互作用の重要性を強調している。

- **開始期**：組織因子（tissue factor）を発現している細胞に限局的である（平滑筋，血管内皮）。古典型モデルと同様に，組織因子は循環する第Ⅶa因子に結合し，第Ⅹ因子および第Ⅸ因子を活性化して組織因子−第Ⅶa因子複合体を形成する。その補因子（第Ⅴa因子）と関連して，第Ⅹa因子は，組織因子発現細胞の表面にプロトロンビナーゼ複合体を形成し，少量のトロンビンを生成する。
- **増幅期**：開始期に生成されるトロンビンによって媒介される。トロンビンは血小板と血漿タンパク質

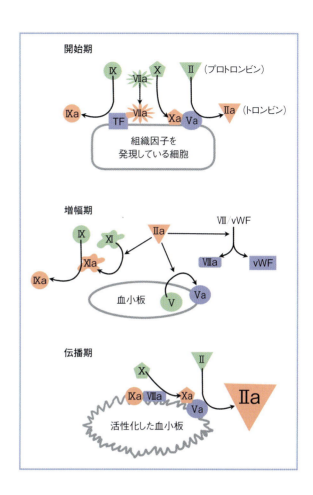

活性化を介し凝固促進シグナルを増幅する。循環している第Ⅷ因子は，von Willebrand 因子（vWF）と安定した不活性複合体を形成し，急速な分解を回避する。トロンビンによる活性化の際，第Ⅶa因子は分離し，第Ⅸa因子の補因子として機能できるようになる。
- **伝播期**：血小板表面上の凝固因子の活性化は，第Ⅹa因子の生成を導く。増幅期に生成された第Ⅴa因子と結合すると，第Ⅹa因子は大量のトロンビンを産生する（トロンビンバースト）。引き続き，古典型モデルと同様に，フィブリノゲンの切断と血餅の安定化が起こる。
- **終了期**：血管損傷部位に凝固作用を限定し，正常な血管の領域においては血栓形成を防ぐ。このプロセスは内因性の抗凝固因子によって調節されている。アンチトロンビン（ATⅢ）は，トロンビンおよび他のプロテアーゼ（例えば第Ⅹa因子）の活性化を阻害する。プロテインCは，補酵素のプロテインSによる増強された活動により，第Ⅴa因子および第Ⅷa因子を不活化する。プロテインCは，損傷のない内皮細胞の表面に結合したトロンビンによって活性化される。

血友病は遺伝性出血性疾患である。血友病Aおよび血友病Bは，それぞれ第Ⅷ因子，第Ⅸ因子の機能的欠損で，伴性潜性（劣性）遺伝の疾患である。血友病Cは第Ⅺ因子欠損による，まれな常染色体性遺伝の疾患である。

1.11.5 補体カスケード

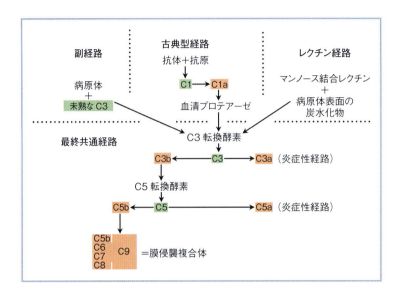

補体カスケードは，抗体および食細胞が生体から病原体を排除する際に補助する 30 以上の血清タンパク質の一連の流れを表す。補体カスケードは先天性免疫の一部であるが，獲得免疫においても活性化を受ける。補体タンパク質は肝臓で合成され，血漿中では不活化状態で循環する。それらは，特定の誘発因子に反応し，プロテアーゼによって活性化される。活性化はドミノ倒し式に起こり，各活性化成分は次の成分の活性化をもたらし，増幅していく。これは最終的に膜侵襲複合体（membrane attack complex）の大幅な増幅および活性化をもたらす。

古典型経路，副経路，レクチン経路の，3 つの生化学的経路が補体系を活性化する。これらの 3 経路はすべて，共通経路による膜侵襲複合体の活性化をもたらす。
- 古典型経路は抗原-抗体複合体が C1 成分を活性化すると活性化される。
- 副経路は先天性免疫の一部であり，未熟な C3 と病原体の結合によって生じる。
- レクチン経路は，マンノース結合レクチン（MBL，オプソニンの 1 つ）が病原体表面のブドウ糖またはマンノースなどの炭水化物と結合することにより発現し，共通経路の活性化をもたらす。

共通経路は，C3 を C3a，C3b へ変換する C3 転換酵素の活性化により始まり，その後 C5 が C5a と C5b に分解される。C5b は C6，C7，C8，C9 と結合し，膜侵襲複合体を形成する。これは病原体を覆い，細胞融解をもたらす膜貫通チャネルとなる。そして，マクロファージが破壊された細胞を貪食する。

補体の機能は，オプソニン化（貪食のための病原体上のマーキング），遊走，細胞融解，凝集（貪食作用による排除を増強させるために病原体を集める）である。

C3a と C5a はアレルギー反応，特にアナフィラキシーにおいて重要な役割を果たす。さらに，膜侵襲複合体欠損は反復性のナイセリア感染を起こす可能性がある。

1.11.6 ヘモグロビン

正常ヘモグロビン	グロビン鎖	体内の総ヘモグロビンに対する割合
HbF	2α，2γ	出生児 50〜90％，生後 6 ヶ月には 0.5％ まで減少
HbA	2α，2β	最も多い Hb，成人総 Hb の＞97％
HbA2	2α，2δ	正常な異形，成人総 Hb の 1.5％〜3％

ヘモグロビン（Hb）は，ヒトの血液の酸素運搬成分である。赤血球内に存在し，Hb 分子は 4 つのポリペプチドグロビン鎖からなり，それぞれがヘム部分に結合している。
- ヘムは酸素を可逆的に結合する鉄含有ポルフィリン化合物である。Hb 分子はそれぞれ，最大 4 つの酸素分子と結合することができる。Hb と酸素の結合には協同性があり，アロステリック効果と呼ばれる。各ヘム分子が酸素に結合するにつれて，Hb は構造を変化させ，さらなる酸素結合に対して親和性を増加させる。
- グロビンは，ヘム化合物に強く結合した大きなタンパク質鎖である。グロビン鎖構造は Hb の種類を決定する（表参照）。

Hb の機能には以下が含まれる。
- 2 つの原子で構成されるガスの輸送：酸素を組織へ輸送。カルバミノヘモグロビンを形成し，二酸化炭素を組織から肺へ輸送。
- バッファリング（緩衝作用）：グロビン鎖ヒスチジン残基は電子受容体として作用する。ヘムが酸素を放出すると，グロビン鎖の電子構造が変化して，水素と結合する能力が増大する（「1.3.4 二酸化炭素解離曲線と Haldane 効果」参照）。

ポルフィリン症

ポルフィリンは，4 つのピロール環を含む複合有機化合物である。ピロールは，1 個の窒素と 4 個の炭素原子からなる五員環構造である。ポルフィリンは，中心に金属イオンが結合する特徴をもつ（ヘモタンパクは鉄を含む）。

ポルフィリン症は，ポルフィリンとヘムの合成に関与する酵素に先天的および後天的な障害が存在する，まれな病態である。急性ポルフィリン症（急性間欠性ポルフィリン症，異型ポルフィリン症）は，重篤な内臓神経発作（neurovisceral crises）を発症することがある。絶食，脱水，感染およびストレスなど，症状発現の引き金となる因子は，酵素（5-ALA）欠損による中間代謝物の累積をもたらす。チオペンタール，ケタミン，セボフルラン，ジクロフェナク，エフェドリンなど，麻酔中に一般的に使用されている薬物は潜在的な誘因となる。発作の徴候や症状はさまざまで，非特異的である。原因不明の重度な腹痛，特に頻脈および神経症状を合併している症例では，急性ポルフィリン症を疑うべきである。管理には，誘因の除去，ヘムアルギン酸塩の投与および対症療法が含まれる。

1.11.7 プロスタノイド合成

プロスタグランジン，トロンボキサン，プロスタサイクリンは，エイコサノイド（エイコサン酸）のサブクラスのプロスタノイド（プロスタグランジンとトロンボキサンの総称）である。それらは，さまざまな生理作用を生じるホルモン様化合物に属する。これらは分泌部位に局所的に作用するため，自己分泌または傍分泌の様式を示す。すべて脂肪酸から誘導された脂質化合物であり，炭素環

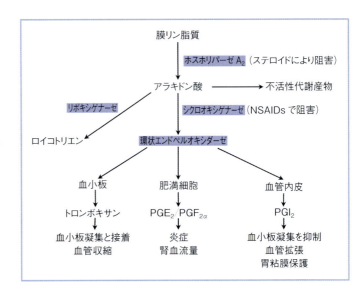

を含む 20 個の炭素原子が含まれている。それぞれのアルファベット文字（PG が先頭につく）は環構造の種類を示し，数字は炭化水素構造中の二重結合の数を示している。

プロスタノイドは貯蔵されず，必要に応じてホスホリパーゼ A_2 による膜リン脂質の分解によって合成される。これにより，プロスタノイド合成における律速段階であるアラキドン酸が産生され，シクロオキシゲナーゼ（COX）またはリポキシゲナーゼ経路のいずれかに入り，プロスタノイドまたはロイコトリエンをそれぞれ産生する。

COX には COX-1，COX-2 の 2 つのアイソザイムが存在する。構成型（ほとんどの組織・細胞で構成的に発現している）として知られている COX-1 は，腎血流量，胃粘膜保護，トロンボキサン合成を調節するプロスタノイド産生を担う。COX-2 は炎症反応を引き起こす組織損傷に反応して産生されるため，誘導型として知られる。トロンボキサンは血小板により産生され，血管収縮と血小板凝集によって止血を促進する。逆にプロスタサイクリンは血管拡張を引き起こし，血小板凝集を阻害する。

非ステロイド性抗炎症薬（NSAIDs）はシクロオキシゲナーゼを阻害し，その結果，プロスタノイドの産生を抑制する。それらの多くは可逆的な酵素阻害を生じ，以下の効果を引き起こす。
- 抗炎症効果：PGE_2 と $PGF_{2\alpha}$ の合成低下による。
- 解熱効果：中枢で産生されるプロスタグランジンの阻害による。
- 血小板凝集の抑制：トロンボキサンの産生低下による。

ロイコトリエンは気管支攣縮を引き起こす。NSAIDs によりプロスタノイド合成を阻害すると，感受性のある患者（NSAIDs 感受性喘息患者）では，アラキドン酸からロイコトリエンの産生が増加し，喘息症状は増悪する。

1.12.1 細胞

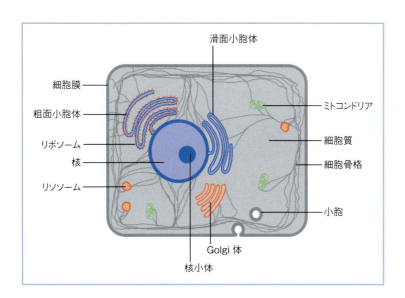

オリジナルの細胞説では，細胞の特性について以下のように説明している。
- すべての生物は単数または複数の細胞で構成される。
- 細胞はすべての生物の基本単位である。
- すべての細胞は細胞分裂によって，既存の細胞から生じる。

現代の細胞説では，新たに4つの説が加えられている。
- 細胞は，細胞分裂で細胞から細胞へ伝えられる遺伝情報（DNA）を含む。
- すべての細胞の化学的組成や代謝活性は基本的に同じである。
- 基本的な化学的および生理学的機能は，すべて細胞内で行われる。
- 細胞活性は細胞内構造物の活性に依存する。

真核細胞の構造

- 細胞膜（「1.12.2 細胞膜」参照）。
- 細胞質：細胞内の，核を含まないすべての領域で，細胞内小器官と細胞質基質からなる。
- 細胞骨格：細胞質内のタンパク質線維網。細胞の動き・分裂，細胞内小器官の配置・移動を担う。
- 核：細胞の遺伝情報を含む。核膜は非透過性で，遺伝情報を保持し，遺伝子発現を制御する。核小体は転写とリボソーム生合成の場所である。
- リボソーム：メッセンジャー RNA をアミノ酸鎖に翻訳する。
- 小胞体（endoplasmic reticulum：ER）：粗面 ER にはリボソームがちりばめられ，タンパク質の合成と立体構造への折りたたみに関与する。滑面 ER はリボソームを欠き，脂質やステロイドホルモンの合成，薬物の解毒のような一連の代謝プロセスに関与する。
- Golgi 体：粗面 ER で合成されたタンパク質の修飾や加工，パッケージングを行う。
- リソソーム：活性化されると生体物質の分解に関与する加水分解酵素を不活化状態で貯蔵する。
- ミトコンドリア：主な機能は酸化的リン酸化によるエネルギー変換である。

1.12.2 細胞膜

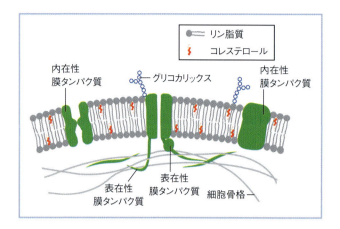

細胞膜の機能は，細胞を保護し，まとめることである。すべての原核・真核細胞は，選択的透過性により細胞内外への基質の移動を制御する細胞外膜をもつ。さらに真核細胞は，細胞成分を納め，細胞成分の交換を制御する細胞内膜ももつ。

構造

- 脂質は細胞膜の基本構造を構成する。
- リン脂質は，疎水性領域と親水性領域の両方をもつ。リン脂質の分子は，疎水性部分を水性の環境から隔離するよう，自然に整列し二重構造を構成する（疎水効果）。
- コレステロールは，哺乳類の細胞膜内に存在する脂質の約20%を占める。コレステロールは硬い環状構造をもつことから，膜構造において卓越した役割を果たす。
- 膜タンパク質は細胞膜に構造的および機能的特徴を与える。
- 内在性膜タンパク質：脂質二重層内に埋め込まれた単数または複数のタンパク質で，親水性/疎水性部分の両方をもち，細胞膜を横断している。アンカー型タンパク質は疎水性部分が脂質膜の一層に埋め込まれているのに対し，膜貫通型タンパク質は二重層を完璧に横断する（例：Gタンパク質共役型受容体）。
- 表在性膜タンパク質：通常，内在性膜タンパク質と連携して細胞膜に結合するが，二重層の疎水性中心部位は貫いていない。
- 炭水化物：グリコカリックスは細胞の外表面を覆う炭水化物である。脂質や内在性膜タンパク質と結合した分枝状の炭水化物部分からなり，この層は細胞識別，細胞間接着，ホルモン受容体などの機能を担う。

流動モザイクモデルでは，主にリン脂質二重層を基質とした生体膜内を，内在性膜タンパク質がランダムに分布し，移動する。さらにこのモデルは，膜脂質とタンパク質の相互関係だけでなく，膜に関連した細胞骨格と細胞外との相互作用も説明するものへと修正された。これらの相互作用は膜の協調機構に影響し，膜構造の流動性を制限している。

細胞膜の機能には，区画化，輸送，シグナル伝達，酵素活性が含まれる。

1.12.3 Gタンパク質

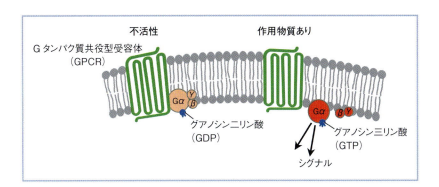

Gタンパク質は3つのサブユニット（α，β，γ）からなるヘテロ三量体タンパク質で，細胞外シグナルを細胞内に伝える変換器として働く．「Gタンパク質」という名称は，αサブユニットがグアノシン二リン酸（GDP）とグアノシン三リン酸（GTP）の両方と結合することに由来する．

Gタンパク質共役型受容体（G-protein coupled receptor：GPCR）は膜タンパク質であり，7つのらせん構造をもち，ヘビのように膜を横断する．GPCRは，細胞外側でリガンドと結合すると立体構造が変化し，細胞内側のGタンパク質を活性化し，GTP分解による中間メッセンジャーの活性化が起こる．これは代謝調節性の相互作用であり，1つの活性化されたGPCRが多くのGタンパク質を刺激し，さらにそれぞれのGタンパク質が多くの中間メッセンジャーを活性化する，というようにシグナルを増幅する．

GDPがαサブユニットに結合していると，Gタンパク質は不活化状態にある．GPCRが活性化されるとGDPはGTPと入れ替わり，αサブユニット-GTPはβ-γサブユニットから離れ，エフェクタータンパク質と呼ばれるアデニル酸シクラーゼやホスホリパーゼCのような酵素あるいはイオンチャネルを活性化または阻害する．GTPが分解されると再びαサブユニット-GDPが形成され，β-γサブユニットと複合体を形成する．

Gタンパク質の種類の違いはαサブユニットの違いによる．
- G_s：アデニル酸シクラーゼを刺激（stimulate）し，cAMPの合成を増加させる（例：βアドレナリン受容体アゴニスト）．
- G_i：アデニルシ酸クラーゼを阻害（inhibit）し，cAMPの合成を阻害する（例：オピオイド）．
- G_q：ホスホリパーゼCを活性化し，イノシトール三リン酸とジアシルグリセロールの合成が起こり，イノシトール三リン酸は小胞体からカルシウムを放出させ，ジアシルグリセロールはプロテインキナーゼCを活性化する．

Gタンパク質によって合成されるcAMPはホスホジエステラーゼにより分解されるため，ホスホジエステラーゼの分解阻害により細胞内cAMPレベルは増加する．cAMPの増加は陽性変力作用を増強するが，これはβ作動薬またはホスホジエステラーゼ阻害薬のいずれによっても惹起できる．

1.12.4 イオンチャネル

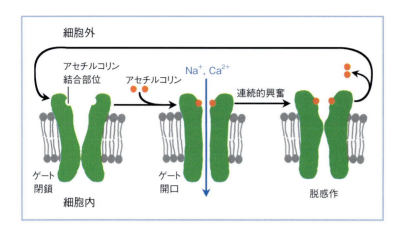

イオンチャネルは膜貫通型タンパク質であり,親水性の細孔を形成し,イオンの受動輸送を促進する。実際にすべての生きた細胞の細胞膜にはイオンチャネルが存在し,下記のような特徴をもつ。
- 伝導性:電気化学的勾配に従いイオンが移動することによる高速伝導。
- 選択性:特定のイオンまたはイオン群(例:陽イオン,陰イオン)の選択。
- ゲーティング(gating):イオンチャネルは外部からのシグナルで「開口」と「閉鎖」が決定され,構造が変化する。膜貫通孔の開口と閉鎖のプロセスをゲーティングと呼ぶ。ゲートは,閉鎖状態においてイオンの流れを妨げるタンパク質領域を指す。
- リガンド依存性ゲート:イオンチャネルは,神経伝達物質のような化学的メッセンジャーのセンサー領域への結合で活性化される。例として,ニコチン性アセチルコリン(ACh)受容体やグルタミン酸受容体,GABA受容体が挙げられる。
- 電位依存性ゲート:イオンチャネルは近傍の膜電位変化によって活性化される。
- その他のゲーティングとして,機械的知覚的チャネル(例:伸展や圧による活性化),細胞内セカンドメッセンジャーによる活性化,温度依存性チャネルが含まれる。

「開口」と「閉鎖」に加え,一部のイオンチャネルには「不活性化」という非伝導状態がある。リガンド依存性チャネルにおいて,アゴニストへの曝露が遷延すると別の立体構造変化が起こり,イオンの流入が止まる。これを「脱感作」という。電位依存性チャネルでは,膜電位がより正方向に傾くとイオンチャネルの不活性化ゲートが閉鎖され〔ball and chain 仮説(訳注:正の電荷をもつボール状構造がポリペプチド鎖でチャネルに結合しており,チャネル開口ののちにこのボールがチャネルを塞ぐことで不活性化を生じる,という仮説)〕,膜が再分極する時間が与えられる。

イオンチャネルに対する麻酔薬の効果

麻酔薬はチャネル開口(例:増強),またはチャネル閉鎖(例:阻害)を引き起こす。
- 全身麻酔薬:イオンチャネルは全身麻酔薬の分子標的である可能性が高く,リガンド依存性イオンチャネルに対し正または負のアロステリック調節分子として働く。
- 局所麻酔薬:イオンチャネルの不活性化ゲートに内側から結合して閉鎖する(「4.5 局所麻酔薬:作用機序」参照)。

1.12.5 Na$^+$, K$^+$-ATPアーゼ

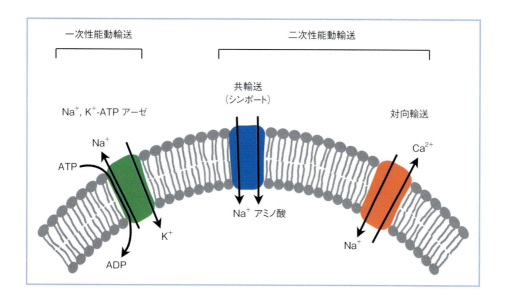

Na$^+$,K$^+$-ATPアーゼ(Na$^+$,K$^+$-ATPase,Na$^+$ポンプとも略される)は細胞膜に存在し,Na$^+$を細胞外へ,K$^+$を細胞内に,能動的に対向輸送する。Na$^+$ポンプはエネルギー依存性ポンプで,高エネルギーリン酸結合をもつアデノシン三リン酸(ATP)がアデノシン二リン酸(ADP)に加水分解される際に放出されるエネルギーによって,濃度勾配に逆らってイオンを汲み出す。

正常の静止状態において,Na$^+$は細胞内へ,K$^+$は細胞外へとゆっくりと漏れている。活動電位が発生するとさらにNa$^+$が流入し,K$^+$が流出する。これらのイオン濃度勾配を維持するため,Na$^+$ポンプは3つのNa$^+$を細胞外に汲み出し,2つのK$^+$を細胞内に汲み入れて細胞内電位を負にしている。

Na$^+$ポンプは,細胞の直接的および間接的能動輸送の中心である。小腸や近位尿細管のNa$^+$/アミノ酸共輸送では,Na$^+$ポンプによって作り出された濃度勾配に従って,輸送タンパク質に結合したNa$^+$とともにアミノ酸が細胞内に移動する。類似した二次性能動輸送として,Na$^+$がCa^{2+}と交換されるNa$^+$-Ca^{2+}対向輸送がある。

ジゴキシンは,心房細動や心房粗動の治療に使われる強心配糖体である。ジゴキシンは心筋のNa$^+$ポンプに結合してこれを阻害し,細胞内のNa$^+$濃度を増加させ,K$^+$濃度を減少させる。細胞内Na$^+$濃度の増加はNa$^+$-Ca^{2+}対向輸送を減少または逆転させ,細胞内Ca^{2+}を増加させる。これは陽性変力作用を示し,収縮力を増強し,房室結節とHis束の不応期を延長させる。ジゴキシンには間接作用もあり,アセチルコリンの放出によって心筋のムスカリン受容体を刺激し,不応期をさらに延長させ,伝導を遅延させる。

1.13.1 アクチン-ミオシンサイクル

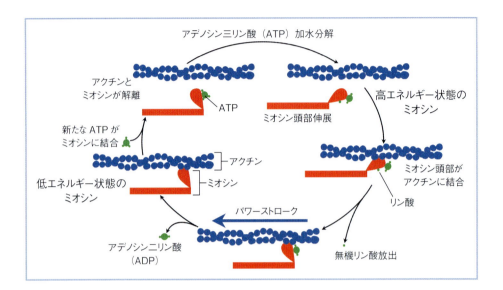

アクチンとミオシンの相互作用が多彩な細胞運動を担っている。最も知られているのは筋収縮であるが，アクチンとミオシンは細胞分裂などの非筋収縮においても重要な役割を担っている。

筋収縮

フィラメント滑走モデルは，アクチンがミオシンに滑り込み，サルコメアが短縮して筋肉が収縮するまでの変化を連続的に説明している。アクチンに結合していないミオシン頭部は，アデノシン二リン酸（ADP）と無機リン酸（アデノシン三リン酸 ATP の加水分解産物）と結合し，伸展位をとっている。ミオシン結合部位があらわになると，ミオシンはアクチンに結合し，パワーストロークが惹起される。このパワーストロークはミオシン頭部を低エネルギー形態に復帰させる一方，薄いフィラメントをサルコメアの中心方向に引っ張り，収縮力が発生する。新たな ATP が結合すると，ミオシン頭部はアクチンから解離し，サイクルが繰り返される。

興奮-収縮連関

興奮-収縮連関は，筋細胞の細胞膜（筋鞘）の脱分極から筋収縮に至るまでのプロセスを説明している。このサイクルは，活動電位による筋細胞の脱分極から始まる。活動電位は筋鞘に沿って T 管を介して筋細胞に伝わり，電位依存性カルシウムチャネル（VGCC）が開口し，細胞質に Ca^{2+} が放出される。リアノジン受容体が活性化されると，筋小胞体からさらに Ca^{2+} が放出される。放出された Ca^{2+} はトロポニン C に結合し，トロポミオシン/トロポニン複合体を移動させ，アクチン上のミオシン結合部位が露出する。筋緊張は，活性化したアクチン-ミオシン架橋の割合，言い換えれば細胞質の Ca^{2+} 濃度に依存する。

心筋と骨格筋の違いは，それぞれの筋に存在する VGCC とリアノジン受容体のアイソフォームによるものである。心筋のリアノジン受容体の活性化はカルシウム依存性であるのに対し，骨格筋では受容体間での直接的な物理的相互作用で活性化される。

1.13.2 Golgi腱紡錘

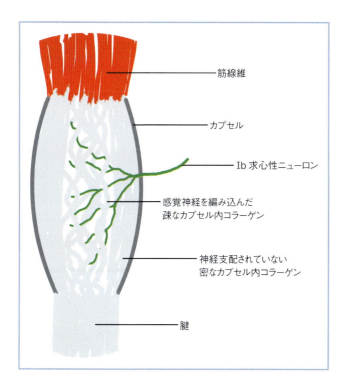

Golgi腱紡錘（GTO）は，骨格筋の筋腱移行部にある，筋肉と腱の伸張を中枢神経に伝える固有受容器である。GTOは次の2種類のコラーゲン線維からなる。
- カプセルの外側を形成する密なコラーゲン。
- カプセル内部を占める疎なコラーゲン。

さまざまな筋線維がコラーゲン線維に入り込み，1本の太い有髄神経線維であるIb求心性ニューロンがそれぞれのGTOを支配している。Ibニューロンは密なコラーゲンをバイパスした後に細かく分枝し，中心部の疎なコラーゲンに分布する。

Golgi腱反射（「1.4.12 反射弓」参照）

GTOは反射経路の感覚成分として機能する。筋肉が収縮すると，筋肉本体は短縮し，腱は伸張する。これによって疎なコラーゲン線維が引き伸ばされる。Ib求心性ニューロンはコラーゲン線維の間で圧迫され，脱分極する。十分な刺激によって閾値に到達すると活動電位が起こり，求心性感覚シグナルは脊髄後根から抑制性介在ニューロンに伝搬する。介在ニューロンの活性化は同じ筋肉に分布するα運動ニューロンの発火を抑制し，さらなる筋収縮や力の発生を抑制する。伸展によって発生する力は筋線維に吸収されるため，筋収縮は筋伸展よりGTOを刺激する。

この負のフィードバックは自律抑制反射として知られ，過剰な力が生じて筋肉が損傷するのを防ぐため，筋肉を弛緩させて保護する。GTOは筋紡錘（「1.13.3 筋紡錘」参照）とともに，中枢神経に筋線維の長さと収縮速度，筋腱複合体の長さなどの情報を提供し，位置や動きを制御している。

1.13.3 筋紡錘

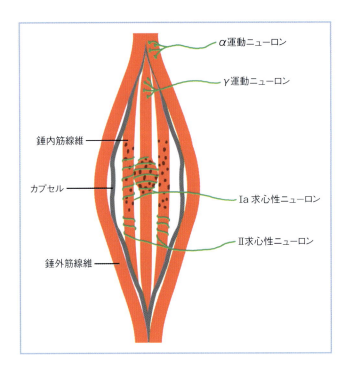

筋紡錘は筋肉の長さの絶対値とその変化情報を中枢神経系に伝える固有感覚受容器で，腹筋内の深部において筋収縮を担う錘外筋線維と並行に存在する。次の2種類の錘内感覚神経線維を含む。
- 核袋型錐内筋線維：核が集まり，袋に詰まるように筋紡錘の中央部に位置する。
- 核鎖型錐内筋線維：筋紡錘の中央付近で核が鎖状につながって存在する。

筋紡錘は非収縮性の中心領域と収縮性の終末領域をもつ。
- 中心領域は，Ia およびⅡ求心性感覚ニューロンによって支配されている。Ia 線維は厚く太い有髄線維で，速い伝導が可能である。筋肉の長さの変化が止まると伝導を短期間中断し，新たに休止状態の筋肉の長さについて適切に発火し始め，筋肉の長さの変化に対して迅速に対応する線維である。それゆえに，Ia 線維は，筋肉の長さの変化速度に関連した動的な情報を伝える。Ⅱ線維も有髄線維であるが，Ia 線維より細い。筋肉が伸びるのに伴って発火頻度が増え，筋肉の動きが止まった後もその頻度は増加を保ち，筋肉の長さの変化にゆっくりと対応する線維である。深部腱反射の求心路は，Ia 線維の動的反応である。腱を叩打すると筋線維と筋紡錘が急速に伸展し，Ia の求心性発火が増加する。筋肉の長さの変化が小さい場合は，Ⅱの求心性発火がわずかに変化する。
- 収縮性の終末領域は遠心性γ運動ニューロンに支配されている。α運動ニューロンと違い，遠心性γ運動ニューロンは筋収縮に直接には関わらない代わりに，筋紡錘の中心部分をピンと張られた状態に保ち，筋肉の伸張を敏感に感じ取れるようにしている。

1.13.4 筋肉の種類

構造	骨格筋	心筋	平滑筋
横紋	あり	あり	なし
筋小胞体	よく発達	中等度に発達	ほとんど発達していない
T管	よく発達	中等度に発達	なし
トロポニンまたはカルモジュリン	トロポニン	トロポニン	カルモジュリン
収縮の開始	神経インパルス	ペースメーカ細胞	ペースメーカ電位
ギャップ結合	なし	あり（介在板）	あり

筋組織は中胚葉由来で，3種類ある。
- 骨格筋：運動，姿勢保持（無意識の制御），関節の安定化，熱産生を担う。概して意識によって収縮することから随意筋と呼ばれ，腱を介して骨に付着する。
- 平滑筋：臓器の壁内（例えば，食道，胃，腸，気管，子宮，膀胱，血管，立毛筋）に存在する。無意識に収縮し，不随意筋と呼ばれる。
- 心筋：心臓にのみ存在する不随意筋であるが，その構造は平滑筋より骨格筋に似ている。

平滑筋は持続的に長時間収縮するのに対し，横紋筋（骨格筋，心筋）は概して短時間に収縮する。骨格筋と心筋は規則的に配列されたサルコメア（筋節）をもち，横紋構造を呈するが，平滑筋はこの構造をもたない。心筋のサルコメアは介在板をもち，不規則な角度で結合しているのに対し，骨格筋のサルコメアは筋束と平行に配置されている。

それぞれ違いはあるものの，すべての筋肉はアクチンとミオシンの相互作用によって収縮する。心筋と平滑筋では内部ペースメーカ細胞によって収縮が始まるのに対し，骨格筋の収縮は電気的インパルスの神経伝導によって始まる。

従来，骨格筋は遅筋線維と速筋線維のように収縮速度に従って分類されてきた。しかし，相関性はあるものの，これはミオシンのATPアーゼ活性組織化学染色による分類に取って代わられている（主なサブタイプは太字で表される）。
- Type I：遅筋または赤筋で，2つのサブタイプ（**I**とIC）がある。長時間，弱い力で収縮し，ミトコンドリアとミオグロビンの密な毛細管ネットワークをもつ。
- Type II：速筋で，5つのサブタイプ（IIC，**IIA**，IIAX，IIXA，**IIX**）がある。速く強い力で収縮するが疲労しやすく，持続時間の短い無酸素型である。Type IIXは白筋で，ミトコンドリアとミオグロビンの密度が最も低い。

1.13.5 神経筋接合部

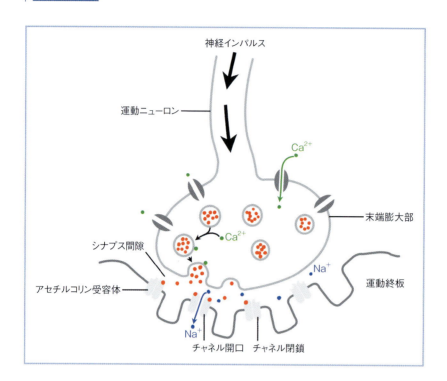

神経筋接合部（NMJ）は，神経系と筋線維とのシナプス結合である。個々の運動ニューロンはユニットを形成するいくつかの筋線維とシナプスを形成し，個々の筋線維はたった1つのNMJをもつ。アセチルコリン（ACh，図中の赤い点）はNMJの神経伝達物質である。

- 運動ニューロンは筋線維に近付くと，筋鞘の接合部ヒダに埋め込まれるようにいくつかの終末枝に枝分かれする。AChは運動ニューロン終末で合成され，貯蔵される。末端膨大部が脱分極するとシナプス前膜とACh小胞体が融合し，神経伝達物質をシナプス間隙に放出する。末端膨大部に存在するシナプス終末のACh受容体は，正のフィードバック機序を介してACh産生を増加させる。
- シナプス間隙は運動ニューロン終末と筋鞘（訳注：筋細胞の形質膜）との空間である。この幅は約50 nmで，組織間液によって満たされている。
- 運動終板は，NMJの後シナプス側表面を形成する筋鞘の特殊な部位である。ニコチン性ACh受容体は，後接合部ヒダのシナプス間隙断端付近に存在する。この受容体はリガンド依存性イオンチャネルで，中心の孔を環状に取り巻く5つのサブユニットからなる。成人の受容体は2つのαサブユニットと，β，γ，εサブユニット1つずつから構成されるが，胎児ではεサブユニットがγサブユニットの代わりに存在する。AChが両方のαサブユニットに結合すると立体構造が変化し，中心の非特異的陽イオンチャネルが開口する。陽イオン（主にNa^+）が細胞内に流入すると，脱分極が起こる。閾値（－50 mV）を超えると電位依存性Na^+チャネルが開口し，急速な脱分極が起こり，活動電位が生じる。後接合部ヒダが接する間隙内で，アセチルコリンエステラーゼはAChをシナプス間隙から急速に除去し，ACh受容体が活性化している時間を制限する。

1.13.6 サルコメア

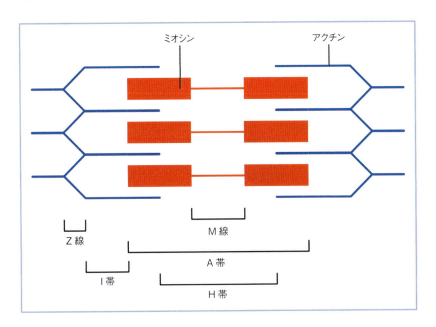

サルコメアは骨格筋の基本的な収縮単位である。2つのZ線と，並列した太い（ミオシン）フィラメントと細い（アクチン）フィラメントからなる。

太いフィラメントは，ミオシン結合タンパク質により連結したミオシン分子の束からなる。相互に結合したミオシンの束は筋収縮を制御している可能性がある。ミオシン線維には頭部と尾部があり，頭部は筋収縮を補助するアクチンやATP結合部位をもつ。細いフィラメントは，2本のアクチン鎖がらせん状により合わさった形をしている。トロポミオシンはトロポニンC，I，Tからなるタンパク質複合体で，アクチンフィラメントの周りを包みミオシンとの結合部位を覆っている。

太いフィラメントからなる暗帯は，A帯〔偏光顕微鏡下で異方性（anisotropic）を示す〕と呼ばれる。太いフィラメントと重なっていない細いフィラメント部分がI帯〔等方性（isotropic）に由来する〕である。逆に，H帯は細いフィラメントと重なっていない太いフィラメント部分である（偏光顕微鏡下でA帯内の淡い部分として見られる）。M線はミオシンフィラメント架橋を示し，サルコメアの中心部分である。暗いZ線（Z板またはZ体としても知られる）は隣接したサルコメア間の境界を形成し，アクチンフィラメントとその他の構造タンパク質の架橋を表している。チチンはZ線とM線をつなぐタンパク質で，サルコメア構造を安定させる。

骨格筋が収縮すると，Z線が互いに近づいて太いフィラメントと細いフィラメントが重なり，H帯とI帯の幅が減少する。太いフィラメントの長さは変化しないので，収縮してもA帯の幅は同じである。

1.13.7 骨格筋の構造

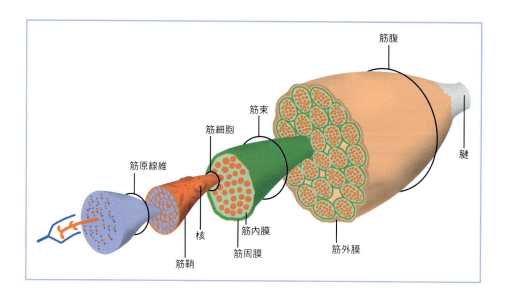

骨格筋は運動や姿勢保持，関節の安定化を担い，随意・不随意の両方で制御されている。骨格筋の胚性前駆体は単核の筋芽細胞で，筋芽細胞の融合によって円柱状に引き伸ばされた多核の筋細胞（筋線維または筋肉細胞とも呼ばれる）になる。個々の筋細胞は数百から数千の筋原線維で構成されるが，この筋原線維は円柱状の構造をもち，筋細胞の全長まで伸びている。筋原線維の構成成分は筋フィラメントで，サルコメアの連続によって形成されている（「1.13.6　サルコメア」参照）。筋原線維には太いフィラメントと細いフィラメントが平行に配置されているため，骨格筋は高倍率で見ると線状かつストライプ状に見える。

骨格筋の細胞外マトリックス

- 筋内膜：個々の筋細胞を収める。筋鞘（筋細胞の形質膜）を直接的に覆う。
- 筋周膜：筋細胞を結合し筋束にする。筋束内では筋細胞は並列している。
- 筋外膜：腱から伸びる比較的厚く丈夫な結合組織で，多数の筋束を封じ，截然たる筋肉を形成する。

ジストロフィン異常症

ジストロフィンは X 染色体にコードされ，筋細胞の構造安定に必須の細胞質タンパク質である。このタンパク質は，筋細胞の細胞骨格（アクチンやミオシンのような筋形質内のタンパク質）を筋鞘に接続する。この接続は，ジストログリカン複合体を介して細胞内から細胞外マトリックスまで伸び，サルコメアで生み出された力の伝達に重要である。Duchenne 型と Becker 型の筋ジストロフィーは，ジストロフィン遺伝子の変異による，ジストロフィンの機能障害が原因である。ジストロフィン欠損は筋鞘を不安定にし，やがて骨格筋の進行性筋力低下や筋萎縮を引き起こす。ジストロフィン異常症は X 染色体潜性（劣性）遺伝である。

2.1 腹壁

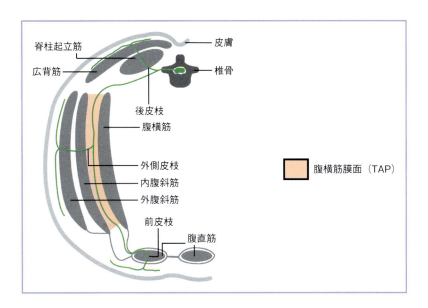

腹壁の前外側には5対の筋がある。

● **扁平な層状の筋**
- 外腹斜筋は最外層に位置し下位8本の肋骨から起始する。内側下方に向かい一部の線維は腸骨稜に達する。前方では，内腹斜筋と腹横筋の腱膜が合わさり，腹直筋鞘を形成する。下方では外腹斜筋腱膜が鼠径管を形成する。
- 内腹斜筋は中間層に位置し，腸骨稜，鼠径靭帯および胸腰筋膜より起始する。筋線維は内側上方に向かい下位肋骨および白線に入る。
- 腹横筋は最内層に位置し，鼠径，腸骨稜，下位6本の肋骨および胸腰筋膜より起始する。この筋肉は横方向に向かい広範な腱膜に停止する。

● **正中よりに位置する垂直方向の筋**
- 腹直筋と錐体筋は腹直筋鞘の中に位置する。これらは並走する線対称の筋であり，正中を縦走する結合組織である白線によって分離されている。

腹壁の感覚支配

神経支配はT7〜L1の脊髄神経前枝から生じ，肋間神経（T7〜T11），肋下神経（T12）および腸骨下腹神経および腸骨鼠径神経（L1）が含まれる。T7〜T11の前枝は肋間腔を出て内腹斜筋と腹横筋の間（腹横筋膜面ブロックで局所麻酔薬を投与する場所）を通り腹壁に達する。その後，前方に続き，腹直筋を貫通して前皮枝として終わり，前腹部の皮膚を支配する。T12の前枝は腰神経叢の一部であるL1への交通枝を分枝する。腸骨下腹神経や腸骨鼠径神経は下腹部の皮膚，上臀部，生殖器の感覚を支配している。

2.2 肘窩

肘窩は肘関節の上腕と前腕との間に位置する三角形のくぼみである。肘窩には以下のような境界線がある。

- 上方：上腕骨の内側および外側上顆を結ぶ仮想線。
- 内側：円回内筋の外側境界。
- 外側：腕橈骨筋の内側境界。
- 床側：近位は上腕筋，遠位は肘関節包の上に位置する回外筋により形成される。
- 天井側：皮膚および筋膜（上腕二頭筋腱膜を含む）から形成される。肘正中皮静脈は最表層の筋膜を通り，橈側皮静脈，尺側皮静脈につながる。

肘窩は内側から外側の順に，以下で構成される。

- 正中神経。
- 上腕動脈が肘窩の頂点で分岐し，橈骨動脈および尺骨動脈に分枝する。
- 上腕二頭筋腱および腱膜。
- 橈骨神経および後骨間神経（腕橈骨筋に重なる）。橈骨神経は腕橈骨筋のすぐ下を通り，浅枝と深枝に分枝する。

臨床的意義

- 静脈穿刺：肘窩の内側から外側に向けて，尺側皮静脈，肘正中皮静脈，橈側皮静脈を容易に見つけることができる。
- 血圧測定：この部位で上腕動脈の触診または聴診を行う。観血的測定のためにカニューレ挿入も可能であるが，終動脈であるため注意が必要である。
- 神経ブロック：ほとんど行われることはないが，正中神経ブロックが可能。上腕二頭筋腱と内側上顆との間に局所麻酔薬を注入する。
- 上腕骨顆上骨折：上腕骨の2つの上顆の間を横断する骨折。骨折断片の変位により肘窩の構成物が損傷される可能性がある。上腕動脈損傷を放置することにより虚血拘縮，すなわち手や手首の不可逆的な屈曲拘縮を起こし，手および指の鉤爪様変形の原因となりうる。

2.3 自律神経系

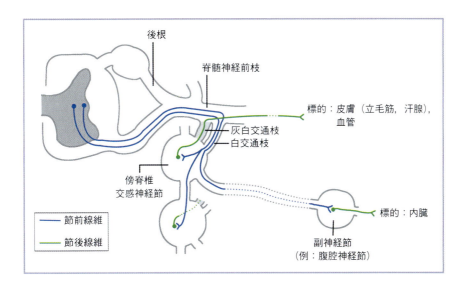

自律神経系（ANS）は不随意な内臓機能を調節する複雑な神経系である。交感神経系および副交感神経系の 2 つの相補的な関係は，視床下部および脳幹を中心に統合される。

- **交感神経系**（SNS）：「闘争か逃走」反応を活性化すると同時に，基礎的な恒常性を維持する上でも不可欠である。細胞体は胸腰部（T1〜L2）交感神経流出路である脊髄側角に位置し，脊髄を離れ，有髄の交感神経節前線維の流出路である白交通枝を形成する。これらの線維は，頭蓋骨の基部から尾骨にわたる交感神経鎖に入る。脊椎の両側に近接する交感神経鎖は 23〜24 対の傍脊椎神経節（頸椎 3 対，胸椎 12 対，腰椎 4 対，および仙骨 4〜5 対）を含む。交感神経鎖に入ると節前線維の軸索は，以下の経路の 1 つ以上を通る。
- 最も近い神経節でシナプス形成後，節後線維はその脊髄レベル（T1〜L2）で無髄の交感神経節後線維流出路である灰白交通枝を介し脊髄神経と接合する。
- 他のレベルの傍脊椎神経節に昇降しシナプス形成し，そのレベルで脊髄神経と接合する。それぞれの脊髄神経は交感神経鎖から灰白交通枝を受ける。
- 傍脊椎神経節を通過し副神経節においてシナプス形成する。交感神経節は交感神経鎖から分離し，そのシグナルは深部臓器を目指す。
- 傍脊椎神経節を通過し副腎髄質においてシナプス形成する。

- **副交感神経系**：「安静と消化」の反応を促進させる。流出路は脳仙髄系（脳神経Ⅲ，Ⅶ，Ⅸ，Ⅹ，および仙骨神経 S2〜S4）から生じる神経線維である。SNS とは対照的に副交感神経節はその標的組織上か，または標的組織に隣接して存在する。したがって有髄節前線維は末梢臓器近くの節後線維とのシナプスに向かって長い軸索を有している。

2.4 頭蓋底

蓋底は頭蓋腔の床を形成している。頭蓋底は，篩骨，蝶形骨，後頭骨，1対の前頭骨，1対の側頭骨から形成され，多くの重要な構造物が通過する複雑な解剖学的領域である。

前頭蓋窩，中頭蓋窩，および後頭蓋窩の3領域に分かれる。中頭蓋窩は錐体後頭裂により1つの正中と2つの側方にさらに細分化される。

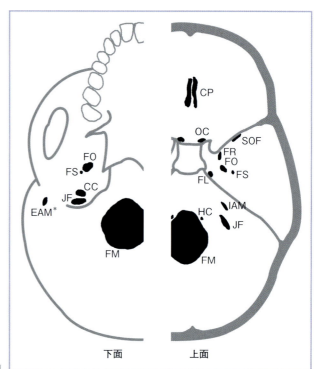

*EAM (external acoustic meatus)：外耳道

孔	通過する構造物
前頭蓋窩	
篩板：cribriform plate (CP)	嗅神経 (CN I)
中頭蓋窩	
視神経管：optic canal (OC)	視神経 (CN II)
上眼窩裂：superior orbital fissure (SOF)	眼神経 (CN V_1)，動眼神経 (CN III)，滑車神経 (CN IV)，外転神経 (CN VI)
正円孔：foramen rotundum (FR)	上顎神経 (CN V_2)
破裂孔：foramen lacerum (FL)／頸動脈管：carotid canal (CC)	内頸動脈
卵円孔：foramen ovale (FO)	下顎神経 (CN V_3)
棘孔：foramen spinosum (FS)	中硬膜動脈
内耳道：internal acoustic meatus (IAM)	顔面神経 (CN VII)
後頭蓋窩	
大後頭孔：foramen magnum (FM)	脊髄，副神経 (CN XI)，椎骨動脈，脊髄動脈
頸静脈孔：jugular foramen (JF)	舌咽神経 (CN IX)，迷走神経 (CN X)，脊髄副神経 (CN XI)，S状静脈洞 (頸静脈につながる)
舌下神経管：hypoglossal canal (HC)	舌下神経 (CN XII)

2.5 腕神経叢

腕神経叢は上肢の感覚と運動の支配を提供する神経ネットワークである。腕神経叢の構成は以下のとおりである。

- **神経根**：5 本の神経根は脊髄神経 C5〜T1 の前枝から生じ斜角筋間溝を走行する。C5〜C7 の神経根は腕神経叢斜角筋間アプローチによりブロックされる。

1st IC：第 1 肋間神経, DS：肩甲背神経, LP：外側胸筋神経, LSS：下肩甲下神経, LT：長胸神経, MAC：内側前腕皮神経, MBC：内側上腕皮神経, MP：内側胸筋神経, SS：肩甲上神経, TD：胸背神経, USS：上肩甲下神経.

- **神経幹**：神経根が合わさり 3 本の神経幹を形成し，前斜角筋と中斜角筋の間を通る。神経幹は腕神経叢鎖骨上アプローチによりブロックされる。
- **神経幹枝**：神経幹が鎖骨後部を通過し，それぞれ前部と後部に分かれる。このレベルから分枝する神経枝はない。
- **神経束**：腋窩に 3 本の神経束が存在し，腋窩動脈との位置関係で命名されている。後神経束は 3 つの神経幹枝後部（C5〜T1）から形成される。外側神経束は上神経幹と中神経幹（C5〜C7）からの神経幹枝前部で作られる。内側神経束は下神経幹前部の続きである（C8，T1）。
- **分枝**：終末分枝は，筋皮神経，腋窩神経，橈骨神経，正中神経，および尺骨神経である。これらの分枝はすべて運動神経線維と感覚神経線維の両方を含む。分枝は，腕神経叢腋窩アプローチにより橈骨神経，正中神経，および尺骨神経のブロックが可能である。

周術期に腕神経叢損傷を起こすことがある。不適切な患者の体位（特に外旋を伴う腕の外転）による腕神経叢の過度な伸展，手術や区域麻酔の手技による圧迫および直接的な外傷などが理由として挙げられる。

腕神経叢から発生する他の神経は次のとおり。

LT (long thoracic)：長胸神経
1st IC (first intercostal)：第 1 肋間神経
DS (dorsal scapular)：肩甲背神経
SS (suprascapular)：肩甲上神経
LP (lateral pectoral)：外側胸筋神経
USS (upper subscapular)：上肩甲下神経
LSS (lower subscapular)：下肩甲下神経
TD (thoracodorsal)：胸背神経
MP (medial pectoral)：内側胸筋神経
MBC (medial brachial cutaneous, medial cutaneous nerve of arm ともいう)：内側上腕皮神経
MAC (medial antebrachial cutaneous, medial cutaneous nerve of forearm ともいう)：内側前腕皮神経

2.6 気管支樹

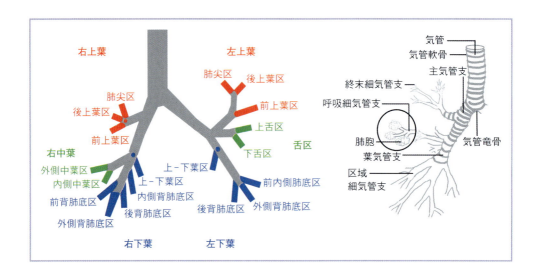

気管はC6からT4の椎体のレベル上にあり，T5レベル（気管竜骨）で分岐する。成人では全長約10 cmのD字型であり，前方からC字型の軟骨により補強されている。気管筋は後側縁を走行しており，これは気管支鏡中の方向確認として有用である。

右主気管支は左よりも太く，短い（成人で約3 cm）。およそT5レベルで右肺に入り，右肺の3つの肺葉と交通する3つの二次気管支（葉気管支）に分岐する。右上葉枝は約2 cm末梢で分岐し，これも気管支鏡検査中のランドマークとして有用である。左主気管支は右よりも細く，長く（成人で約5 cm），右側に比べ水平方向に分岐する。およそT6レベルで左肺に入り，左肺の2つの肺葉と交通する2つの葉気管支に分岐する（舌区は上葉からの舌状の突起で，中葉の遺残の可能性がある）。

葉気管支はさらに三次気管支（区域気管支）に細分岐し，それぞれの肺区域に向かう。肺区域は隔壁によって他の肺区域から分離されており，他の肺区域に影響を与えることなく外科的除去が可能である。区域気管支は細気管支に分岐し，その後，呼吸器細気管支，そして肺胞管および肺胞嚢に分かれる終末細気管支に分岐する。気管支には硝子軟骨があり，末梢に進むに従い徐々に減少し細気管支レベルで消失する。平滑筋は気管支周囲に連続的に存在し，軟骨が減少するにつれてその量は増加する。

交感神経および副交感神経は，それぞれ心臓神経叢（T2〜T4）および迷走神経から支配を受ける。気管支の血行支配は，大動脈由来の気管支動脈，および肋間動脈から供給を受ける（訳注：肺胞レベルの気管支動脈血は直接肺静脈に注ぐ）。これらは後述のThebesius静脈とともに真性シャント，もしくは解剖学的シャントの一因となる。

2.7　心臓の血管：心臓の静脈

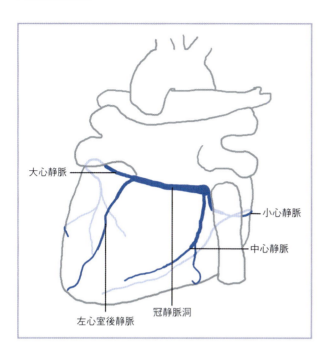

心筋からの静脈排出は冠静脈を経由して行われる。血液は細静脈に集まり，概ね冠動脈に沿って走行する冠静脈を形成する。そして最終的には心臓後面の冠静脈洞につながり，右房の下大静脈開口部と三尖弁との間に流出する。開口部には冠静脈洞の半月弁と呼ばれる保護的な内皮のヒダがある。

冠静脈洞の分枝は以下のとおり。
- **大心静脈**：左室心尖部から始まり前室間溝を左前下行枝（LAD）に沿って走行し，（訳注：左房室間溝を通って冠静脈洞に注ぐ）左冠動脈領域から供給される血液を排出している。
- **中心静脈**：後室間溝を後下行枝に沿って走行し，後下行枝領域から供給される血液を排出している。
- **小心静脈**：後房室間溝を走行し，右房および左室後面からの血液を排出している。
- **斜静脈**：左房の後面を横切り下行し，左房からの血液を排出している。

冠静脈洞を通らずに右房に直接流入する静脈が存在する。右室前心静脈は右室の前面を上行し，冠状溝を横切り，右房の前壁に流入する小静脈群である。

Thebesius静脈は心臓の静脈の中で最小である。これらは心筋から心内膜を通過し直接心室内に流入し，真性シャント，もしくは解剖学的シャントの一因となる。

2.8 心臓の血管：心臓の動脈

左右の冠動脈は大動脈基部の大動脈弁尖の背後にある開口部（冠動脈口）から心筋に血液を供給している。その逆で，最も内側の心内膜は左室内の血液から直接供給を受ける。

右冠動脈は前部または右側の大動脈洞から始まり，右房の肺動脈幹と右心耳の間を走行する。そして右房室間溝，その後，心臓後面の室間溝を降下し，右縁枝，後下行枝，そして室間枝に分枝する。右冠動脈は下記のような血液供給をしている。
- 洞房結節（60%の人で）。
- 房室結節（80%の人で）。
- 右房，大部分の右室，左室の横隔膜面。
- 心室中隔の後側1/3。

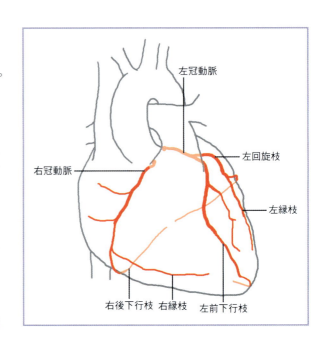

左冠動脈は左側後方の大動脈洞から始まり，肺動脈幹と左心耳の間の冠状溝内を走行し，左回旋枝と左前下行枝（LAD），そして前室間枝に分岐する。LADは右冠動脈の後下行枝との間で吻合路をもつ。左冠動脈は下記の血液供給をしている。
- 左房。
- 左室の大部分。
- 心室中隔の前側2/3。
- 洞房結節（40%の人で左回旋枝より）。

冠動脈	解剖学的局所血液供給	心電図変化
左前下行枝	前壁中隔（anteroseptal）	V_1〜V_4
左回旋枝	前腹壁（anterolateral）	Ⅰ，aVL，V_5〜V_6
左前下行枝	中隔（septal）	V_1〜V_2
左回旋枝	側壁（lateral）	V_5〜V_6，aVL
右後下行枝	下壁（inferior）	Ⅱ，Ⅲ，aVF
右冠動脈	後壁（posterior）	V_1〜V_4〔相反性変化（reciprocal change）〕

解剖学的多様性があるが，上の表は冠動脈の血液供給領域と，それぞれの血管の疾患により見られる心電図変化を示す。

2.9　Willis動脈輪

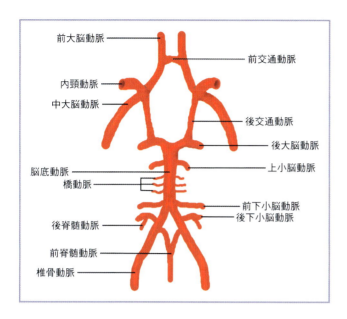

Willis動脈輪は脳に動脈血を供給する血管吻合である。2/3の脳動脈血は内頸動脈より供給され，残りの1/3は椎骨動脈より供給される。Willis動脈輪は血管閉塞時でも脳血流が維持されるよう，これらの血管の側副血行路を形成する。この動脈輪には以下のような血管が含まれる。
- 内頸動脈（ICA：1対）：ICAは総頸動脈から形成され，頸動脈管を通り頭蓋内に入る。
- 前大脳動脈（ACA：1対）：ICAの終末分枝の1つで，頭頂葉の上部/内側と前頭葉の内側に血液を供給する。
- 前交通動脈（ACOM：対ではない）：小さな動脈で左右のACAをつなぐ。
- 後大脳動脈（PCA：1対）：2つの椎骨動脈が合併し脳底動脈となり，これが分岐してPCAを形成する。PCAは後頭葉および側頭葉へ血液を供給する。
- 後交通動脈（PCOM：1対）：ICAの分枝でPCAとICAをつなぐ。

ICAの終末分枝である中大脳動脈（MCA）は厳密にはWillis動脈輪の一部ではない。両側のMCAは外側大脳皮質の大部分に血液を供給する。

頭蓋内動脈瘤の破裂は非外傷性くも膜下出血の最も一般的な病因である。動脈瘤はしばしばWillis動脈輪内の血管分岐部に発生する。
約70%の病変が前側の脳循環において生じる。
- ACAとACOMの接合部：30～40%。
- ICAとPCOMの接合部：30%。

頭蓋内動脈瘤の他の発生部位は次のとおり。
- MCA：20～30%。
- 後側の脳循環（脳底動脈先端部，上小脳動脈，後下小脳動脈）：10%。

2.10 脳神経

脳神経	線維	支配域	機能
Ⅰ．嗅神経	感覚	嗅粘膜	嗅覚
Ⅱ．視神経	感覚	網膜	視覚
Ⅲ．動眼神経	運動	上直筋，内側直筋，下直筋，下斜筋	眼球運動
		上眼瞼挙筋	開眼
	副交感神経	瞳孔括約筋，毛様体筋	縮瞳，水晶体の調節
Ⅳ．滑車神経	運動	上斜筋	眼球運動
Ⅴ．三叉神経	感覚	顔，頭皮，角膜，鼻腔，眼窩，前側の硬膜	一般感覚
V_1 眼神経	感覚		前頭部・眼・鼻の知覚
V_2 上顎神経	感覚		上顎・口蓋の知覚
V_3 下顎神経	感覚・運動	咀嚼筋，鼓膜張筋	開口，閉口，鼓膜の張りを調整，咀嚼，舌・下顎の知覚
Ⅵ．外転神経	運動	外側直筋	眼球運動
Ⅶ．顔面神経	感覚	舌の前方2/3	味覚
	運動	顔面表情筋	顔面運動
		アブミ骨筋	耳小骨の振動を調整
	副交感神経	唾液腺，涙腺	唾液分泌，流涙
Ⅷ．内耳神経	感覚	蝸牛	聴覚
		前庭器官	頭位深部感覚，平衡感覚
Ⅸ．舌咽神経	感覚	耳管，中耳	一般感覚
		頸動脈小体，頸動脈洞	化学受容体，圧受容体
		咽頭，舌の後方1/3	味覚
	運動	茎突咽頭筋	嚥下
	副交感神経	唾液腺	唾液分泌
Ⅹ．迷走神経	感覚	咽頭，喉頭，食道，外耳	一般感覚
		大動脈小体	化学受容体
		弓部大動脈	圧受容体
		胸部，腹部臓器	内臓感覚
	運動	軟口蓋，喉頭，咽頭，上部食道	発語，嚥下
	副交感神経	心血管，呼吸器，消化器	左記の臓器の調節
Ⅺ．副神経	運動	胸鎖乳突筋，僧帽筋	首，肩の動き
Ⅻ．舌咽神経	運動	舌筋	舌の動き

脳神経は12対存在し，神経が脳と接続されている部位により，頭側から尾側の順に番号が付けられている。視神経を除くすべての脳神経は末梢神経系の一部に含まれる。視神経は胚発生の過程から中枢神経系の一部とみなされる。嗅神経と視神経は直接脳から分枝するが，残りの10対は脳幹から分枝する。迷走神経は胸腹部臓器の神経支配も行うが，これ以外のすべての脳神経は頭部と頸部の器官の神経支配を行う。脳神経は運動神経線維（遠心性），感覚神経線維（求心性），またはその混合であり，副交感神経を含むものもある（上表を参照）。

2.11　C6レベルにおける頸部断面

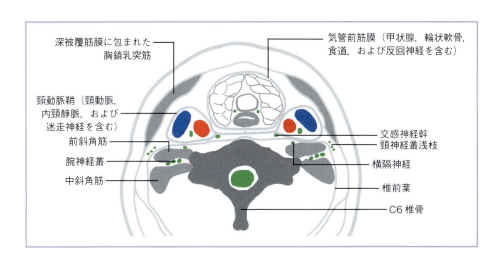

この断面は，このレベルにおける頸部の主要構造物の位置関係を示している。麻酔科医が関心をもつ領域は以下のとおり。

- 輪状軟骨：前側に狭い部分をもつ印環状の軟骨。後方に傾斜しその直上に披裂軟骨が乗る。
- 頸動脈鞘：頭蓋底から頸根まで走る頸部筋膜の管。頸動脈，内頸静脈，および迷走神経を含む。
- 斜角筋群と腕神経叢：前斜角筋はC3～C5頸椎から起始し，第1肋骨で停止する。横隔神経は斜角筋上を走行し，鎖骨下静脈はその裾野を横切る。斜角筋間溝は前斜角筋，中斜角筋の間にあり，鎖骨下動脈および腕神経叢を含む。
- 頸神経叢：C2～C4の前枝から起こり，胸鎖乳突筋の後縁から現れる。首の前面と側面の感覚を支配する。
- 交感神経幹/交感神経鎖：脊椎前筋膜と頸動脈鞘の間に頸部神経節が存在する。中頸神経節は，C6椎体のレベルにある。

星状神経節は，下頸神経節とT1神経節が一体となったもので，C7レベルの第1肋骨頸の前に位置し，頭頸部および上肢の交感神経を支配する。星状神経節ブロックは疼痛症候群（複合性局所疼痛症候群ⅠおよびⅡ，難治性狭心症および帯状疱疹など），または血管不全（例えばRaynaud症候群，強皮症，閉塞性血管疾患および外傷）に対して行われる。通常，C6結節（Chassaignac結節）で行われ，C7レベルの椎骨動脈や胸膜頂を避ける。ブロックが成功するとHorner症候群（縮瞳，不全眼瞼下垂および無汗）に類似した所見がみられる。

2.12 脊髄の断面

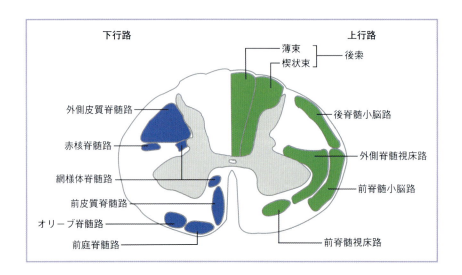

脊髄は大後頭孔から始まり，成人では第1か第2腰椎のレベルで脊髄円錐として終わる。このレベル以下では終末線維が尾骨まで付着しており，脊髄を長軸方向に牽引する。

脊髄の断面には蝶形の灰白質（神経細胞体）と，それを取り囲む形で白質（神経線維）がみられる。小さな中心管は脊髄の全長を走り，第四脳室と交通する。すべての脊髄レベルにおいて類似した構造が存在するが，部位により差があり，灰白質の輪郭が変化し，白質の大きさは遠位に向かうほど小さくなる。脊髄には上行性感覚神経伝導路と下行性運動神経伝導路が含まれる。

● 上行路
- 繊細な触覚および固有感覚情報は脊髄後索白質にある楔状束と薄束を介し，対側の知覚皮質へと伝達される。神経線維は楔状核および薄束とシナプスを形成したのちに延髄で交叉し，対側へ伸びる。
- 2つの脊髄視床路（前脊髄視床路と外側脊髄視床路）は入った脊髄レベルで交叉し，対側の視床へ感覚情報を伝達する。前脊髄視床路は粗い触覚と圧覚を伝達し，外側脊髄視床路は痛覚と温度覚を伝達する。
- 2つの脊髄小脳路（前脊髄小脳路と後脊髄小脳路）は前方および後方に，交叉せずに同側小脳に固有感覚情報を伝達する。

● 下行路*
- 2つの皮質脊髄路（前皮質脊髄路と外側皮質脊髄路）は，意識下の骨格筋制御に関与する。主要な運動神経伝導路である外側皮質脊髄路は，運動皮質の錐体細胞で生じ，延髄で交叉し，対側の錐体路を下行する。前正中裂近くに位置する前皮質脊髄路は，運動皮質から下行しそれぞれの分節で交叉する。
- 残りの運動神経伝導路は，潜在的な平衡覚，位置覚，および筋緊張の制御に関与する。

〔*訳注：ここで述べる下行路は錐体路についてのみであり，このほかに下行性神経伝導路は錐体外路（視蓋，赤核，前庭，網様体脊髄路）があり，筋運動や反射，姿勢に関与する。〕

2.13 デルマトーム

デルマトームは1つの脊髄神経の感覚神経線維により支配される皮膚領域を表す。頸椎8領域，胸椎12領域，腰椎5領域，仙椎5領域，尾骨神経根1領域の，合計31対の皮膚領域が含まれる。特定の脊椎神経根へ向かう感覚神経線維はそれぞれのデルマトームからの感覚情報を伝える。

デルマトームは胸部から腹部にかけては重ねた円盤状になっており，上肢と下肢では縦方向に走る。デルマトームの間には著しい重複があり，個体差が大きい。

重要なデルマトームの解剖学的なランドマークは以下のとおりである。
- C6：母指基節骨背側。
- C7：中指基節骨背側表面。
- T4：乳頭。
- T6：剣状突起。
- T10：臍。
- L4：膝前外側面（文献によってはL3）。
- L5：踵部（文献によってはS1）。
- S1：足部外側。
- S4/5：会陰。

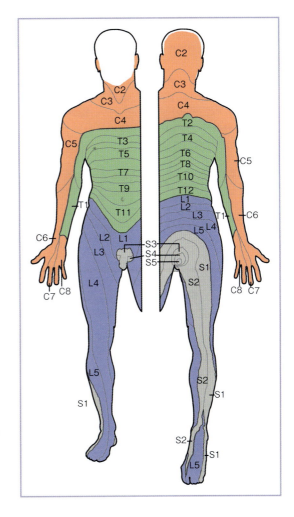

デルマトームは神経ブロックの効果判定や，脊髄損傷の損傷レベルの評価，関連痛の判定などに有用である。

2.14 横隔膜

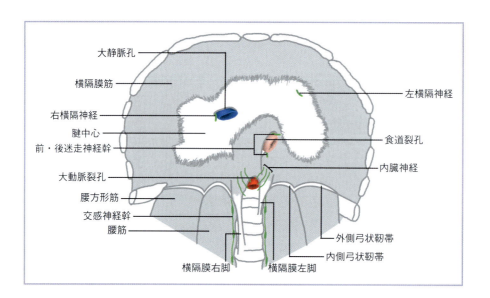

横隔膜は胸腹部の間に位置する，ドーム型の筋腱で形成された隔壁である。

- **末梢の筋肉**：放射状の筋線維は，前方は剣状突起から，外側は下位の 6 本の肋骨から，後方は弓状靭帯および腰椎から起始する。内側弓状靭帯と外側弓状靭帯は，腰筋と腰方形筋の筋膜とそれぞれ融合する腱様の構造物である。横隔膜は右脚と左脚を介し脊柱に付着する。脚は腰椎前面（右脚は L1～L3，左脚は L1，L2）から起始する筋線維束である。両脚は合わさり正中弓状靭帯を形成する。

- **腱中心**：この薄く強固な腱膜は三つ葉の形をしており，横隔膜の筋肉部分に付着して機能する。

横隔膜には胸腹間を構造物が通過する複数の孔が開いている。腱中心の孔である大静脈孔（T8 レベル）は下大静脈と右横隔膜神経が通過する。食道裂孔（T10 レベル）は食道，迷走神経および，左胃動静脈が通過する。食道裂孔は右脚の筋間に位置し，これらの筋肉が解剖学的括約筋を形成し，吸気中に腹腔内圧が上昇している間の胃内容物の逆流を防止する。大動脈裂孔（T12 レベル）は大動脈，奇静脈および胸管が通過する。大動脈裂孔は，両脚の合わさりにより形成されたアーチの後方に位置する。これによって，大動脈の血流は横隔膜の筋収縮の影響を受けない。

横隔膜の運動神経支配は脊髄神経 C3～C5 前枝由来の両側横隔神経のみを介して独占的に行われる。知覚は大部分を横隔神経が支配し，横隔膜の周辺部分は T5～T12 の肋間神経が支配する。

2.15 硬膜外腔

硬膜外腔は大後頭孔から仙骨裂孔にまで及ぶ。硬膜外腔は脊柱管内の硬膜嚢の周囲に存在し，以下の構造物を含む。
- 脊髄神経根。
- 硬膜静脈叢（Batson静脈叢）。
- 結合組織。
- リンパ管。
- 脂肪。

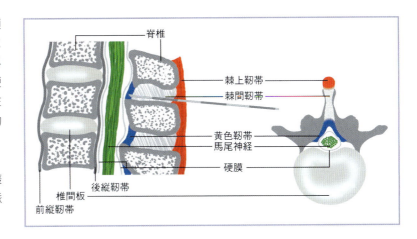

静脈は奇静脈系を介して下大静脈に流入する。静脈弁が存在しないため，腹腔内圧の上昇時，例えば妊娠や腹臥位などの症例では静脈は怒張し，硬膜外液に投与された薬物の不慮の血管内注入のリスクが増大する。

硬膜外穿刺では，針は皮膚，皮下組織，棘上靭帯，棘間靭帯および黄色靭帯を順次通過する。靭帯には感覚支配がなく刺入中に痛みを伴わない。硬膜外腔は潜在的な空間であるため，正確な位置の特定に抵抗消失法が用いられる。

硬膜外腔は後方が最も広く，また硬膜のヒダが仕切りとなることがあり，これは左右間の交通を妨げる。これによって「まだら効き」や想定外の麻酔域となる可能性がある。硬膜下腔は硬膜とくも膜の間の薄い潜在的な空間であり，硬膜外麻酔施行時に誤って硬膜外カテーテルを挿入する可能性がある。ここに局所麻酔薬を注入すると想定外に広範囲のブロックとなりうる。硬膜外腔は大後頭孔が頭側の盲端となるが，だからといって絶対に安全とはいえず，誤って頭蓋腔に薬物が流入すると「全脊髄くも膜下ブロック」が起こりうる。

術後に有効な硬膜外麻酔を行うためには，体表の解剖学的構造物と脊柱管との位置関係や神経支配のデルマトームに関する知識が必要である。対応した脊椎レベルを判別するために有用な，体表の解剖学的構造物は以下のとおりである。
- 肩甲骨下角（T7）。
- 肋骨下縁（T10）。
- 腸骨稜の最も高い点を結ぶ水平線（Jacoby線；L3/4）。
- 上後腸骨棘（S2）。

2.16 大腿三角

境界

- 頭側：上前腸骨棘（ASIS）から恥骨結節まで伸びる鼠径靭帯。
- 内側：長内転筋の内側縁。
- 外側：縫工筋の内側縁。
- 床：長内転筋，恥骨筋，腰筋，および腸骨筋。
- 天井：脂肪，大腿筋膜，皮下組織，皮膚。

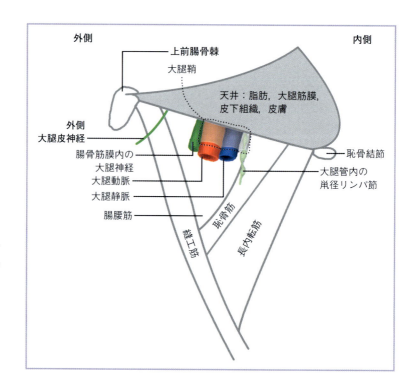

内容

- 大腿鞘：腹腔外筋膜の連続。大腿動静脈，および鼠径リンパ節を含む。
- 大腿神経：腸骨筋膜内にある。
- 外側大腿皮神経（LCNT）。

大腿神経ブロック

補助鎮痛として大腿神経ブロック（FNB）を受けた患者ではオピオイドの全身投与必要量が減少することが示されている。大腿神経は腰神経叢ブロック，3 in 1 ブロック，または腸骨筋膜下ブロック（FICB）などでブロック可能である。

- **適応**：股関節骨折患者の周術期鎮痛，膝または股関節手術の術後鎮痛，手術麻酔（しばしば坐骨神経ブロックとの組み合わせで）。
- **腰神経叢ブロック**：腰筋内を走行する大腿神経，閉鎖神経，および外側大腿皮神経（LCNT）がブロックされる。ランドマーク法を用いて行われる。このブロックでは致死的な出血，硬膜外/脊髄への局所麻酔の広がり，および局所麻酔薬中毒（神経叢が大きな筋床内にあるため）などの重篤な合併症の可能性がある。
- **「3 in 1 ブロック」と腸骨筋膜下ブロック（FICB）**：原理的には共に大腿神経，閉鎖神経およびLCNTのブロックであるが，「3 in 1 ブロック」ではLCNTがブロックされない可能性がある。どちらもランドマーク法および超音波ガイド法で施行可能である。FICBではこの潜在的空間へ確実に注入するために，より外側で行われる。どちらのアプローチも手技が容易であり，合併症も数が少なく軽度である。

2.17 胎児循環

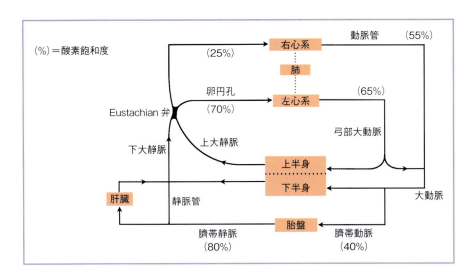

胎児循環は出生後の新生児の循環と比べ大きく異なる。

- **酸素交換の場所**：胎児では胎児–胎盤の境界面で酸素交換を行う。脱酸素化された血液は臍帯動脈を介し胎盤に達し，酸素化された血液は臍帯静脈を介し胎児に戻る。胎児の肺は機能していない。肺は液体で満たされ高い肺血管抵抗となるため，右室からの血流のうちわずか（12% 程度）しか肺を通過しない。

- **並列循環**：胎児循環はシャントや選択的血流に特徴付けられる 2 つの並列回路（全身/胎盤循環，右心/左心系）をもち，より酸素化された血液を重要臓器（脳，冠動脈）に優先的に送っている。
- 静脈管（DV）：胎盤から戻る酸素化された血液の半分は門脈とそれに関与する酸素抽出系（訳注：肝臓のこと）を迂回し静脈管に流れる。この，より酸素化された血液は，下大静脈から戻る酸素に乏しい血液とは別途，下大静脈（IVC）内を流れる。
- 卵円孔：右房（RA）から左房への血液の流れを可能にする。IVC の RA との接合部にある Eustachian 弁は，静脈管からのより酸素化された血液を優先的に流入させ，不要な肺への血流を減少させる。左室の拍出は上行大動脈を通り脳および上肢に供給される。
- 動脈管：肺動脈と近位下行大動脈を接続している（脳と上肢に分枝した遠位側）。上大静脈および IVC（門脈および全身からの血液）からの酸素に乏しい血液は右室から肺動脈に拍出される。この血液の大部分は動脈管を介して肺を迂回し下行大動脈に入り，下半身および臍帯動脈に酸素に乏しい血液を供給している。

2.18 肋間隙

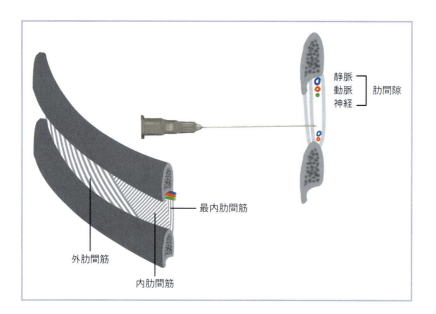

11対の肋間隙はその上位の肋骨により名付けられており，以下の構造物を含む。
- 筋肉：外肋間筋，内肋間筋，および最内肋間筋。
- 肋間動脈，肋間静脈。
- 肋間神経。
- リンパ節。

筋肉は肋骨の間を走行し，換気に関与する。
- **外肋間筋**：上位の肋骨（第1〜11）から下位の肋骨（第2〜12）に付着し，前下方に走行する。肋骨を引き上げ，胸郭を横方向に広げることにより，安静時および強制吸気を補助する。
- **内肋間筋**：下位の肋骨（第2〜12）から上位の肋骨（第1〜11）に付着する。外肋間筋とは反対に前上方に走行する。肋骨を内側に引っぱり，胸郭の内径を小さくすることにより強制呼気を補助する（安静時呼気は受動的）。
- **最内肋間筋**：前方は胸横筋，外側は側方の筋群，後方は肋下筋に囲まれる。

神経血管束〔上から下に静脈（V），動脈（A），神経（N）：VAN〕は，内肋間筋と最内肋間筋の間隙を走行し，上位の肋骨の肋骨溝によって守られる。側副枝はその下位の肋骨のすぐ上を走行することがある。また，神経はT1〜T11の前枝から生じ，さまざまな枝を出す。T12は肋骨下神経として腹壁の前方を走行し，L1または腸骨下腹神経と連絡する。

肋間神経ブロックは，胸部や上腹部の手術麻酔，胸腔ドレナージや骨折時の鎮痛として使用される。刺入点は必要なレベルの肋骨角（背部正中線から約6〜8 cm 外側）で，その下位の肋骨の直上から刺入し，神経血管束を避け肋骨の縁を「歩く」ように，さらに2〜5 mm 吸引しながら針を進め，2〜5 mL の局所麻酔薬を注入する。合併症には気胸や局所麻酔中毒が含まれる。

2.19 内頸静脈

内頸静脈は頭蓋内より頸静脈孔を通過するS状静脈洞と連続している。頸部をまっすぐ下行し胸鎖関節の背側を通過する。

頸動脈鞘内で頸動脈および迷走神経と並走し，頸部頭側では表層を走行した後，胸鎖乳突筋（SCM）の深部に走行する。頸動静脈鞘内においては，静脈と動脈の位置関係が頸部を下行するにつれ変化する。内頸静脈は頭側では動脈後方にあるが，その後に外側から前外側に移動する。ただし，ある程度患者間での差異が存在する。

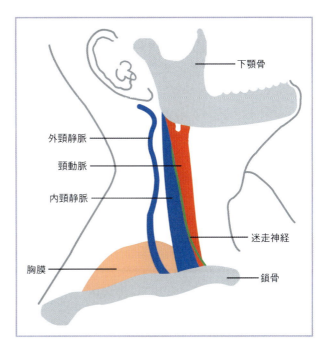

内頸静脈はそのアプローチのしやすさと安全性プロファイルのため，中心静脈穿刺の一般的な部位である。注意すべき重要な位置関係は次のとおり。
- 前方：内頸動脈，外頸静脈，迷走神経，胸鎖乳突筋，および広頸筋。
- 後方：交感神経鎖，胸膜頂，胸管（左のみ）。
- 内側：頸動脈，脳神経Ⅸ～Ⅻ。

中心静脈穿刺では超音波ガイド法が推奨されているが，ランドマーク法の手技を認識しておくことは重要である。1つ目のアプローチは，甲状軟骨のレベル（C4）において胸鎖乳突筋の2つの筋肉頭と鎖骨により形成される三角形の中心で穿刺を行う。頸動脈を触診し，この外側をガイドとし，針は同側の乳頭の方向を向けて穿刺すべきである。

合併症には以下が含まれる。
- 気胸/血胸。
- 空気塞栓。
- 頸動脈穿刺。
- 感染症。
- 不整脈（ガイドワイヤによる右房刺激による）。
- 乳糜胸（左胸管に身体の大部分のリンパ液が鎖骨下静脈および頸静脈の接合部に流入する）。

2.20 喉頭の神経支配

反回神経損傷	発声	声帯の位置
片側神経損傷	嗄声	片側声帯麻痺：患側声帯の内方固定
両側神経損傷	気道閉塞	声帯の過剰な内転による重なり
神経切離（片側，両側）	ささやき声	声帯の屍体位固定：部分的な内転（開放）

喉頭の運動および感覚神経支配は，迷走神経の2つの対になった枝を介して行われる。
- **上喉頭神経**（SLN）：咽頭の外側を下行し，舌骨のレベルで内枝および外枝に二分する。外側喉頭神経は輪状甲状筋の運動神経支配を行う。内側喉頭神経は喉頭腔の声帯上，および喉頭蓋下面の感覚神経支配を行う。
- **反回神経**（RLN）：輪状甲状筋以外の喉頭の内在筋すべての運動神経支配を行うと同時に，声門下の喉頭の感覚神経支配を行う。右反回神経は首の付け根から始まり胸郭に入って鎖骨下動脈の下をループする。左反回神経は胸郭から始まり大動脈の下を通過する。両方の神経は気管-食道溝を上行し後方で喉頭に入る。

喉頭神経損傷

喉頭神経損傷は，外科手術（甲状腺摘出，または胸部手術），頭蓋底，頸部および胸部腫瘍，ウイルス感染または気管挿管による損傷などによって起こる可能性がある。

SLNの損傷では，輪状甲状筋の麻痺により嗄声が起こる。片側の損傷では輪状甲状筋の機能は経時的に回復し，正常な声質に戻る。両側の損傷では永続的な嗄声となる。

RLNは声門の開閉に関与する筋肉を神経支配するため，より複雑である。部分的な麻痺では内転筋よりも外転筋に影響を及ぼす。その結果，過剰な内転により声帯は内方に引き寄せられる。完全な気道閉塞の可能性があるため，両側反回神経損傷は臨床上重大である。

2.21 喉頭

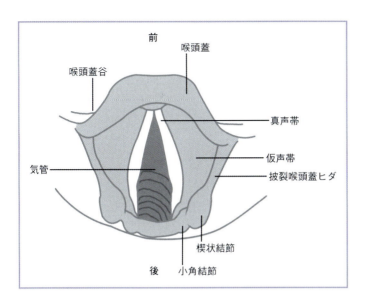

喉頭は呼吸器の機能的括約筋であり，主に気管，気管支および肺を異物から保護する。他の機能には，発音（発声），咳，いきみ，および呼吸の調節が含まれる。喉頭は前頸部に位置し，舌の付け根から輪状軟骨まで伸びている。

- **軟骨**：喉頭は大型で無対の3つの軟骨（甲状軟骨，喉頭蓋および輪状軟骨）と小型で有対の3つの軟骨（披裂軟骨，楔状軟骨，および小角軟骨）で構成される。舌骨は，厳密には喉頭の一部ではないが，その舌骨に付着した筋肉が喉頭の動きを補助している。

- **靭帯**：内喉頭靭帯は喉頭内の軟骨を互いに接合している。
- 輪状甲状靭帯は輪状軟骨と前甲状軟骨に付着し，上方は自由縁となっている。この上方の自由縁は厚くなり，甲状腺と披裂軟骨に接合し（真声帯内で）声帯靭帯を形成する。
- 四角膜の上方縁は喉頭蓋外側から披裂軟骨および小角軟骨と接合し披裂喉頭蓋ヒダを形成する。この靭帯の下方の自由縁は厚くなり，仮声帯内で前庭靭帯を形成する。
- 外喉頭靭帯は喉頭蓋を周囲の構造物と接続しており，甲状舌骨靭帯，舌骨喉頭蓋靭帯，および輪状気管靭帯を含む。

- **筋肉**：喉頭内の筋肉は声帯ヒダの張力，長さ，形，および空間的な位置を調節する。張筋には輪状甲状筋と声帯筋の2つがある。輪状甲状筋が収縮すると声帯の延長と張力増加を起こし，より高調な発声を生じる。喉頭内転筋には後輪状披裂筋があり，外転筋には外側輪状披裂筋，甲状披裂筋，および披裂間筋の3つがある。甲状披裂筋は，輪状甲状筋に拮抗して働く声帯筋と，声帯を内転し伸ばす外側部分の2つで構成される。

2.22 四肢の神経支配（筋節）

脊椎レベル	筋節
C5	肩関節外転筋（三角筋），肘関節屈筋（上腕二頭筋）
C6	手関節伸筋（長橈側手根伸筋，短橈側手根伸筋）
C7	肘関節伸筋（上腕三頭筋）
C8	指関節屈筋（深指屈筋）
T1	手内在筋（骨間筋）
L2	股関節屈筋（腸腰筋）
L3	膝関節伸筋（大腿四頭筋）
L4	足関節背屈筋（前脛骨筋）
L5	長趾伸筋（長母趾伸筋）
S1	足関節底屈筋（腓腹筋，ヒラメ筋）
S2	膝関節屈筋（ハムストリング）
S4	肛門反射（肛門まばたき反応，外肛門括約筋）

筋節は1つの脊髄神経根の運動線維により神経支配される筋肉群であり，骨格筋支配をデルマトームのように表したものである（「2.13 デルマトーム」参照）。デルマトームと同様に，解剖学的な個体差がある。発生学的には体節（沿軸中胚葉の両側有対体節）の一部が筋肉組織に発達したものである。

神経学的評価において，さまざまな筋節における受動的また抵抗的な力の評価により，病理学的な脊髄レベルを判定することができる。筋力は Medical Research Council スケールを使用し，0から5の6段階で評価される。
　0：視覚的に筋収縮は見られない
　1：視覚的に筋収縮は見えるが，関節の動きはない
　2：重力をなくした状態なら能動的に関節運動が可能
　3：重力に打ち勝った運動が可能だが抵抗は加えられない
　4：重力といくらかの抵抗に打ち勝った運動が可能
　5：抵抗に打ち勝つ最大で正常な力

2.23 腰神経叢

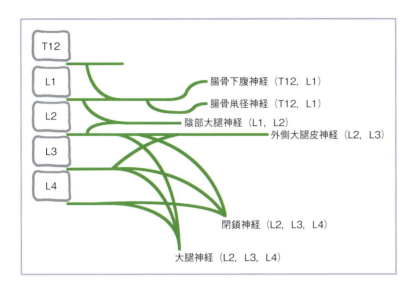

腰神経叢には脊髄神経根 L1〜L4 の前枝より起始する神経が含まれ，T12 からの起始には個体差がある．腰神経叢は腰筋内を走行する．

- **腸骨下腹神経**：腰筋の外側境界から出現し，腸骨稜の近くで腹横筋を付近の腹横筋を貫通して腹横筋膜面に入る．知覚枝は恥骨上皮膚と臀部後外側の皮膚感覚を支配する．

- **腸骨鼠径神経**：腰筋の腸骨下腹神経の直下から出現し，腸骨下腹神経と同じ経路を通過して腹横筋膜面に入る．神経は内腹斜筋を貫通し，精索とともに表層の鼠径輪を通り大腿の上内側，および性器の感覚を支配する．

- **陰部大腿神経**：内側から出現し大腿枝と陰部枝に分枝する．陰部枝は深鼠径輪を通って鼠径管に入る．精索とともに陰嚢に入り，精巣挙筋の運動神経支配と陰嚢皮膚の感覚を支配する（女性では子宮円索に終わる）．大腿枝は大腿三角部の皮膚感覚を支配する．

- **外側大腿皮神経**：外側に向かい腸骨筋上に沿って出現する．鼠径靭帯の下深くを通過し外側大腿部の皮膚感覚を支配する．

- **閉鎖神経**：分界線の近くの腰筋の内側縁から出現し，閉鎖孔を通って大腿に入り外閉鎖筋（股関節の安定と外旋）への筋枝を分枝する．さらに大腿内転筋へ運動神経支配と内側の大腿皮膚の知覚を支配する．

- **大腿神経**：最も太い終末枝であり，腰筋と腸骨筋の間を外側に向かって走る．鼠径靭帯の下を通過し多くの知覚枝（大腿前面，下腿内側）と運動枝（大腿四頭筋）に分枝する．

2.24 鼻

鼻は，外鼻と外鼻孔から後部中隔にある後鼻孔に伸びる錐体状の鼻腔から形成される。前鼻腔には扁平上皮が並んでおり，後方では豊富な漿粘液腺をもつ繊毛円柱上皮になる。鼻孔の外側壁には上鼻甲介，中鼻甲介，下鼻甲介があり，それぞれに対応した通路（上鼻道，中鼻道，下鼻道）にむけてさまざまな洞および管が開口し注ぎこむ。

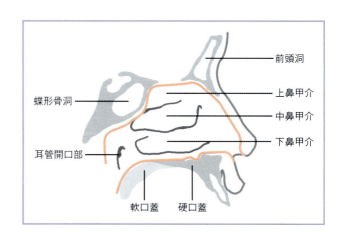

鼻腔の境界

- 床：硬口蓋（前方：上顎骨，後方：口蓋骨）。
- 屋根：蝶形骨，篩骨（篩板）。
- 内側壁：鼻中隔（1対の鼻骨，上顎骨，および口蓋骨，単一の篩骨，鋤骨，鼻中隔軟骨，および大鼻翼軟骨）。
- 外側壁：眼窩内側壁，篩骨蜂巣，上顎洞。

外鼻の骨格の上方は鼻骨および上顎骨により形成される。下方では主に軟骨（外側鼻軟骨，大鼻翼軟骨，小鼻翼軟骨，および鼻中隔軟骨）から形成される。

鼻腔内血液供給

- 主に顎動脈の枝（外頸動脈由来）から供給を受ける。
- 蝶口蓋動脈が最も重要な動脈である。
- 顔面動脈の上唇枝を有する吻合部があり，ここが鼻出血の好発部位である。
- 静脈は概して主に動脈に伴走した後に海綿静脈洞に流入する。このため頭蓋内へ感染が広がる危険性がある。

鼻腔内神経供給

- 三叉神経分枝である眼神経，および上顎神経の支配を受ける。
- 前方は前篩骨神経（眼神経の枝）により支配される。
- 後方は翼口蓋神経節（上顎神経の枝）の鼻枝，鼻口蓋神経，および口蓋神経により神経支配を受ける。
- 涙腺，鼻腺，および口蓋は，翼口蓋神経節由来の副交感神経から支配を受ける。
- 嗅神経は上鼻甲介，蝶篩陥凹に並ぶ嗅粘膜より生じ，篩板を通り嗅球に達する。

2.25 眼窩

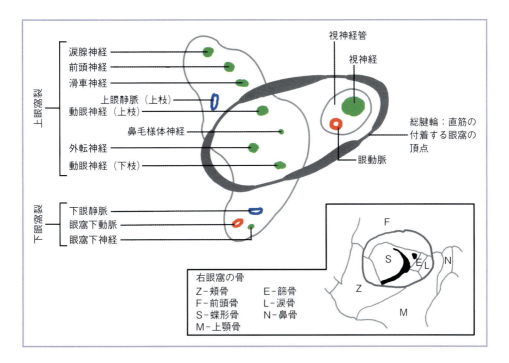

眼窩は眼とそれに関連した構造物によって占有される骨性空洞である。眼窩は概ねピラミッドのような四角錘の形をしており、その頂点には視神経管があり、底面には眼窩縁がある。眼窩は主に7つの骨で構成される。

- 天井：前頭骨と蝶形骨の小翼を含む。
- 内側壁：篩骨、涙骨、上顎骨、および蝶形骨の小翼を含む。
- 床：蝶形骨および上顎骨。口蓋骨の小さな眼窩突起が上顎骨と篩骨の間にあるが、これは眼窩の構造にとってはあまり重要ではない（図には示されていない）。
- 外側壁：頬骨と蝶形骨の大翼を含む。

神経と血管は3つの後方開口部を介して眼窩と眼球に入る。
- **上眼窩裂**：蝶形骨の大翼と小翼棘状突起の大小の翼によって縛られた骨の裂け目である。この裂孔を脳神経（CN）Ⅲ、Ⅳ、Ⅴ、およびⅥが通る。動眼神経（CN Ⅲ）は通る前に上枝と下枝に分枝する。これらは外眼筋の大半を運動支配する（「2.10 脳神経」参照）。滑車神経（CN Ⅳ）は上斜筋を運動支配する。三叉神経（CN Ⅴ）の分枝、眼神経は涙腺神経、前頭神経、鼻毛様体神経の3つの小さな枝を分枝し、涙腺、結膜、上眼瞼、前額、眼球および鼻の外側の知覚を司る。外転神経（CN Ⅵ）は外直筋を神経支配する。上眼静脈は上眼窩裂を通る唯一の血管である。
- **下眼窩裂**：外側壁を眼窩の床から隔てる。上顎神経（CN V$_2$）はこの裂孔を通り頬骨神経および眼窩下神経の2つに分枝する。眼窩下動脈および下眼静脈もこの裂孔を通る。
- **視神経管**：蝶形骨内の眼窩の頂点にあり、視神経および眼動脈が通過する。

2.26 肋骨

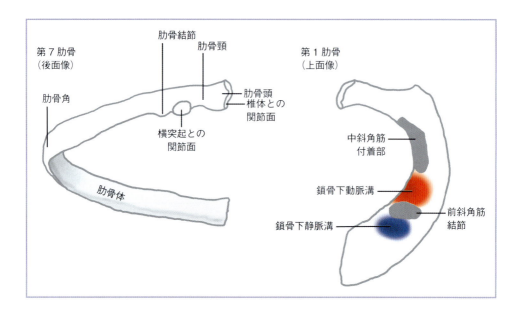

人体には12対の肋骨がある。長い弓状の骨で、胸郭や上部腹腔の重要臓器を保護し、呼吸の重要な役割を担う。上位の7対の肋骨（第1～第7）は胸骨に直接付着するため「真肋」と呼ばれる。続く5対の肋骨はときどき「仮肋」と呼ばれる。第8～第10肋骨は胸骨に共通の軟骨を介して付着し、残りの2対（第11、第12）は浮遊している。

典型的な肋骨の主な構造は次のとおり。
- 肋骨頭：対応する椎体に付着する。
- 肋骨頸：肋骨結節と肋骨頭の間。
- 肋骨角：前方への弯曲のはじまり。
- 肋骨体：神経血管束が走行する下肋骨溝を含む（「2.18 肋間隙」参照）。

第1肋骨は他の肋骨と異なる独特の構造をもち、より短く、平らで、C字型に弯曲している。これは胸郭入口の外側境界を形成し（「2.30 胸郭入口と第1肋骨」参照）、後方はT1椎骨に、前方では胸骨に付着する。

肋骨の長さは第1から第7にかけて長くなり、第12にかけて再度短縮する傾向がある。その傾きは第1から第9にかけてより急になり、第12にかけて緩まる。肋骨が動いて胸腔の直径と体積を増加させることにより呼吸に貢献する。呼吸中、椎骨横突起に付着する肋骨の後方端の動きによって胸郭の横方向の直径が増大し、胸郭体積が増加する。肋骨の前方端が上下に移動することにより前後方向の直径が増大する（しばしばバケツ柄様運動と呼ばれる）。呼吸中の胸郭体積増加には、横隔膜運動が約75％、肋骨の動きは約25％寄与する。

2.27 仙骨神経叢

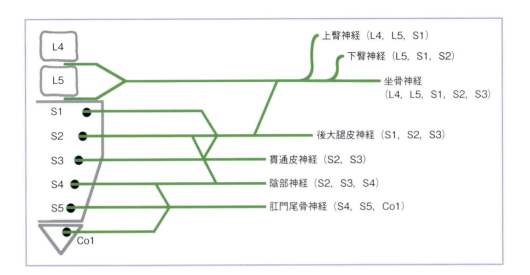

仙骨神経叢は骨盤筋膜と梨状筋の間にあり，腰仙骨神経幹（L4，L5）および脊髄神経前枝（S1〜S4）に由来する。これらの神経は一体となり，大坐骨孔近くで平たい一塊のバンドを形成する。仙骨神経叢のすべての枝はこの穴を貫通し骨盤を出る。

- 上臀神経：中臀筋，小臀筋および大腿筋膜張筋の運動機能を司る。
- 下臀神経：大臀筋を神経支配する。
- 坐骨神経：ほぼすべての下肢の皮膚感覚支配と，下腿，足，および大腿後面の筋肉の運動を司る。大動脈の大転子と坐骨結節の間を下行し大腿の後区域を通過した後，坐骨神経は2つの大きな枝，脛骨神経と総腓骨神経に分枝する。膝の屈曲点の近位，約6〜7 cm で分枝し，解剖学的な個体差が著しい。
- 脛骨神経およびその分枝は下腿と足の屈筋の運動を司る。皮枝は腓骨吻合枝に接合し腓腹神経を形成する。内側踵骨神経は内側，および外側足神経に分枝し足底の感覚を神経支配する。
- 総腓骨神経は腓骨頸部周囲を通過し浅枝と深枝に分枝する。浅枝は足背の皮膚の大部分を支配し，下肢の外側区域の筋肉の運動支配を行う。深枝は母趾と第2趾の趾間領域の感覚支配と足と趾の伸筋の運動支配を司る。
- 後大腿皮神経：大腿後部を下行し，臀部，会陰，大腿後部，および下腿後部の感覚を支配する。
- 陰部神経叢の枝は仙骨神経叢から生じることがある。

2.28 仙骨

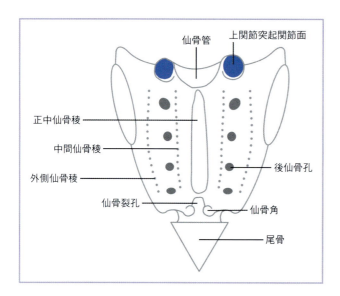

仙骨は5つの仙椎が癒合して形成された大きな三角形の骨である。脊柱の基底に位置する仙骨は上方にL5椎骨，下に尾骨，そして側方は腸骨と接続する。仙骨管は腰部硬膜外腔と連続している。この管には仙骨神経，馬尾神経，硬膜外静脈叢，リンパ管，および脂肪が含まれる。

背面には数本の縦に走る仙骨稜が存在する。
- 正中仙骨稜は仙骨溝を形成する両側の椎弓と上部仙椎棘突起の痕跡の癒合により形成される。第5仙骨椎弓の癒合不全により仙骨管の後壁が開かれ，仙骨裂孔と呼ばれる孔が形成され，仙骨裂膜で覆われる。
- 中間仙骨稜は関節突起の融合によって形成され，仙骨溝の外側に存在する。第5仙椎の関節突起は仙骨角と呼ばれる骨突起を形成する。

中間仙骨稜の外側には4対の後仙骨孔があり，仙骨神経の後枝が通過する。

仙骨ブロックでは仙骨裂孔を介し仙骨管に局所麻酔薬が注入される。小児の周術期鎮痛や成人の慢性疼痛管理の一環として施行される。この手技を行うにあたり小児と成人の間に重要な違いが存在する。
- 解剖学：出生時に硬膜はS4で終了し，2歳までにS2に上昇する。したがって偶発的なくも膜下注入は2歳未満の小児でより多い。
- 生理学：8歳未満の小児では下肢，および脾臓系の循環血液量がより少なく，全身の血管は比較的拡張しているため，心血管系の不安定性は無視できるほど少ない。12歳以上では局所麻酔薬の広がりは予測不可能であり，その理由の1つとして小児の硬膜外腔の脂肪密度が低いことが挙げられる。

2.29 脊髄神経

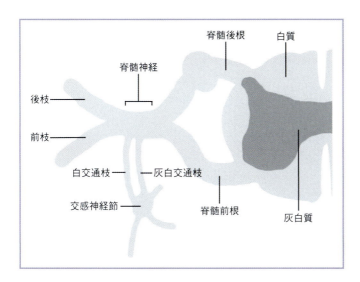

脊髄神経は脊髄と身体各部位の間で情報を結ぶ，運動神経，感覚神経，および自律神経の混合体である。脊髄から出る脊髄神経は 31 対ある。脊髄は脊柱よりも短いため，脊髄神経は傾きと長さを増して脊椎より出る椎間孔に達する。頸神経は 8 対，胸神経は 12 対，腰神経は 5 対，仙骨神経はで 5 対，尾骨神経は 1 対ある。頸部は C8 を除き下位の椎骨によって番号がつけられ，（頸椎は 7 つなので）C8 は T1 の上に出る。C1 神経は後頭骨と環椎（C1）の間に現れる。一方，胸神経，腰神経，および仙骨神経は上位の椎骨によって番号が付けられる。

各脊髄神経は脊髄からの前根および後根の神経線維の組み合わせから形成される。前根は遠心性で運動神経線維を脳から送り，後根は求心性で知覚情報を脳に送る。

脊柱の外に出た後，脊髄神経は以下のように分枝する。
- 後枝：内臓運動，身体運動，および背中の皮膚と筋肉の体性感覚を伝達する。
- 前枝：内臓運動，身体運動，および四肢と体幹の腹側と外側の感覚情報を伝達し受容する。
- 硬膜枝：椎骨の靭帯，硬膜，椎間板，血管，関節および骨膜に分布するために椎間孔に再度入る。
- 交通枝：灰白交通枝と白交通枝がある。交感神経節に交感神経線維を供給する。

前枝と後枝は合わさり，叢と呼ばれる神経のネットワークを作り，頸神経叢，腕神経叢，腰神経叢および仙骨神経叢を形成する。

ここでの前方および後方という用語は，それぞれ腹側および背側という用語と同義である。

2.30 胸郭入口と第1肋骨

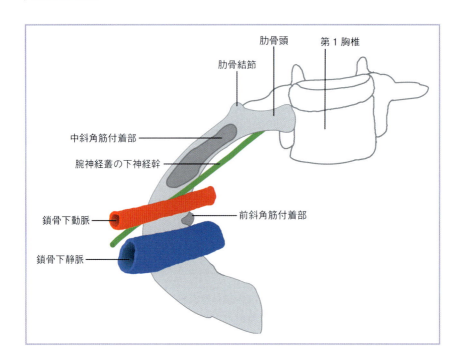

胸部の入口は胸郭上部開口部である。前方は胸骨柄に閉ざされ，側方は第1肋骨の骨輪が外側に弯曲し，後方には第1胸椎（T1）が存在する。胸部入口面は，第1肋骨と胸骨柄の作る傾斜に従い前下方に傾いている。入口の構造物は，正中を通過するものと左右外側を通過するものに分類できる。

- **正中の構造物**：胸骨柄の後ろで舌骨下筋と下甲状腺静脈が通る。後方では気管と食道が反回神経に近接して通過する。食道の左後方には胸管が走る。

- **両側**：肺尖部は胸膜頂に覆われ頭側へ伸びる。交感神経幹と最上肋間動脈は肺の後方に向かって走行する。胸郭の内側では内胸動脈，迷走神経，および横隔神経が通過する。鎖骨下動静脈は前方を通過する。
- ・右側のみ：腕頭動脈，右腕頭静脈。
- ・左側のみ：左総頚動脈，左腕頭静脈。

第1肋骨

第1肋骨は短く，幅広く，水平方向に平べったい形をしている。小さな肋骨頭は，単一の関節面をもってT1の椎体と接合する。肋骨結節は太く，T1の横突起と関節面を有する。肋骨体の上面に斜角筋結節により隔てられた2つの浅い溝が存在する。鎖骨下静脈は前溝にあり，鎖骨下動脈および腕神経叢の下神経幹は後溝に位置する。横隔神経は前斜角筋の前面を通り，斜角筋結節の上に入る。後部溝の後ろには中斜角筋の付着部がある。

2.31 脊椎

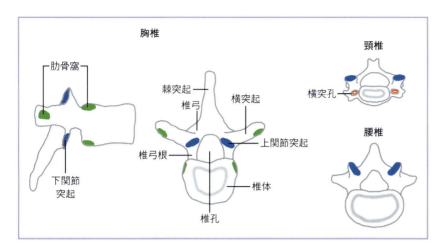

構造物	頸椎	胸椎	腰椎
椎孔	大きな三角形 C2〜3が最大	小さな四角形	大きな三角形
棘突起	短く二分している	長く後下方に傾く	短く幅広く水平
関節突起	癒合して関節柱を形成	ほぼ垂直で上関節突起は椎弓後面，下関節突起は前面で接する	上関節突起は後内側面，下位は前外側面で接する
横突起	C1〜6に横突孔があり椎骨動静脈が通る	長く強度が強い	長く細い
椎体	小さく幅広い，凹面が上面，凸面が下面	ハート形で1〜2か所の肋骨頭との関節面をもつ	大きく腎臓型

脊椎は7個の頸椎，12個の胸椎，5個の腰椎で構成され，上は頭蓋骨，下は仙骨と関節接合し，解剖学的位置と機能に相応する基本構造の変化がみられる。

頸椎には2つの特殊な椎骨，C1（環椎）とC2（軸椎）があり，首の運動能を高める。C1は頭蓋骨が乗る環（環椎後頭関節，屈曲）として働き，C2と歯突起をもつ車軸関節（環軸関節，回転）で接合する。環椎横靭帯が歯突起をC1の前弓の後面部に近づけるように固定することにより安定化される。C7椎骨（隆椎）は特徴的な長い棘突起をもつ。

椎間円板は，中央の髄核と外側の線維輪をもち，隣接する椎体を接合し，衝撃吸収を行う。隣接する椎間関節には2つの滑膜関節も存在する。前縦靭帯および後縦靭帯は椎体および椎間板を走行し脊柱を支持する。棘上靭帯，棘間靭帯，横突間靭帯および黄色靭帯はさらなる支持を加える。

3.1 クリアランス

$$Cl = k_e \times V_d$$

$$Cl_{organ} = Q \times \frac{(C_{in} - C_{out})}{C_{in}}$$

$$Cl_{organ} = Q \times ER$$

Cl＝クリアランス（mL/分）
k_e＝消失速度定数（/分）
V_d＝分布容積（mL）
Q＝心拍出量（mL/分）
C＝濃度（g/L）
ER＝抽出率

クリアランスとは，ある薬物を単位時間当たりに完全に消失させることのできる理論上の（その薬物が存在している）血漿量のことであり，代謝や排泄を経た薬物消失の指標である。薬物はひとたび生体内分解を受けると，その代謝産物はまだ体内に残っているかもしれないが，消失したとみなされる。臓器や組織への薬物の分布は，もし未変化体が後に血漿中に戻るなら，ここでいう消失とはみなされない。全身クリアランスとは，特定の化合物におけるすべての経路によるクリアランスの合計である。

ある薬物の，ある臓器におけるクリアランスは，その臓器への血流と抽出率によって決まる。抽出率（extraction ratio：ER）は，臓器が薬物を消失させる効率を示し，効率がよくなるほど1に近づく（100%の除去）。プロプラノロールは，特に高いER（0.9）で肝代謝を受ける。したがってクリアランスは，肝臓への薬物の到達度合い（つまり肝血流量）に依存する。すなわち肝血流量が増えれば，クリアランスは上昇する。一方，フェニトインの肝代謝におけるERは低い。この場合，肝血流が増えても，クリアランスは低いままである。

クリアランスは消失速度を決定するのに用いられる比例定数である（「3.5　薬物の消失」参照）。血中濃度を定常状態に保つためには，薬物の消失速度は投与速度に一致している必要がある。クリアランスはそれゆえに，薬物の投与速度を計算するのに用いられる。

重症患者における意義

- **代謝**：肝代謝の程度は，酵素活性，血漿タンパク質濃度や肝血流量に影響する疾患が進行した結果として，しばしば変化する。加えて，薬物によって肝酵素の誘導や阻害が起こりうる。

- **排泄**：急性腎障害は薬物の腎排泄をさまざまな程度で減らすが，腎代替療法がクリアランスを劇的に増加させることもある。熱傷，敗血症，強心作用をもつ薬物投与のような，心拍出量が増加した状況では，腎クリアランスが上昇することがある。

3.2 コンパートメントモデル：1および2コンパートメント

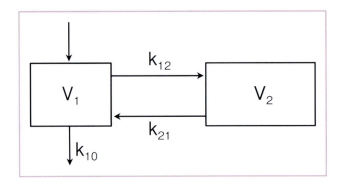

コンパートメントモデルを用いることで，薬物が投与された後，どう分布するかを予測できる。この考え方では，薬物が投与されると瞬間的にその中に分布する「中心コンパートメント」を1つ，そして薬物が移動する1つ以上の「末梢コンパートメント」の存在を仮定する。薬物が体内から消失するには，末梢コンパートメントから中心コンパートメントへ戻ってくる必要がある。単純化されたものではあるが，コンパートメントモデルの考え方は血漿中の薬物濃度を予測する手助けになる。

$$C = C_0 e^{-kt}$$

C ＝血漿中の濃度
C_0 ＝時間0における血漿中の濃度（初期濃度）
k ＝消失速度定数
t ＝時間

最も単純なのは1コンパートメントモデルである。薬物は投与されると，1つのコンパートメントの中に均一に分布する。その容積が分布容積（V_d）である。薬物はこのコンパートメントから，単一の消失速度定数（k）をもつ指数関数に従って除去される。これは，単位時間当たりにそこから薬物が除去される血漿の比率を示す。したがって，薬物濃度は時間に伴って単相性の低下をみせ，1つの指数関数項で表現される（上の式参照）。1コンパートメントモデルは，アミノグリコシドの濃度を正確に計算するのに用いることができる。

2コンパートメントモデルは，中心コンパートメントと接続した2番目のコンパートメントを加えたものである。投与された薬物はまず直ちにV_1の容積をもつ中心コンパートメントに分布し，そしてV_2の容積をもつ2番目の末梢コンパートメントへ再分布する（最終的には中心コンパートメントへ戻る）。分布容積（V_d）は，V_1とV_2の和である。薬物が中心コンパートメントからなくなる経路は2つある。すなわち，末梢コンパートメントへの分布か，消失である。それゆえに，その薬物濃度の経時的変化は2相性の経過をとる。2つのコンパートメント間の移動速度は，それらの濃度勾配に依存し，指数関数的とみなされる。コンパートメント間の移行定数は両方向性に（k_{12}およびk_{21}）表現され，中心コンパートメントからの消失速度定数はk_{10}と示される。2コンパートメントモデルは，チオペンタールやバンコマイシンの血中濃度を計算するのに用いられる。

3.3 コンパートメントモデル：3コンパートメント

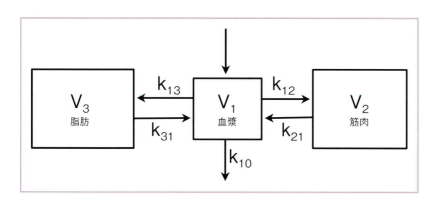

コンパートメントモデルは，薬物が投与された後の分布を予測するのに用いられる．薬物がそれぞれの分布速度によって入り込む異なる生体組織を表現するために，複数のコンパートンメントが用いられる．多くのコンパートメントを使用することも可能ではあるが，生体を血管，つまり血流が豊富な組織とそうでない組織とに大まかに分けて描写するには，3コンパートメントモデルが便利である．

1コンパートメントモデル（「3.2 コンパートメントモデル：1および2コンパートメント」参照）で説明したように，薬物は中心コンパートメントを経由してしか体内に出入りできない．しかし同時に，他のコンパートメントとの間で，さまざまな速度で移動（分布）している．これにより，3コンパートメントモデルでは，薬物血漿中濃度の推移において3相性のパターンが形成される．これは3つの項をもつ指数関数を使って表現される．臨床的には，中心コンパートメントは血漿を，第2コンパートメントは典型的にはよく灌流される組織（例えば筋肉）を，そして第3コンパートメントはあまり灌流されない組織（例えば脂肪）を表すものとして説明される．ここでも，分布容積（V_d）は3つのコンパートメントそれぞれの分布容積の総和である．3コンパートメントモデルで多くの麻酔薬の分布をうまく表現可能である．

中心コンパートメント経由の生体からの薬物の消失は，単一指数関数で表現される．終末消失半減期は，第2，第3のコンパートメントとの間に疑似的な平衡が成立した後の，生体からの消失を反映する．

3コンパートメントモデルは，例えばプロポフォールを用いるような全静脈麻酔（TIVA）における，目標濃度調節静注（TCI）アルゴリズムの基礎となる．まず中心コンパートメントを満たすために初回ボーラス投与が行われ，末梢コンパートメントへの指数関数的な再分布と歩調を合わせて，設定した目標濃度を保つように少量の持続投与が行われる．高い血漿濃度が必要であればボーラス投与が行われるが，一方で低い濃度が必要であれば持続投与は一時的に停止し，新しい目標濃度に向かって多指数関数的に濃度を低下させる．その後に，目標濃度を保てるように持続投与が再開される．

3.4 用量-反応曲線

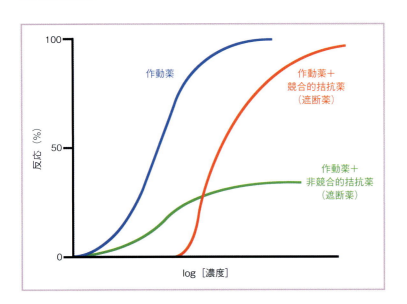

用量-反応曲線は，薬物が投与された際の薬理学的な反応を表現する。受容体に結合して反応を及ぼす作動薬（agonist）と，結合したのに反応を及ぼさないものの，そうすることで内因性の作動薬が効果を引き起こすことを妨げる拮抗薬（antagonist，遮断薬ともいう）がある。反応の程度もさまざまである。親和性（affinity）とは，薬物がどれだけよく受容体に結合するかを示す。内因活性（intrinsic activity：IA）または有効性（efficacy）は，薬物がひとたび結合した場合に引き起こされる反応の強さのことである。

作動薬は，高い受容体親和性と，最大のIA（IA＝1）を示す。一方，拮抗薬は高い親和性をもつものの，IAは低い（IA＝0）。部分作動薬は作動薬と似た反応を示すが，限られたIA（0＜IA＜1）しか示さない。部分作動薬は受容体に結合した際に，作動薬と比べれば弱い反応をもたらす。それゆえに高用量では，内因性の作動薬の結合を妨げる結果，拮抗薬として働くことも起こりうる。逆作動薬（inverse agonist）は，内因性作動薬と反対の作用をもたらす。これは競合的拮抗作用とは異なる。（拮抗薬のように）単純に内因性作動薬が受容体に結合するのを妨げるのではなく，それ自身が強い抑制作用を発揮するからである。

競合的拮抗薬は，内因性作動薬と同じ受容体を獲得するために争う。例えば，非脱分極性筋弛緩薬は，神経筋接合部（ニコチン受容体）においてアセチルコリンと競合する。反対に，非競合的拮抗薬は，内因性作動薬と同じ受容体に結合するのではなく，受容体の立体構造を変化させることで，活性化を妨げる。例として，ケタミンはNMDA受容体においてグルタミン酸に対し非競合的拮抗作用を示す。

用量-反応曲線は，しばしば量（濃度）を対数目盛とした，古典的なS字カーブで表現される。競合的または非競合的拮抗薬を作動薬に加えて投与した場合の反応も上図に示した。

3.5 薬物の消失

$$消失速度 = Cl \times C_{ss}$$

$$維持投与量 = Cl \times \left(\frac{C_{pl}}{BA}\right)$$

Cl ＝ クリアランス（mL/分）
C_{ss} ＝ 定常状態時の血漿濃度（mg/mL）
C_{pl} ＝ 目標血漿濃度（mg/mL）
BA ＝ 生体利用率

薬物の消失は，生体からの非可逆的な薬物の除去と定義される。消失の過程は生体内変化と排泄を含む。

- **生体内変化/薬物代謝**：薬物が代謝産物へ至る化学的修飾であり，通常は酵素による。生体内変化は2つの連続する反応によって達成される。
- ・第Ⅰ相反応：例えば水酸基(-OH)，アミノ基($-NH_2$)，チオール基(-SH) などの官能基を，酸化・還元・加水分解を経て露出させる。この反応は，より極性の高い代謝産物を産生する。それらの活性の程度もまた調節される。肝シトクロム P450 アイソザイムファミリーが，第Ⅰ相反応の大部分を促進する。
- ・第Ⅱ相反応：抱合により，化合物や代謝産物をより親水性で排泄されやすい形に変える。薬物代謝の第1の場である肝臓に加え，腎臓，肺，小腸そして皮膚も代謝酵素をもつ。
- **排泄**：生体からの無駄な物質の除去である。主たる排泄経路は尿であるが，他にも，胆汁，汗，唾液，排便，母乳，呼気がある。多くの薬物は排泄の前に代謝される。

消失速度

消失速度（mg/分）は，単位時間当たりに除去される薬物の量を示す。多くの薬物は1次速度過程で消失するので，除去される薬物量はその血漿濃度に比例する。消失速度と血漿濃度の関係における比例定数がクリアランスである。

薬物の血漿濃度を望みどおりの定常状態に保つには，消失速度が投与速度に一致している必要がある。したがって，投与速度は目標血漿濃度と薬物クリアランスを使って計算される。薬物が静脈投与以外の経路で投与されるなら，生体利用率は100％より低くなるため，維持投与量は比例的に増加する。

3.6 消失動態

消失動態は，血漿薬物濃度と薬物の消失速度の関係を示す。消失機構はしばしば，治療量の薬物が投与された際の，薬物除去における余剰能力を示す。しかしながら，酵素の飽和やキャリアを介した過程は，薬物消失の動態を変える。

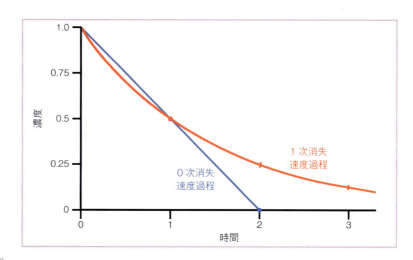

この原則にのっとり，消失動態は 0 次および 1 次の消失速度過程に分類される。

- **0 次消失速度過程**（zero-order elimination）：薬物の消失系が臨床使用量で最大限に機能し，飽和している。血漿薬物濃度が上昇しても，それ以上の酵素やキャリアの機能は発揮できない。それゆえに，消失速度は血漿薬物濃度とは関係なく一定である。単位時間当たりの薬物の消失量が一定であるから，半減期は血漿薬物濃度が下がると短くなる。消失過程で通常飽和が起こるのは，酵素代謝と能動的な腎尿細管分泌である。0 次薬物消失過程では薬物が蓄積し毒性を発揮してしまうため，臨床的な問題となりうる。アスピリン，フェニトインやエタノールといった薬物では，治療域やその近傍でこれが起こる。

- **1 次消失速度過程**（first-order elimination）：消失系は余剰能力を示す。血漿薬物濃度が上昇すれば，薬物消失速度も上昇する。それゆえに，消失速度は一定ではなく，血漿濃度に依存する。単位時間当たりに一定の割合の薬物が消失するため，半減期やクリアランスは一定に保たれる。しかし，消失する薬物は，血漿中濃度が下がると指数関数的に減少する。圧倒的多数の薬物は，治療域においては 1 次消失速度過程の動態を示す。

消失動態の式（「3.5 薬物の消失」参照）

0 次および 1 次消失速度過程の式の導出は複雑である。両方の過程において，0 時点での濃度（C_0）と速度定数（k）がわかっていれば，任意の時点の血漿薬物濃度（C_{pt}）は算出可能である。
- 0 次消失速度過程：消失速度は血漿薬物濃度と独立しているので，血漿薬物濃度の減少は直線的（1 次式）である。これは式の傾きと切片から，数学的に明確に示される。
- 1 次消失速度過程：「3.7 半減期と時定数」に示したように，血漿薬物濃度は時間が経つに従い指数関数的に減少する。

3.7 半減期と時定数

半減期 $t_{1/2}$ とは，ある物質の血漿濃度がもとの値から 50％ 低下するのにかかる時間である。薬物の消失を考える時，1 半減期の後には 50％ の薬物が残っていて，2 半減期の後には 25％（つまり $50\div2$）が残っていることになる。この原則に従えば，5 半減期の後には 3.125％ 残存している。言い換えれば，消失の過程は 96.875％ 完了している。同様に，薬物

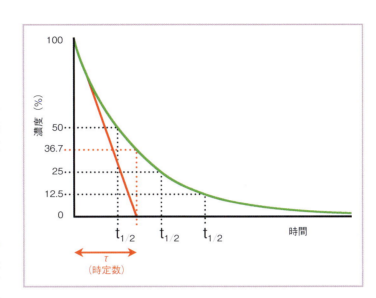

を持続投与しているなら，約 5 半減期で定常状態になる。

一方で時定数は，最初の消失速度が続いていたなら，ある物質の血漿薬物濃度が 0 に低下するまでの時間である（$C=C_0 e^{-kt}$ という指数曲線の片対数プロットは $\ln C = \ln C_0 - kt$ という式になる。「5.8 指数関数」参照）。時定数は τ で示され，分で表現される。時定数は，消失速度定数 k の逆数（$1/k$）であり，それゆえに血漿濃度が $1/e$（$e=2.718\ldots$）倍に低下する時間を示す。1 時定数の間に，血漿濃度は元の値の約 36.7％ まで低下する。半減期は，時定数の 0.693 倍と短いので，$t_{1/2}=0.693\tau$ である。このことは，血中濃度 C は半減期 $t_{1/2}$ において $C_0/2$ に等しいことから導き出される。

$$\ln(C_0/2) = \ln C_0 - kt_{1/2}$$

そして最終的に

$$t_{1/2} = \ln 2/k = \ln 2\,\tau = 0.693\tau$$

あるいは時定数は 半減期より 44％ 長いとも表現できる。

連続投与後半減時間（context-sensitive half-time）は持続投与に関して用いられ，ここでいう "context" は持続投与時間のことである。持続投与をやめた時から，その物質の血漿濃度が 50％ 低下するまでの時間と定義される。context-sensitive half-time は持続投与によって定常状態になった後，最も長くなる（そして終末相の消失半減期に一致する）。"half-life" ではなく "half-time" という言葉が使われているが，これは half-life は一定なのに対し，half-time はそうではないからである。

3.8 Meyer-Overtonの仮説

Meyer-Overtonの仮説は今日では古くなった考え方であるが，全身麻酔薬（ここでは吸入麻酔薬を指す）の作用機序を説明しようと試みたものだった。細胞の構造は疎水性脂質膜からなると知られていた。そして，Meyerは麻酔薬もまた疎水性であると仮定した。麻酔薬と脂質分子の親和性によって，麻酔薬が脳細胞の脂質分子の中に溶け込むのだろうと考えられた。

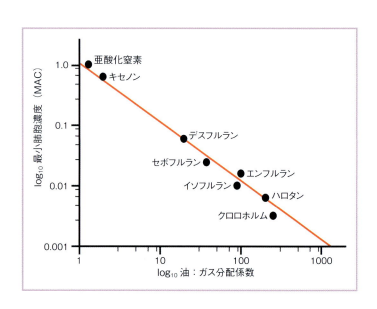

MeyerとOvertonは，麻酔薬の脂溶性と力価の間に正の相関があるのを示した。脂溶性は，オリーブオイル（脂質膜のモデル）と水（血漿のモデル）の間での麻酔薬の分配比で表現される。この相関関係は，広範囲の効果と分配係数に合わせるために，両対数目盛りで示されている。この研究から，どの麻酔薬が使用されるかに関わらず，ある程度の濃度の麻酔薬分子が脳細胞の脂質膜に溶解することで麻酔状態が達成されると提唱された。

MeyerとOvertonがこの仮説を提唱してから50年以上も経って，最小肺胞濃度（MAC）が麻酔薬の力価を表現する方法として発表された。Meyer-Overtonの仮説は，このより客観的な効力測定方法を用いて修正された。オリジナルの研究は，油：水の分配係数を用いていた。しかし，力価がMACで示されるようになると，分配係数は油：ガスに変更された。麻酔薬の油：ガス分配係数と力価の間には，同等の相関関係がある。

仮説の限界

- 油：ガス分配係数が高いにも関わらず，麻酔効果のない薬物もある。
- 油：ガス分配係数が同様であるのに，異なる力価を示す薬物（構造異性体エンフルランとイソフルラン）が存在する。

これらの例外のために，この仮説は古いものになってしまった。細胞膜の体積膨張や表面張力の変化なども考慮に入れた，脂質に基礎を置くいくつかの他の仮説が提唱された。これらはすでに反証されていて，全身麻酔の作用機序はいまだ完全には理解されていない。現在ではおそらく受容体を介したものと考えられている。

3.9 分布容積

$$V_d = \frac{t_0 における体内の薬物量}{C_0}$$

$$V_d = \frac{投薬量}{C_0}$$

V_d = 分布容積（L）
t_0 = 時間 0
C_0 = 初期濃度（t_0 時の血漿濃度）

分布容積（V_d）は，薬物の血漿濃度と，体内に存在する薬物量の関係を示す。分布容積は，投与薬物の総量が測定血漿濃度に至るまで希釈された場合の，理論上の体液の容積と定義される。

血漿濃度を測定するタイミングに依存して，V_d は薬物分布の程度に従い異なった値をとる。
- 初期分布容積（V_c）：静脈投与後直ちに薬物血漿濃度は最高になる。V_c は，濃度−時間曲線を t_0 まで外挿して得られた初期濃度をもとに推定される（「3.6 消失動態」参照）。臨床的に V_c はめったに使われないものの，初期最大血漿濃度を予測するのに有用である。
- 定常状態分布容積（V_{ss}）：平衡状態（すなわち，持続投与の間）において，V_{ss} はみかけ上の体液の容量であり，そこに体内すべての薬物量が希釈されて平衡濃度をなしているとみなす。V_{ss} は初期負荷投与量の計算に用いることができる。

V_d は必ずしも解剖生理学的な容量と対応している必要はなく，脂肪における薬物−組織結合や，隔離による影響で体水分量を大きく上回ることもある。また，高度にイオン化した薬物の V_d は小さい（アトラクリウムの V_{ss} は 0.16 L/kg）。一方，脂溶性の薬物は体組織に広く分布するために，大きな V_d をもつ（例えばフェンタニルの V_{ss} は 4 L/kg である）。

重症患者における意義

- **増大した V_d によって薬物の血漿濃度が低下する状況**
- ・親水性の薬物（例：ゲンタマイシン）：毛細血管膜の透過性亢進により水分のシフトが起きる。
- ・酸性の薬物（例：フェニトイン，ワルファリン）：低アルブミン血症によって非結合型の薬物の比が上昇し，組織に移行しやすくなるため。

- **減少した V_d によって薬物の血漿濃度が上昇する状況**
- ・塩基性の薬物（例：リドカイン）は，α1 酸性糖タンパク質（AAG）と結合する。重症患者においてはこの急性期タンパク質が合成されることにより，非結合型の薬物比が減少し，組織への分布が制限される。
- ・臨床効果は，他の薬物動態学的機序（例：活性薬物血漿濃度，代謝，消失）と併せて考慮すべきである。

3.10 吸入麻酔薬における洗い入れ曲線

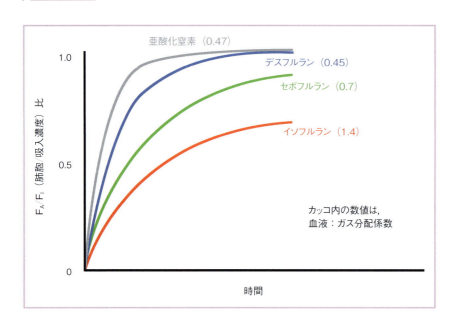

吸入麻酔薬の効果発現速度はさまざまな要因に依存する。上のグラフはいくつかの吸入麻酔薬において，どのように肺胞/吸気濃度比（F_A/F_I）が1に近づくかを示している。つまり，どれだけ素早く吸入麻酔薬が平衡状態に至るか（現実ではまれにしかおこらないが）である。平衡状態に至ると，吸入麻酔薬の肺胞内分圧（P_A）は，動脈血や脳における分圧（それぞれP_a, P_B）と同じになる。それゆえ，P_AはP_Bの代用指標として用いられる。また，脳は麻酔薬の効果部位であるので，P_Aが上昇すれば速く効果が発現する。

高い吸入麻酔薬分圧と肺胞換気量（V_A）の上昇は急激なP_Aの上昇をもたらし，効果発現を速くする。しかしながら，機能的残気量の増加した患者では吸入麻酔薬が希釈されてしまい，P_Aが低下して逆の効果をもたらす。

心拍出量が増加すると，肺胞，血液と脳の間における濃度勾配が維持されることで平衡状態に至るのを妨げてしまい，効果発現が遅くなる。逆に，心拍出量が減少すると平衡状態に，より迅速に至るため，効果発現が速くなる。

低い血液：ガス分配係数の薬物（「4.14 吸入麻酔薬：性質」参照），すなわち溶解度の低い薬物は高い分圧を示すため，効果の発現も消失も速い。

亜酸化窒素（N_2O）の使用は，その濃度効果および二次ガス効果によって，麻酔効果発現を速くする。N_2Oが高濃度で用いられた場合，容易に毛細血管に吸収され，誘導気管支に存在するガスはその容積を保つために肺胞に引き込まれる。これにより，ガス濃度とP_Aが上昇する。N_2Oと一緒に用いられる吸入麻酔薬はこの機序で濃縮され，高いP_Aを示し，効果発現が速まる。

4.1 麻酔薬：エトミデート

エトミデートはイミダゾール基を有する唯一の静脈麻酔薬で，呼吸循環系にほとんど影響を及ぼさない。しかし，副腎ステロイド合成を強力に阻害するため，その使用は大きく制限される（それゆえに現在では血行動態が不安定な患者にケタミンが好んで用いられる）。臨床使用量を投与すると，エトミデートは $GABA_A$ 受容体作動薬の活性を強化する。臨床使用量以上の血中濃度では，$GABA_A$ 受容体の直接的な活性化が認められる。

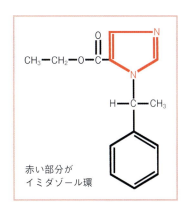

赤い部分がイミダゾール環

- **化学構造**：カルボキシル化されたイミダゾール誘導体。
- **特性**：R（+）のエナンチオピュア〔訳注：R（+）の鏡像異性体のみを含有するという意味〕で，規格濃度は 2 mg/mL である。解離定数（pKa）4.2 の弱塩基性である。生理学的 pH の範囲内では疎水性である。溶解性を改善するために，製剤は 35% のプロピレングリコール（注入時痛に関連する）または脂肪乳剤を含む。
- **投与経路**：静脈投与（IV）。
- **麻酔導入量**：0.3 mg/kg（IV）。
- **使用法**：特に血行動態が不安定な状況下での麻酔導入に用いられる。また，ACTH 依存性 Cushing 症候群における高コルチゾール血症の急速なコントロールにも用いられる。

動態学

- 分布容積は 4.5 L/kg。
- 血漿タンパク質結合率は 76%。
- 効果発現は 10～60 秒で起こる。
- 迅速な薬物の再分布のために，効果持続時間は 6～10 分。
- 肝および血漿エステラーゼによって迅速に代謝される。
- 非活性の代謝産物が産生され，その多く（85%）は腎臓から排泄され，残りは胆汁に排泄される。
- クリアランスは 870～1,700 mL/分。
- 消失半減期は 1～4.5 時間。

効果

- 呼吸器系：一過性の無呼吸，換気回数の上昇で相殺される 1 回換気量の減少。
- 心血管系：心血管系は比較的安定し，軽度の平均動脈圧の低下をきたすことがあるが，心筋収縮性にはほとんど影響がない。
- 中枢神経系：強力な直接的脳血管収縮作用があり，脳血流量と酸素消費量を減少させる。ミオクローヌス運動はよくみられ，痙攣を惹起しうる。
- 消化管系：術後悪心・嘔吐の発生率を増やす。
- 代謝：1 回投与しただけでも，副腎コルチゾールとアルドステロン合成の強力な阻害が 24～48 時間続く。
- 血液学：強力な抗血小板作用がある。

4.2 麻酔薬：ケタミン

ケタミンは，鎮痛，健忘，意識消失および局所麻酔効果をあわせもつ唯一の静脈麻酔薬である。N-メチル-D-アスパラギン酸（NMDA）受容体の非競合拮抗薬である。一般的には解離性麻酔薬と呼ばれる。つまり，大脳皮質への入力信号を遮断することで，カタレプシー，カタトニアと健忘を引き起こすもので，必ずしも完全な意識消失をきたしているわけではない。また，オピオイド受容体に対するある程度の作用をもつものの，ナロキソンでは拮抗されない。

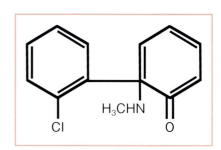

- **化学構造**：フェンシクリジン誘導体。
- **特性**：製剤はラセミ混合物または S（+）エナンチオマー（鏡像異性体。より強力だが精神刺激作用は弱い）である。無色の液体で，10，50，100 mg/mL の 3 つの濃度（訳注：日本では 10 mg/mL と 50 mg/mL の 2 種類）の製剤として供給される。溶液は pH 3.5～5.5 で，pKa は 7.5 である。一般に防腐剤を含んでいる。
- **投与経路**：静脈あるいは筋肉内投与される。経口，経直腸，経鼻，および硬膜外投与（防腐剤の入っていない製剤に限る）も可能。
- **用量**：麻酔導入 1～2 mg/kg 静注，5～10 mg/kg 筋注。維持は 0.5 mg/kg 静注，3～5 mg/kg 筋注を毎 15 分。鎮痛および鎮静には 0.1～0.5 mg/kg 静注，1～5 mg/kg 筋注。
- **用途**：麻酔，鎮静および鎮痛。ショック患者や，酸素投与または人工呼吸の装置が使用できない状況，急性の重篤な喘息，戦地での麻酔で有用。ポルフィリン症でも安全に使用可能。

動態学

- 分布容積は 3 L/kg。
- 効果発現は，静脈投与の場合 30 秒。
- 肝代謝（水酸化または N-脱メチル化反応，抱合）。
- 急性代謝産物としてノルケタミン（ケタミンの 20% の効力）。
- 尿へ排出される。
- クリアランスは 18 mL/kg/分。
- 半減期 10 分。
- 消失半減期 2.5 時間。

効果

- 呼吸器系：咽頭反射は保持され，呼吸中枢ドライブにも大きな影響をおよぼさない。気管支拡張作用がある。
- 心血管系：血圧，心拍数を上昇させる。心拍出量を上げる。
- 中枢神経系：解離性麻酔，鎮痛，幻覚（覚醒時の現象），頭蓋内圧の亢進。
- 消化器系：分泌増大。
- 筋骨格系：緊張亢進。

4.3 麻酔薬：プロポフォール

プロポフォールは短時間作用性の鎮静薬で，迅速な覚醒，眠気の残存が少ない，制吐作用をもつ，といった理想的な特徴をもつ。プロポフォールは $GABA_A$ 受容体において，GABA を阻害する作用をもつ。加えて，Na^+ チャネルの開閉を介して，NMDA グルタミン酸受容体を阻害する。制吐作用の機序として，化学受容器引き金帯（トリガーゾーン）における 5-HT_3 受容体での GABA 活性の増強が，動物モデルによって示唆されている。

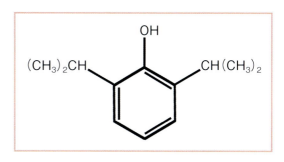

- **化学構造**：フェノール誘導体，2,6-ジソプロピルフェノール。pKa 11 の弱酸性である。
- **特性**：白色の水中油型エマルション（乳剤）で，大豆油（油相），卵黄レシチン（乳濁液を安定させる乳化剤），グリセロール（製剤を等張にする），そして水酸化ナトリウム（pH 調整剤）を含む。いくつかの製剤はメタ重亜硫酸塩やベンジルアルコールのような抗菌薬を含む。
- **投与経路**：静脈投与。
- **用量**：導入量は 1.5〜2.5 mg/kg 静注で，小児では増量する。高齢者や循環不安定な患者では減量する。目標濃度調節静注（TCI）では麻酔維持の際には 2〜6 μg/mL で，鎮静では 0.5〜1.5 μg/mL に設定する。集中治療における鎮静においては用手的に持続投与量の調節を行うが，これは長い時間の投与を経て定常状態に至るからである。
- **用途**：麻酔導入および維持，鎮静や難治性のてんかん。

動態学

- 分布容積は 60 L/kg。
- 血漿中では 95〜99% がタンパク質と結合している。
- 60 秒以内に効果発現する。
- 1 回投与後，3〜5 分効果が持続する。
- 肝臓における抱合で活性のない代謝産物となる。ある程度の肝外代謝が行われる。
- クリアランスは 23〜50 mL/kg/分。
- 消失半減期は 0.5〜1.5 時間。

効果

- 呼吸器系：1 回投与によって短時間の呼吸停止と咽頭反射の減弱が起こる。持続投与によって 1 回換気量が減り，呼吸回数が増える。高二酸化炭素症や低酸素症への反応が小さくなる。
- 心血管系：動脈血圧や体血管抵抗を低下させるが，代償的な心拍数の上昇は起こさない。
- 中枢神経系：頭蓋内圧および脳酸素消費量を下げる。
- 消化器系：内因性の制吐作用をもつ。

4.4 麻酔薬：チオペンタール

バルビツレートは互変異性（周囲のpHによってケト型およびエノール型の間で変形する）を示す。バルビツレートは，C2位に結合する官能基のグループによって2つのカテゴリーに分けられる（慣習により，C1は12時の位置にある。それに続く炭素原子は時計回りに番号が振られる）。酸素をもてばオキシバルビツレート，硫黄をもてばチオバルビツレートである。チオペンタールはチオバルビツレートであり，オキシバルビツレートより脂溶性が高く，それゆえに速く効果発現する。バルビツレートはGABAを受容体から解離するのを阻害することで，網様体賦活系を抑制する。

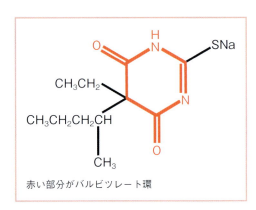

赤い部分がバルビツレート環

- **化学構造**：チオバルビツレート。
- **特性**：製剤はエノール型のナトリウム塩で，500 mgのナトリウムチオペンタールおよび6％の炭酸ナトリウムを含む吸湿性の淡黄色の粉末として，窒素不活性化雰囲気で提供される。20 mLの水または生理食塩液を用いて25 mg/mL，pH 10.8，pKa 7.6の液剤ができる。静菌性の液剤である。
- **投与経路**：静脈投与。
- **用量**：麻酔導入4～5 mg/kg静注（脳保護作用には5 mg/kg，投与後に5 mg/kg/時）。
- **用途**：麻酔導入，脳保護。禁忌はアレルギー，ポルフィリン症，および静脈路がない場合。

動態学

- 分布容積は2.5 L/kg。
- 30秒以内に効果が発現する（急速な再分布により短時間の作用にとどまる）。
- タンパク質結合率は高く65～85％。
- 酸化および脱硫化による（緩やかな）肝代謝で，持続投与では容易に飽和し0次の動態を示す。
- 活性のない代謝産物であるフェノバルビトンとなる。
- 尿に排出される。
- クリアランスは3 mL/kg/分。
- 半減期は8分。
- 消失半減期は11時間。

効果

- 呼吸器系：呼吸抑制および無呼吸。気道反射は比較的よく保たれる（したがって，声門上器具使用には適さない）。
- 心血管系：心拍出量を下げる（心筋の直接的な抑制），血圧を下げる，静脈の緊張を和らげる。
- 中枢神経系：脳血流量を下げる，脳代謝率と酸素需要量を下げる，抗痙攣作用。外傷性脳損傷の場合には頭蓋内圧を下げるために用いることができる。
- 動脈内注入によって内因性の血管収縮物質が放出され，血管攣縮を起こす。

4.5 局所麻酔薬：作用機序

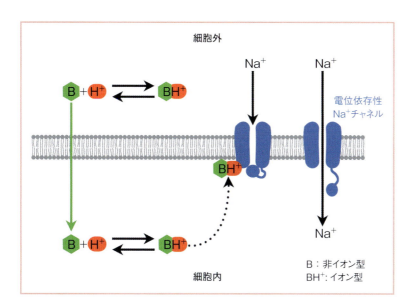

局所麻酔薬は電位依存性ナトリウムイオン（Na^+）チャネルを阻害することで，可逆的に神経伝導を阻害する。

- **化学構造**：芳香環（脂溶性）が，エステルまたはアミド結合によって，塩基性アミン側鎖（親水性）と結合する。アミン側鎖の形によって，ある程度分子溶解度が決まる。第三級の形では分子は相対的に脂溶性に，第四級では水溶性になる。
- **製剤**：局所麻酔薬はpKa＞7.4で弱塩基性である。生理学的pHの範囲内では，これらの分子はイオン化していて，水に溶けにくくなっている。溶液中で安定させるために，局所麻酔薬は水溶性の第四級の塩酸塩の状態として作られている。
- **作用機序**：いったん注入されると，イオン型局所麻酔薬（BH^+）は神経細胞膜を通って拡散することができない。局所麻酔薬が第三級に変換される比率は，pKaに依存する。この脂溶性の非イオン型（B）分子は，神経細胞膜を容易に拡散する。軸索の中では，細胞内の低いpHにより局所麻酔薬はイオン型に戻る。このイオン型分子が，細胞内のチャネル不活化ゲートに結合し，閉鎖させる。これは，チャネルが開いているか不活化状態（休止状態の場合よりも）の時に容易に起きる。Na^+流入が減ってインパルス伝導が停止するため，閾値電位に到達しない。

ニューロンの局所麻酔薬への感度は，線維の直径に相関する。細径の神経（AδやC）は，径の太い神経（Aα）より局所麻酔薬に対して敏感である。このため，痛覚は迅速に遮断されていても，運動機能は相対的に残っていることがある。

局所麻酔薬が吸収されれば，全身的な中毒を引き起こしうる。関与する要因は以下である。
- **投与法**：最大限の全身への吸収は，静脈投与によって起こる。
- **投与部位**：肋間と仙骨硬膜外注入が，静注に次いで高い血漿濃度をもたらす。
- 血管収縮薬の使用は吸収を減らし，局所麻酔薬の効果を延長させる。

4.6 局所麻酔薬：性質

局所麻酔薬	pKa	タンパク質結合率（%）	最大安全投与量（mg/kg）
エステル型			
アメソカイン（テトラカイン）	8.5	76	1.5
コカイン	8.7	—	3
プロカイン	8.9	6	12
アミド型			
リドカイン	7.9	64	3〜7
プリロカイン	7.9	55	5〜8
ブピバカイン	8.1	96	2
レボブピバカイン	8.1	>97	2
ロピバカイン	8.1	94	3.5

- **中間鎖**：局所麻酔薬は中間鎖に含まれる化学構造の種類によって，エステル型とアミド型に分類される。これらの一般的な違いは，薬物代謝の機序である。エステル型は，非特異的血漿および肝臓のコリンエステラーゼによって迅速に不活化される。アミド型は，血中でエステル型局所麻酔薬に比べてより安定しており，これが長い半減期の理由である。アミド型局所麻酔薬は，肝臓で生体内変化を受ける。
- **効果発現時間**：pKaで予測される生理学的なpH下で第三級に変形する麻酔薬分子の比率で決定される（「1.7.4 解離定数とpKa」参照）。すべての局所麻酔薬は弱塩基で生理的pHよりも大きなpKaをもつので，通常のpH（7.4）では組織内で第四級の形が優勢となる。この経過は感染症や酸性の組織では増強される。pKaが大きければ，効果発現は遅くなる。
- **力価**：薬効の指標で，一定の強さの麻酔効果をもたらすために必要な量で表現される。局所麻酔に関しては，力価は脂溶性と関連する。脂溶性は，芳香環における炭素側鎖の置換によって強化されうる。脂溶性の上昇は軸索膜を通じた浸透を促し，効果部位での有効性を上げる。
- **効果持続時間**：局所麻酔薬は，血漿タンパク質（主にα1酸性糖タンパク質）にさまざまな程度で結合する。血漿タンパク質結合率は，その分子のNa^+チャネルの中におけるタンパク質への結合の程度と相関する。こうして，循環中の血漿タンパク質と強く結合した分子は，相対的に長い効果持続時間をもつ。
- **立体化学**：プリロカイン，ブピバカイン，ロピバカインは立体異性体をもつ。これら立体異性体の生理化学的性質は同じであるが，生物学的な効果は大きく異なる。ブピバカインとロピバカインのエナンチオピュアな薬物は，より安全な性質をもつため，より推奨される。

4.7 神経筋遮断薬：作用機序

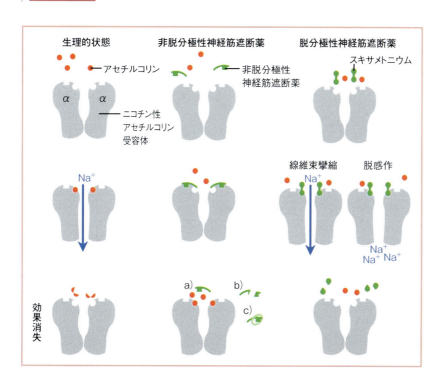

神経筋遮断薬（NMBD）は，神経筋接合部で効果を発揮する（「1.13.5 神経筋接合部」参照）。Na^+ がチャネルを通過するには，2つのニコチン性コリン受容体のαサブユニットそれぞれが，アセチルコリン（ACh）分子で占拠される必要がある。最近の NMBD はこれらの受容体を阻害することで，ACh が結合することを防ぐ。一般的に用いられる NMBD は，その作用機序によって2つに分類される。

- **非脱分極性神経筋遮断薬**：競合的にニコチン受容体に結合して ACh を阻害する。また，シナプス前受容体に作用し Ca^{2+} 流入を妨げることで，ACh の放出を防ぐ。非脱分極性神経筋遮断薬はさらに化学構造によって，ベンジルイソキノリニウム化合物（アトラクリウム，ミバクリウム）とステロイド化合物（ロクロニウム，ベクロニウム，パンクロニウム）に分類される。これらの薬物は生体内の pH で高度にイオン化しているため脂溶性に欠け，分布容積は小さくなる。血液脳関門を通らないため，中枢神経系に影響を与えない。効果の消失は，時間とともに ACh が神経筋接合部で増え，薬物をニコチン受容体から置き換えることで起こる。これはネオスチグミンのようなアセチルコリンエステラーゼ阻害薬で増強される（図中央下段 a）。そして非脱分極性神経筋遮断薬は，神経筋接合部，血液または肝臓で代謝される（図中央下段 b）。ロクロニウムやベクロニウムのスガマデクスによる包接は，非常に急速な効果消失をもたらす（図中央下段 c）。
- **脱分極性神経筋遮断薬**：ニコチン受容体において非競合的に結合し，ACh の効果を模倣して脱分極を引き起こす。ただし脱分極性神経筋遮断薬はアセチルコリンエステラーゼに急速に加水分解されないため，活動電位の伝播は抑えられる。臨床的に有用なのはスキサメトニウムのみである。線維束攣縮は，短い最初の脱分極（Ⅰ相）によって一過性にみられる。効果消失は，血漿コリンエステラーゼによる薬物の代謝によって起こる。

4.8 神経筋遮断薬：脱分極性

スキサメトニウム（サクシニルコリン）は，現在利用可能な唯一の脱分極性神経筋遮断薬である。ニコチン性コリン受容体でアセチルコリン（ACh）と同様に作用して，膜に脱分極を起こす。しかし，アセチルコリンエステラーゼによる急速な加水分解は起こらないため，活動電位の伝播は防がれる。

- **化学構造**：コハク酸のジコリンエステル。2 つの ACh 分子がアセチル基を介してエステル結合している。
- **製剤**：50 mg/mL の無色透明の液体で，4℃ で保存する。
- **投与経路**：静脈または筋肉内投与。
- **用量**：静注では 1〜2 mg/kg，筋注では 3〜4 mg/kg。
- **用途**：急速および短時間の筋弛緩（全身麻酔の迅速導入），電気痙攣療法の際の体動防止。

動態学

- 効果発現は静注で約 30〜60 秒。
- 急速な初期の再分布。
- ブチリル（血漿）コリンエステラーゼによって，スクシニルモノコリン（弱い活性をもつ）とコリンへ加水分解される。そしてさらに代謝されて，コハク酸とコリンになる。静注の場合，20% しか神経筋接合部へ届かない。
- 加水分解の速度は約 3〜7 mg/L/分。
- 2〜10% は未変化体として尿へ排泄される。
- 半減期は 2.7〜4.6 分。

効果

- 洞房結節にあるムスカリン受容体の刺激によって，洞性/結節性徐脈と心室性不整脈が起こる。小児や繰り返しの投与の際により起こりやすい。
- 頭蓋内圧および眼圧の上昇や，眼球穿孔が存在または潜在的にあると重篤になりうる。
- 胃内圧を上げる。下部食道括約筋の筋緊張を亢進させる。
- 血清カリウム値を上昇させる（約 0.2〜0.4 mmol/L）が，これは脱分極に続いて細胞質から流出することによる。接合部外での ACh 受容体の増殖が起きている患者（重症熱傷，神経筋障害，対麻痺など）では，より影響を受けやすい。
- 筋肉痛：特に女性や，外来患者の術直後で問題になる。
- 悪性高熱症を惹起しうる。
- 遮断作用の遷延（「スキサメトニウムによる無呼吸」）：遺伝的または後天的にブチリルコリンエステラーゼ活性が減弱した状態である。ブチリルコリンエステラーゼの遺伝子は 3 番染色体に存在し，正常な $E1_u$，非定型 $E1_a$（ジブカイン抵抗型），サイレント型 $E1_s$（まったく ChE 活性がない），$E1_f$（フルオライド抵抗型）の 4 つの対立遺伝子がある。後天的な状態としては，妊娠，肝疾患，腎不全，甲状腺中毒症やある種の薬物の影響が挙げられる。

4.9 神経筋遮断薬：非脱分極性

神経筋遮断薬	気管挿管用量 (mg/kg)	効果発現 の速さ	持続時間	ヒスタミン 遊離	副作用
アトラクリウム	0.5	中間	中時間	＋	ヒスタミン遊離
ミバクリウム	0.2	中間	短時間	＋	まれに効果遷延
シスアトラクリウム	0.2	中間	中時間	－	副作用の面でアトラクリウムよりよい
ベクロニウム	0.1	中間	中時間	－	腎不全で効果遷延
ロクロニウム	0.6（迅速導入時 1.0）	量依存	中時間	－	腎不全で効果遷延
パンクロニウム	0.1	中間	長時間	－	腎不全で効果遷延

非脱分極性神経筋遮断薬は，挿管を容易にしたり，術中の筋弛緩および機械換気中のコンプライアンスを上げたりするために用いられる。

ベンジルイソキノリニウム化合物

- アトラクリウム：4つのキラル中心が存在する10種類の立体異性体の混合物である。タンパク質結合率は最低（15％）で，エステル加水分解（60％），非特異的エステラーゼ，そしてHofmann分解（40％；非活性代謝産物で，痙攣を起こしうるラウダノシンへの代謝過程）によって分解される。これらの経路は肝機能および腎機能の影響を受けないため，これらの臓器不全のある患者ではアトラクリウムが有用である。
- ミバクリウム：3つの立体異性体の混合物である。血漿コリンエステラーゼによる急速な代謝のため，短時間作用性である。したがって，この酵素活性が低い患者では効果が遷延しうる。
- シスアトラクリウム：アトラクリウムの10の立体異性体のうちの1つ。アトラクリウムの3～4倍の力価をもち，効果発現は緩徐であるが，これは高用量で速めることができる。アトラクリウムに似た特徴をもつが，ヒスタミン遊離の可能性は少なく，主にHofmann分解を受ける。

アミノステロイド系

- ベクロニウム：第四級アンモニウムの数が1つになったパンクロニウムの誘導体である。溶液中で不安定なため，黄色の粉末で保存し，再溶解して使用される。心血管系には影響を及ぼさず，ヒスタミン遊離も引き起こさない。肝臓で，脱アセチル化によって代謝される。
- ロクロニウム：構造的にベクロニウムに似ている。一部は肝臓で代謝され，ほとんどは胆汁中に未変化体として排泄される。力価が低いため，他の筋弛緩薬と同等の効果を得るために大量に投与される。これが神経筋接合部において大きな濃度勾配を作り，より速く挿管可能な状態を作る。
- パンクロニウム：第四級アンモニウムを2つもつアミノステロイドである。心臓のムスカリン受容体の遮断や，神経でのノルアドレナリン再取り込みの妨害により，頻脈を引き起こす。肝臓で代謝され，活性のある代謝産物が産生される。

4.10 オピオイド：作用機序

受容体サブタイプ	位置	効果	活性化による副作用
μ	・中枢神経系全般：特に脊髄と脳幹に高密度 ・末梢感覚ニューロン ・消化管	上脊髄性鎮痛，陶酔感	呼吸抑制，消化管蠕動抑制，嘔吐，瘙痒，身体的依存
κ	・中枢神経系：大脳皮質と脊髄 ・末梢感覚ニューロン	鎮痛，抗痙攣	鎮静，不快感，利尿 呼吸抑制がない
δ	・大脳皮質で高密度 ・脊髄と末梢感覚ニューロン	脊髄鎮痛	呼吸抑制，消化管蠕動抑制
ノシセプチン受容体	・中枢神経系	脊髄鎮痛	上脊髄性鎮痛，不安感，抑うつ

厳密に言うと，オピオイドはアヘン由来の物質である。オピオイドとは，それが自然由来であろうと合成物であろうと，オピオイド受容体に結合して，アヘンによって起こる特徴的な効果をもたらす化合物である。オピオイドはナロキソンで拮抗できる。

- **化学構造**：オピオイドによって異なる。基本構造によって4つの化学的なクラスに分けられる。
- フェナントレン類（$C_{14}H_{10}$）：典型的なオピオイドで，3個の結合したベンゼン環で構成される（例：モルヒネ，コデイン，ブプレノルフィン）。
- ピペリジン（$C_5H_{11}N$）誘導体：六員環（5個の炭素原子と1個の窒素原子）で構成される（例：フェンタニル，アルフェンタニル，レミフェンタニル）。
- ジフェニルヘプタン類（$C_{19}H_{24}$）：メサドンなど。
- ベンゾモルファン類（$C_{12}H_{15}N$）：ペンタゾシンなど。

トラマドールは非典型的なオピオイドであり，上記の標準的な分類に従わない。コデインのフェニルピペリジン誘導体である。

- **作用機序**：オピオイド受容体はGタンパク質共役型受容体で，抑制性Gタンパク質を活性化して，侵害受容性神経伝達物質の放出（サブスタンスPやグルタミン酸塩）を抑制する。4つの受容体サブタイプが薬理学的に同定されている。命名はかねてより議論の的で，何度も変更されている。International Union of Pharmacologyに認証された現在の命名は，伝統的分類（μ，κ，δ）に沿っている。オピオイド受容体は神経系の多くの領域に存在する。上脊髄において受容体は，中脳水道周囲灰白質（下行性の痛覚を調節するコントロールセンター），扁桃体，および中脳黒質に集中している。後角膠様質（脊髄の感覚求心路シナプスの領域）の中での脊髄のオピオイド受容体の活性化は，シナプス前およびシナプス後ニューロンを阻害し，神経伝達物質の遊離と神経細胞の興奮を抑制する。神経系の外に存在する末梢オピオイド受容体は，低血圧や便秘，瘙痒感といった，オピオイド関連の副作用に関連する。

すべてのオピオイドサブタイプはそれぞれに鎮痛作用をもつが，最も効果があって広く使用されているのはμ受容体に作用するものである。

4.11 オピオイド：性質

オピオイド	オピオイド受容体における効果	pKa	タンパク質結合率(%)	終末相半減期(時)	クリアランス(mL/kg/分)	分布容積(L/kg)	相対的脂溶性
モルヒネ	μ-強アゴニスト κ-弱アゴニスト	8.0	35	3	15〜30	3〜5	1
コデイン	μ-弱アゴニスト κ-弱アゴニスト	8.2	7〜25	3	0.85	3.6	
ブプレノルフィン	μ-部分アゴニスト κ-強アンタゴニスト	8.3	96	20〜75	20	2.8	
アルフェンタニル	μ-強アゴニスト	6.5	90	1.6	4〜9	0.4〜1.0	90
フェンタニル	μ-強アゴニスト	8.4	80	3.5	13	3〜5	580
レミフェンタニル	μ-強アゴニスト	7.1	70	0.06	30〜40	0.2〜0.3	50

薬物動態

- オピオイドは弱塩基である．生理的な pH では，pKa＞7.4 のオピオイドは主にイオン化して存在する．アルフェンタニルやレミフェンタニルは pKa＜7.4 なので，これらの薬物は主に非イオン化した状態で存在するため，効果発現の速さに寄与している．
- 分布は脂溶性とタンパク質結合率で決まる．フェンタニルはモルヒネの 500 倍以上の脂溶性をもつ．少量のフェンタニル（1〜2μg/kg）の短時間作用性は，その急速な分布で説明され，血漿濃度は急激に治療域未満へ低下する．高用量，または長時間の持続投与の後では分布経路の飽和が起こり，効果が遷延する．そうなると，効果時間は分布ではなく消失に依存するようになる．
- オピオイドは主に肝臓で代謝され，活性または非活性の代謝産物は，尿や胆汁に排泄される．肝外代謝はいくつかのオピオイドにとって重要である．レミフェンタニルは血漿や組織に存在する非特異的エステラーゼによって急速に代謝されるため，短い消失半減期をもつ．レミフェンタニルに対する代謝能はきわめて高いため，それまでの投与履歴は影響しない．
- オピオイドの効果持続時間は，クリアランスや半減期の違いから，常に明らかであるとはかぎらない複雑な薬物動態学的な相互作用で決定される．モルヒネの終末相の半減期はフェンタニルと同等であるが，明らかに長い効果持続時間を示す．モルヒネはその低い脂溶性のため，血液脳関門を通過するのが遅く，効果発現が遅れる．そして同じように，中枢神経系における効果は遷延する．

効果

オピオイドの薬力学はその内因活性に依存する．オピオイドは作動薬として機能することもあれば，部分作動薬，あるいは拮抗薬の場合もある（「3.4 用量-反応曲線」参照）．

純粋な μ 作動薬は，鎮痛作用に臨床的に問題となる天井効果がないため，中等度〜強い疼痛の管理に望ましい．すなわち用量-反応関係が成り立つということである．つまり，除痛の達成，または用量を制限せざるを得ない副作用が起こるまで，増量により鎮痛効果は増強可能である．

4.12 吸入麻酔薬：作用機序

麻酔薬	GABA$_A$ 受容体	K$^+$ チャネル	グリシン受容体	NMDA 受容体
ハロゲン化炭化水素	増強	増強	増強	抑制
亜酸化窒素	効果なし	増強	増強	抑制
キセノン	効果なし	増強	増強	抑制
プロポフォール	増強	効果なし	増強	抑制
ケタミン	効果なし	効果なし	効果なし	抑制
ベンゾジアゼピン	増強	効果なし	抑制	効果なし
バルビツレート	増強	効果なし	増強	抑制

GABA：γ-アミノ酪酸．NMDA：N-メチル-D-アスパラギン酸

吸入麻酔薬がどのようにして効くのかはよくわかっていない。いわゆる「統一理論」の構築が試みられてきたが，その概念は複雑である。また，麻酔作用をきたす複数の標的や機序があるように考えられる。これまでも，さまざまな理論が提唱されてきた。

- **Meyer-Overton 理論**（「3.8 Meyer-Overton の仮説」参照）：麻酔薬の効果の強さが，その脂溶性と直接的に相関していることを提唱した理論である。脂溶性が高いと，その麻酔薬の分子は脂質二重層の中に溶解しやすくなり，いったん十分な数が溶解すると，膜構造の変化の結果として麻酔効果に至ることを示唆している。これは興味深い観察ではあるが，この法則には例外もあるため，この仮説は顧みられなくなった。麻酔効果の強さと脂溶性の相関関係は，疎水性の効果部位の存在を示唆している。
- **臨界容積仮説**：Mullins によって提唱され，Meyer-Overton の仮説を拡張したものである。麻酔薬分子が溶け込むことによって，細胞膜内の疎水性部位の容積が膨張し，Na$^+$ チャネルが変形することで Na$^+$ の流入に影響し，それが麻酔効果を発揮するというものである。この理論も現在は大部分が否定されている。
- **標的タンパク質**（イオンチャネル，受容体および細胞内酵素系）：中枢神経系の標的タンパク質は，さまざまな経路で影響を受ける。これらには，シナプス前で神経伝達物質の遊離が変化したり（抑制を強める，または興奮性伝達を抑制する），シナプス後末端における結合の変化によって神経伝達物質の再取り込みが変化したり，イオン伝導度が変化したりすることで，正常なシナプス伝達が乱れることが挙げられる。可能性のある標的として以下が挙げられる。
- 抑制性イオンチャネル
- ・GABA$_A$ 受容体-Cl$^-$ チャネル：リガンド依存性の抑制性複合体で，プロポフォールやベンゾジアゼピン，バルビツレートや吸入麻酔薬の標的となる。神経細胞膜に過分極を引き起こし，活動性を下げる。
- ・グリシン受容体。
- ・カリウムイオンチャネル。
- 興奮性イオンチャネル
- ・グルタミン酸作動性イオンチャネル。
- ・NMDA 受容体：亜酸化窒素（N$_2$O），キセノン，そしてケタミンは選択的に作用する。
- ・ムスカリン性受容体。
- ・神経性ニコチン性アセチルコリン受容体。

4.13 吸入麻酔薬：生理学的影響

系	変数	デスフルラン	セボフルラン	イソフルラン
心血管系	心拍数	↑（特に＞1MAC）	—	↑
	血圧	↓	↓	↓
	体血管抵抗	↓	↓	↓
	心収縮性	—	↓	↓
	カテコールアミン感受性	—	—	—
呼吸器系	1回換気量	↓	↓	↓
	呼吸回数	↑	↑	↑
	気管支拡張作用	刺激作用	＋	やや＋
中枢神経系	脳酸素消費量	↓	↓	↓
	脳血流量	↑	自己調節能	↑（＞1 MAC）
	脳波	burst suppression		
筋肉	子宮	やや弛緩		
	骨格筋	著明に弛緩		
その他	特記事項	加温機能を有する気化器が必要	腎毒性（フッ素とコンパウンド A）	冠盗血現象？

MAC：最小肺胞濃度

一般的に用いられる吸入麻酔薬（デスフルラン，セボフルラン，イソフルラン）の生理学的影響を表と以下の文章にまとめた。

- **呼吸器系**：すべての吸入麻酔薬は用量依存性の呼吸抑制をもたらし，分時換気量が減少して$PaCO_2$が上昇する。すべてが気管支拡張作用をもつ。イソフルランと，特にデスフルランには刺激臭があり，上気道刺激作用によって息こらえをきたすため，吸入麻酔による麻酔導入には適さない。逆に，セボフルランは刺激臭が弱く，吸入麻酔による導入に用いられる。
- **心血管系**：一般に使われる吸入麻酔薬すべてで体血管抵抗は低下する。代償的な心拍数の上昇がイソフルランではみられるが，セボフルランではみられない。これは，血圧低下に対する頸動脈洞反射がイソフルランでは保持されるが，セボフルランでは保持されないことを示唆する。デスフルランは1MACを上回ると心血管系を刺激し，頻脈と高血圧をきたす。いずれの吸入麻酔薬も，カテコールアミンの作用に干渉しない。イソフルランは，ATP感受性カリウムチャネルへの効果を介した心筋保護作用をもつ可能性が提唱されてきた。
- **中枢神経系**：すべての吸入麻酔薬は脳酸素消費量（$CMRO_2$）を下げる。また，脳血管抵抗を下げて脳血流量を増加させることで，頭蓋内圧を上げる可能性がある。

すべての吸入麻酔薬は，用量依存性に子宮や他の筋群を弛緩させる。すべてが悪性高熱症のトリガーになりうる。

4.14 吸入麻酔薬：性質

麻酔薬 （下段は構造）	分子量 (kDa)	沸点 (℃)	20℃における飽和蒸気圧 (kPa)	血液：ガス分配係数	油：ガス分配係数	MAC (%)	代謝産物 (% 代謝率)
亜酸化窒素 N_2O	44	−88	5,200	0.47	1.4	105	窒素（<0.01）
キセノン Xe	131	−108		14	1.9	71	
デスフルラン $CH(CF_3)_2OCH_2F$	168	23.5	89.2	0.45	29	6.6	トリフルオロ酢酸 (0.02)
イソフルラン $CF_3CHClOCF_2H$	184.5	48.5	33.2	1.4	98	1.17	トリフルオロ酢酸 (0.2)
エンフルラン $CHFClCF_2OCF_2H$	184.5	56.5	23.3	1.8	98	1.68	有機・無機フッ素, コンパウンド F (2)
ハロタン $CF_3CBrClH$	197	50.2	32.3	2.4	224	0.75	トリフルオロ酢酸 (20)
セボフルラン $CF_3CFHOCF_2H$	200.1	58.5	22.7	0.7	80	1.8～2.2	有機・無機フッ素, コンパウンド A～E (2)

MAC：最小肺胞濃度

数ある中で，理想的な吸入麻酔薬は以下の特徴をもっているといえる。
- 室温で液体。
- 高い飽和蒸気圧。すなわち，容易に気化する高い揮発度をもつこと。
- 低い血液：ガス分配係数。すなわち，素早い効果発現と効果消失をもつこと。
- 高い油：ガス分配係数かつ低いMAC（最小肺胞濃度）。つまり強力であること。
- できるだけ代謝されない。
- 活性のある，または潜在的に有毒な代謝産物（フッ化物イオンのような）を生成しない。
- 副作用がない。
- 環境汚染をしない。

- **セボフルラン**：室温で液体であり，光に対して安定である。シトクロム P450 サブタイプ 2E1 によって，他の吸入麻酔薬より高い代謝率で肝代謝を受ける。代謝によって，潜在的に有毒なヘキサフルオロイソプロパノールと無機フッ素（腎不全を引き起こすことが知られている）が産生される。また，吸湿したソーダライムの存在下で潜在的に有毒とされる，コンパウンド A を産生すると報告されている。
- **イソフルラン**：室温で液体で，光に対して安定である。ほとんど代謝されず，既知の有害な代謝産物もない。$-CHF_2$ 基を有するため，乾燥したソーダライムと反応して一酸化炭素を生成する。
- **デスフルラン**：室温で液体であるが，光に対して不安定である。揮発性が極端に強い（沸点が 23.5℃ で，室温での飽和蒸気圧が 89.2 kPa）ため，安全な使用のためには特別な気化器が必要である。低い血液：ガス分配係数をもち，導入および覚醒が速い。こちらも乾燥したソーダライムと反応して一酸化炭素を生成するが，ほとんど代謝されない。

5.1 Avogadroの法則

$$V = kn$$

$$k = \frac{RT}{P}$$

V＝気体の体積（L）
k＝定数
n＝気体の物質量（mol）
R＝一般気体定数
T＝温度（K）
P＝圧（kPa）

Avogadroの法則は，理想気体の状態方程式の構成成分である。Avogadroの法則では，「同温，同圧，同量の気体は，気体の化学的性質，物理的特性に関わらず同数の分子を含む」としている。理想気体の方程式を変換すると，一定の温度，圧力で維持されている気体の体積は，気体の分子数に直接比例する。標準状態である0℃（273 K），1気圧では，22.4 Lのどのような気体も6.02×10^{23}個の気体分子を含む。Avogadro定数6.02×10^{23}は，1モルの物質中に存在するその物質の構成粒子の個数に等しい。

応用

ガスボンベに入っている亜酸化窒素の量を見積もってみよう。室温では，亜酸化窒素は臨界温度（36.5℃）以下であるため，圧縮により液体になりうる。そのためガスボンベ内は，液体の亜酸化窒素と平衡状態にある飽和した亜酸化窒素の蒸気を含んでいる。一定の温度では，すべての液体が蒸発するまで飽和蒸気圧は減少しない。それゆえ，ガスボンベの圧力ゲージは容量を示さない。亜酸化窒素の残量を調べるには，ガスボンベの重さを量るしかない。

$$\frac{V_1}{m_1} = \frac{V_2}{m_2}$$

m＝質量（kg）

$$\frac{22.4 \text{ L}}{0.044 \text{ kg}} = \frac{V_2}{\text{ガスボンベ内液体質量}}$$

$$V_2 = \text{ガスボンベ内液体質量} \times \frac{22.4 \text{ L}}{0.044 \text{ kg}}$$

Avogadroの法則に従えば，1モルの亜酸化窒素は，0.044 kgで22.4 Lを占める。ガスボンベ内の液体の亜酸化窒素の質量がわかれば（ガスボンベ全体の質量－ガスボンベのみの質量），残りの亜酸化窒素の重さが算出可能である。

5.2 Beer-Lambertの法則

$$I = I_0 e^{-(LC\beta)}$$

I ＝透過光
I_0 ＝入射光
e ＝ Euler 数（Napier 数）
L ＝経路長
C ＝濃度
β ＝モル吸光係数

Beer-Lambertの法則は，透明な物質による単光色の吸収を表す2つの法則を組み合わせたものである。

- Beerの法則は，「溶液を通過する光の吸光度は，溶液の濃度に比例する」としている。つまり，溶液の濃度が増加するにつれ，吸収される光の量も増加する。透過光の強さは，溶液の濃度が増加すると指数関数的に減少する。
- Lambertの法則は，「溶液を通過する光の吸光度は，それ自体が通過した経路長に比例する」としている。つまり，経路長が増加するにつれ，吸収される光の量は増加する。透過光の強さは，経路長が増加すると指数関数的に減少する。

上の方程式は，これら2つの法則を組み合わせている。モル吸光係数は，溶液がどれほどの光を吸収するかの尺度である。Beer-Lambertの法則は，パルスオキシメータがどのように末梢の動脈血酸素飽和度を算出するかを理解するうえで臨床的に応用されている（「6.8　パルスオキシメータ」参照）。濃度とモル吸光係数が一定であれば，唯一の変数は拍動時に動脈血が拡張させる血管の経路長の変化のみである。

5.3 臨界温度と臨界圧

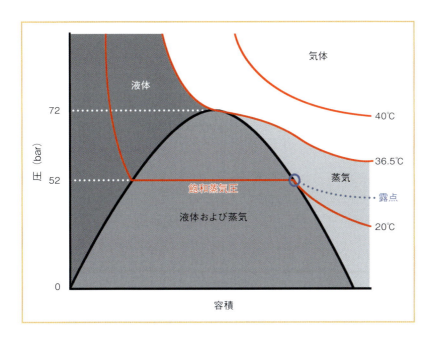

等温線（図中の赤線）は，ある一定の温度下での物質の圧力と容積の関係を描く線である。よく用いられる例は亜酸化窒素である（上図）。40℃の時（亜酸化窒素の臨界温度は36.5℃以上なので気体の状態），等温線は直角双曲線の形であり，圧力が2倍になれば容積は半分になることを示している（「5.10 気体の法則：Boyleの法則」参照）。36.5℃の時，圧の上昇に伴い，少量の気体が液化する変曲点に達するまで，等温線は直角双曲線の形で上昇する。それ以降，曲線は速やかに上方に向かい，すべての蒸気は液体になり圧縮できなくなる。20℃の時，圧の上昇に伴い，等温線はまず上方に向かい，次に液体-蒸気曲線と交差し水平になる。その後は速やかに上昇し，すべての蒸気は液体になる。

臨界温度とは，圧力を加えてもその温度以上では物質が液体になれない温度のことをいう。蒸気とは，臨界温度以下で気体の状態をとる物質のことである。つまり，粒子は液相に入っている可能性がある。臨界圧は，ある物質の臨界温度の時の蒸気圧である。言い換えれば，臨界圧とは臨界温度で気体が液化する時に必要最低限の圧である。

物質が混ざった時，それらの臨界特性は変化する。擬似臨界温度は，その混合ガスが成分に分離する温度のことをいう。

Entonox®（亜酸化窒素50%と酸素50%）は，液体亜酸化窒素の中に酸素ガスを通し，亜酸化窒素を蒸発させてガス状の亜酸化窒素と酸素の混合物を生成させる（Poynting効果）ことによってつくられる。これにより，亜酸化窒素の臨界温度は36.5℃から擬似臨界温度の−5.5℃（177 bar）に変わる。それゆえ，温度がこれより下がった場合（−5.5℃）には，亜酸化窒素だけが液相を形成して分離する危険性があり，酸素が使い果たされると低酸素の混合ガスが送られてしまうこととなる。

5.4 高周波電流（ジアテルミー）

高周波電流は手術中の組織の切開や凝固に用いられ，それには電流密度の原理が用いられている。電流が小さな領域に加わると，電流密度が上昇し発熱作用が起こる。反対に，同じ電流が大きな領域に加わると電流密度は低下し，発熱は起こらない。

これには2つのタイプがある。
- **モノポーラー**：高い電流密度により正確な切開や凝固ができる小さいメス先電極と，大きな表面積で低い電流密度の対極板より構成される。
- **バイポーラー**：1つの器具に，表面積が小さく高い電流密度の電極を2つもつ。利点としては，電流が身体の他の組織を通り抜けることがなく，術野の組織のみに働く。

電圧が身体に加わると，電流が身体に沿って通り抜ける。この時の電流の周波数が，その効果

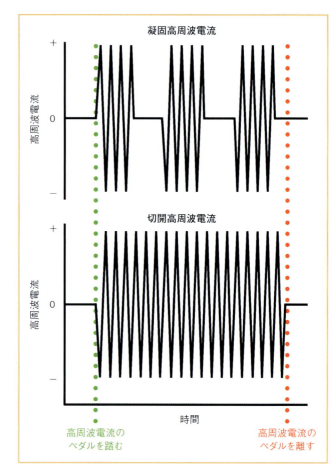

を決定する。低い周波数では，効果は電流の大きさに比例する。電流が弱ければピリピリする痛みだが，強くなると筋肉を刺激するようになり，最終的には心室細動を引き起こす。手術で使用される高周波電流は非常に高い周波数（0.5〜1 MHz）の電流を使用しているため，熱以外の刺激は起こさない。

切開か凝固かは術野の必要に応じて選択される。切開では高エネルギーで持続した高周波を送るため，組織を切ることが可能である。凝固では波形が異なり，連続した高周波を間欠的に送る。これにより組織を熱凝固させ，切開波形よりも低侵襲となる。

高周波電流の欠点：
- モニタリングへの干渉。
- 熱傷。
- ペースメーカ機能の障害。
- 蒸発した組織による汚染。

5.5 Doppler効果

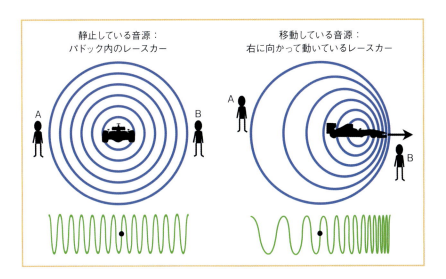

Doppler効果は，観測者に向かって移動する音源から放出される周波数の波の変化として知覚される。音波は，その音源から同心円状に全方向に外側に向かって移動する縦波である。波が媒質を通って移動すると，それぞれの媒質の粒子は同じ周波数で振動する。これにより，ある周波数での媒質粒子の高・低交互の圧変動が起きる。音程は音波の周波数の尺度である。高い音程は高い周波数を表し，低い音程は低い周波数を表す。

静止している音源

音源は観測者 A および B からみて静止している。媒質ごとに波の速度は決まっているので（例：空気），どちらの観測者も同じ音程の音を知覚する。

移動している音源

音源は，一定の速度で観測者 B に向かって移動している。
- **B に向かって移動**：音源が移動すると，観測者 B に近づく地点から連続した変動が起こる。そのため，波動速度は一定のままだが，動いている方向への波長は短くなる。短い波長は高い周波数となる。それゆえ，観測者 B は音波をより高い音程として知覚する。
- **A から離れて移動**：逆に，音源が観測者 A から離れる時，波長は長くなる。周波数は減少するので，観測者 A はより低い音程の音として知覚する。

Doppler原理は，経食道心拍出量モニタリングに用いられる。一定の周波数で放出された超音波は，下行大動脈内の赤血球の動きを反映する。赤血球がプローブに向かって動くと，反射波の波長が減少し，周波数は増加する。赤血球がプローブから離れれば，逆のことが起こる。反射周波数の分析により，胸部下行大動脈の血流を決定し，それにより心拍出量を算出することができる。

5.6 電気保安

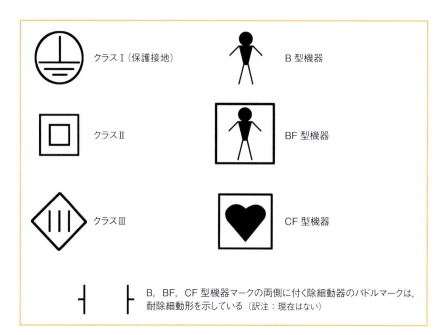

電気機器は国際電気標準会議によってクラス分けがなされており（IEC 61140），さらに医療機器には細則がある（IEC 60601-1-1）。
- クラスⅠ：アースとヒューズを備える。使用者との可触導電部はアースと繋がり，感電しないような仕組みを構成している。ヒューズは，短絡が起こった場合の安全性を，さらに高めている。心臓への直接接続は安全ではないとされている。
- クラスⅡ：二重絶縁になっており，使用者が導電部に触れられないようになっている。アースは付いていない。
- クラスⅢ：安全特別低電圧（safety extra-low voltage：SELV）と呼ばれ，24ボルト以上の交流電流の電源供給を必要としない。ミクロショックの危険性は依然として存在する。バッテリーなどの内部電源を備えている（訳注：現在はない）。

それぞれの保護クラスの医療電気機器はフローティング回路も含んでおり，アースはないが，変圧器によって他の回路から隔離されている。医療機器が心臓に近接した場合，誘導性または容量性効果により漏れ電流が生じ，ミクロショックを引き起こす。

電気機器は，漏れ電流の危険性によっても分類される。
- B型：保護クラスⅠ，Ⅱ，Ⅲのいずれの機器でも起こりうる。異常が起こったとしても低漏れ電流である。体内または体表に安全に接続できるが，心臓への直接接続は安全ではない。
- BF型：B型に似ているが，患者はフローティング回路によって絶縁されているためより安全である。漏れ電流は100μA以下に規制されているが，心臓への直接接続は安全ではない。
- CF型：漏れ電流が非常に小さいため（10μA以下），心臓への直接接続が安全であると考えられる。熱希釈カテーテル，心電図コード，圧トランスデューサーなどに用いられる。

5.7 電気

変数	概要	単位
電荷	電気の量	クーロン (C) ＝A・秒 (s)
電流	電荷の流れ	アンペア (A) ＝C/s (SI単位に準拠)
電場	単位電荷当たりの力	ニュートン (N)/C
電圧	電位	ボルト (V) ＝ジュール (J)/C
電位差	単位電荷当たりの仕事	ボルト (V) ＝J/C
電力	仕事率	ワット (W) ＝J/s
電気抵抗	電荷の流れに対する抵抗	オーム (Ω) ＝V/A

電気とは，荷電粒子（陽子，電子）からなるエネルギーである。原子が同数の陽子と電子をもつ場合は電気的に中性であり，原子が異なった数の陽子と電子をもつ場合には電気的に荷電している。電気の量は，電荷の量のことである。電流とは，電荷の流れと定義される。

荷電粒子は，他の荷電粒子に力を及ぼす電場に囲まれている。電場によって及ぼされる力は電圧である。電圧（または電位）は，電流を作るのに必要な力である。電気的位置エネルギーは荷電粒子の位置エネルギーで，電圧に起因する。力は荷電粒子をある場所から他の場所に移すために必要であり，これが仕事である（「5.29 仕事」参照）。エネルギーは仕事に必要である。このエネルギーは荷電粒子に移され，電気的位置エネルギーとなる。電位差は2点間の電位（電圧）の差であり，2点間の荷電粒子を動かすための仕事を表す。

パワーは仕事率である。それゆえ，電力（electrical power）は電位差と電流（単位時間当たりにある点を通過する電荷の量）の積である。

電気抵抗は，電気回路の電荷に対する抵抗である。抵抗は物体の長さに比例し，断面積に反比例する。よい伝導体とは，抵抗が少ないものである。

電流，抵抗，電位はOhmの法則で関連している（「1.2.6 Ohmの法則」参照）。より強い力（電圧）が荷電粒子に加わると，電流が増加する。抵抗が増加すれば，電流は減少する。

5.8 指数関数

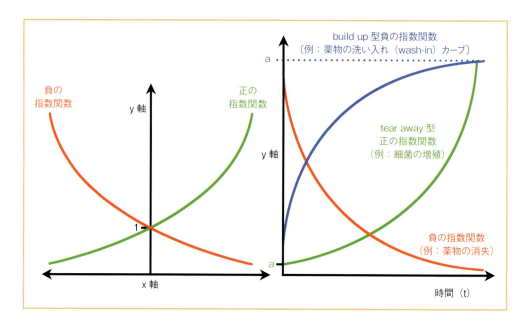

指数関数は，関数の変化率がその時点の変数の値に比例する関数である。日常の例として，コーヒーの温度の低下率は，その時点のコーヒーの温度に比例する。麻酔には多くの指数関数がある。例えば，血漿中の薬物濃度の減少率は，薬物自身の濃度に比例する。

Euler 数（Napier 数）もしくは "e" は，指数関数の方程式でみられる。超越数と呼ばれ，その値は 2.71828… である。$(1+1/n)^n$ の n を無限大にした極限値であり，自然対数の底としても定義される。

上のグラフは指数関数の関係性を示す。
- 正の指数関数（$y=a^x$）は x 軸に漸近し，y 軸と 1 で交差する（いかなる数も 0 乗は 1 になる）。
- 対応する負の指数関数（$y=a^{-x}$）は，正の自然指数関数に似た特徴をもち，鏡像になる。
- tear away 型の指数関数は，$y=a \cdot e^{kx}$ の方程式で表現され，y 軸とは a で交差する（例：細菌の増殖）。
- build up 型の負の指数関数（$y=a-b \cdot e^{-kx}$）は，薬物投与中の洗い入れ（wash-in）カーブにみられる。y 軸の増加率は時間 t（x 軸）が増えるにつれ減少するため，負の指数関数となる。
- 最後は，負の指数関数（$y=a \cdot e^{-kx}$）で，臨床的には薬物の消失にみられ，時間が進むにつれ指数関数的に低下する。

5.9 Fickの拡散の法則

$$\text{Rate} \propto \frac{A[C_1 - C_2]}{D}$$

Rate ＝ 拡散率
A ＝ 膜面積
$C_1 - C_2$ ＝ 濃度勾配
D ＝ 膜の厚さ

Fickの拡散の第1法則は，物質が透過し拡散する膜の性質を説明するために使用される。膜を透過する拡散率は，膜の大きさ，濃度勾配に比例し，膜の厚さに反比例する。

Adolf Fickは1855年に，拡散に関する2つの法則を発表した。彼の仕事は，Thomas Grahamが発表した「分子量は拡散率に関係する」というGrahamの法則にヒントを得たものである（「5.14 Grahamの法則」参照）。第1法則は，定常状態では物質の拡散は濃度勾配と関連するとしている。分子は高濃度の場所から低濃度の場所に動き，その動きは濃度勾配に比例する。Fickの第2法則は，時間によって濃度が変わる場合にどのように拡散が起こるかを説明している。

肺に当てはめると，肺胞のガス交換が行われる表面積は大きく，その膜は非常に薄い。そのため，非常に効率よくガス交換が行われる。特定の病的状態ではこのプロセスが妨げられる。例えば，肺水腫では肺胞膜が厚くなり，拡散速度が遅くなる。同様に，肺気腫のようなガス交換のための表面積が減少している病的状態では，拡散の速度も減少する。Fickの法則は，吸入麻酔薬を用いた麻酔導入にも当てはめられる。肺胞内の高い吸入麻酔薬濃度は大きな濃度勾配を作り出し，血中への取り込みを促進し，麻酔作用の発現を速める。

5.10 気体の法則：Boyleの法則

$$V \propto \frac{1}{P} \quad \text{一定の温度において}$$

$$PV = nRT$$

$$PV = \text{定数}$$

P＝圧力（Pa）
V＝体積（m³またはL）
n＝モル数（mol）
R＝一般気体定数＝8.314 m³・Pa/（K・mol）
T＝温度（K）

Boyleの法則は，「一定の温度下での気体の質量は圧力に反比例する」ことを述べている。この法則は理想気体の方程式を用いて，数学的にnRTが一定であることを示している。容器中の圧力は，気体分子の容器壁への衝突の結果である。容器の体積が小さくなれば気体分子はより頻回に壁に衝突し，その結果として圧が上昇する。容器の体積が半減すれば，圧は倍になる。Boyleはこの関係を逆の順序で証明した。J型のガラス管を用い，酸素を短脚側に封じ込めた。気体を一定温度に維持し，徐々に水銀を加えることで，酸素にかかる圧を上げていった。一定の体積の気体に徐々に圧をかけると，体積は一定の割合で減少した。

応用

- 注射器：注射器のプランジャーを引くと，容器の体積は増加する。結果として生じた圧力の減少により，注射器の中に液体が吸い込まれる。
- 大気圧下での圧縮気体の体積予測：麻酔器の後ろに備え付けられているEサイズの酸素シリンダーは137 barの圧力で酸素を蓄えており，水容量としては4.7 L入る。Boyleの法則を用いると，大気圧における使用可能酸素容量を計算することができる。

$$V_1 \times P_1 = V_2 \times P_2$$

$$V_2 = \frac{4.7 \text{ L} \times 137 \text{ bar}}{1 \text{ bar}} = 644 \text{ L}$$

5.11　気体の法則：Charlesの法則

$V \propto T$　一定の圧において

$PV = nRT$

$V = 定数 \times T$

P＝圧力（Pa）
V＝体積（m^3 または L）
n＝モル数（mol）
R＝一般気体定数＝8.314 $m^3 \cdot Pa/(K \cdot mol)$
T＝温度（K）

Charlesの法則は,「一定の圧のもとで一定の質量の気体の体積は絶対温度に比例する」ことを述べている。この状況において，nR/Pは定数に置き換えられる。一定質量の気体の温度が上昇すれば，気体分子の速度は上昇し，気体分子の容器壁への衝突頻度を増加させる。圧力の一時的な増加は，一定の圧を保とうとして，容器の体積を増加させる。気体の質量 - 温度についての関係は，逆もまた正しい。一定量の気体の体積が増えると，気体分子の容器壁への衝突頻度が減少し，一時的な圧の低下をきたす。温度の上昇は気体分子の運動エネルギーを増加させ，次いで衝突頻度の上昇，圧の増加をもたらす。

応用

- 熱気球：熱気球内の気体は加熱されている。温度が上昇すると，圧は一過性に上昇する。一定の圧力に戻すために，気体（気球）の体積が増える。気体の密度は，気体の質量を体積で割ったものに等しい。気球内の気体の質量は一定であるため，体積の増加は密度の減少をきたす。こうして熱気球の中の気体は周囲の気体よりも密度が低くなり，気球が上昇する。
- 対流による熱喪失：この原理は熱気球の原理と類似している。身体は速やかに身体の周囲にある空気を温め，運動エネルギーを上昇させ，結果として空気の体積を増加させる。こうして密度が低くなった空気はより冷たく，より高密度の空気と入れかわる。このような気体の動きが対流の発生につながる。

5.12 気体の法則：Gay-Lussacの法則

$P \propto T$　一定の体積において
$PV = nRT$
$P = 定数 \times T$

P＝圧力（Pa）
V＝体積（m^3 または L）
n＝モル数（mol）
R＝一般気体定数＝8.314 $m^3 \cdot Pa/(K \cdot mol)$
T＝温度（K）

Gay-Lussacの法則（第3の完全気体の法則）は，「一定体積の一定質量の気体では，圧力は絶対温度に直接的に比例する」というものである。この法則は気体の分子運動に基づいて発見された。一定質量の気体の温度が上昇すると，運動エネルギーも上昇し，体積が一定であれば圧力が上昇することになる。

気体の法則で述べられている比例関係を適用する時は，絶対温度（K）を用いなければならない。室温（21℃，294 K）を倍にするというのは，（21×2＝）42℃（315 K）なのではなく，（294×2＝）588 K＝315℃ ということである。絶対温度への変換を忘れると，すべてが間違った計算結果となってしまう。同様に，温度を変数とするCharlesの法則とGay-Lussacの法則で，マイナスの摂氏温度を使うと，負の体積や圧力といった，意味のない計算結果となる。

応用

- タイヤ圧：最も正確なタイヤ圧の測定は，タイヤが冷えている時に行わなくてはならない。タイヤは運転による摩擦の影響で熱せられる。温度が上昇することで，タイヤ内の空気の運動エネルギーが高まり，結果として圧が上昇する。
- ガスボンベの保管：ガスボンベの保管では，温度はメーカーの推奨以上にしてはならない。もし決められた温度より上昇した場合，ボンベ内の圧力が上昇し破裂する危険性がある。

5.13 気体の法則：理想気体の法則とDaltonの法則

$$PV = nRT$$

P＝圧力（Pa）
V＝体積（m³またはL）
n＝モル数（mol）
R＝一般気体定数＝8.314 m³・Pa/(K・mol)
T＝温度（K）

理想気体の法則は，圧力，温度，体積に関係する。この法則は，すべての気体の法則（Boyleの法則，Charlesの法則，Gay-Lussacの法則，Avogadroの法則）を合わせたものである。理想気体の法則は数学的に，理想気体の状態方程式として表される。理想気体とは多くの仮定のうえで成り立つ理論上の気体である。

- 気体は多数の微小粒子から構成され，それらの分子の大きさは無視してよい。
- すべての分子や原子の衝突は考慮しない。
- 分子間力は存在しない。
- 任意の時点において，幅広い分子の運動エネルギーが存在する。しかし，平均の運動エネルギーは絶対温度に比例する。

ほとんどの気体はこれらの仮説を満たさないが，理想気体の法則とそれを構成する法則は，気体の性質を示す近似モデルとして妥当な値を示す。

気体の法則は気体そのものの特性を問わない。それゆえに，混合気体も単一の気体とまったく同様に扱えるということになる。

一般気体定数（R）は，エネルギーと温度を関係づける比例定数である。これはすべての気体において共通である。Rの値は使用される圧力，体積，温度の単位によって異なる。

Daltonの法則

$$P_{total} = P_1 + P_2 + P_3 ... P_n$$

P＝気体の分圧（kPa）

Daltonの法則は，容器内の混合気体の圧力は，各成分の分圧の和に等しいことを示す。この法則は，混合気体中の各気体は独立して振る舞うことを仮定している。理想気体の法則を用いて，一定温度，一定体積下では，気体によって生じる圧力はモル数に比例する。この概念はどのような気体にも当てはまる。気体を混ぜて混合気体を作ると，圧力は気体全体の総モル数の増加に比例して増加する。

5.14 Grahamの法則

1種類の気体の場合:
$$\text{Rate} \propto \frac{1}{\sqrt{\text{MW}}}$$

2種類の気体の場合:
$$\frac{\text{Rate}_1}{\text{Rate}_2} \propto \sqrt{\frac{\text{MW}_2}{\text{MW}_1}}$$

Rate＝拡散速度（単位時間当たりの体積またはモル数）
MW＝分子量

Grahamの法則は，「気体の拡散速度は分子量の平方根に反比例する」ことを述べている。つまり，分子量が大きいほど，拡散速度は緩やかになる。ある気体の分子量が他の気体の4倍であれば，その気体は他の気体の半分の速度で拡散する。

スコットランドの物理化学者であるThomas Grahamは，1848年にGrahamの法則を提唱した。Grahamの浸出の法則としても知られており，浸出は拡散の方向と速度の変化の両者に関係があるとされている。これは2種類の気体に対しても適応され，亜酸化窒素が吸入麻酔薬と使用される時にみられる二次ガス効果を説明するのに役立つ。2種類の気体の場合，気体①の拡散速度を気体②の拡散速度で除したものは，気体②の分子量を気体①の分子量で除したものの平方根と等しくなる。もし気体①の分子量が気体②よりもはるかに小さければ，肺胞からより速やかに呼出される。それに伴い気体②はより肺胞に残され，結果として濃度が上昇することになる。この効果は亜酸化窒素を使用した際にみられる現象であり，理由としては吸入麻酔薬よりも分子量が小さいためである。肺胞における吸入麻酔薬の濃度の上昇は，効果発現を速めることになる。

Grahamの法則は，2種類が混ざった気体の中のある1つの気体の分子量を知ることにも使用される。もし気体②の質量と2種類の混合気体の拡散速度がわかっていれば，等式から不明な分子量を導き出すことができる。

5.15 熱量

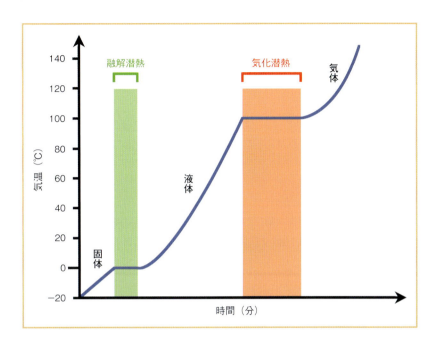

熱量は分子運動に関係したエネルギーの形態であり，2点間の温度の差（温度勾配）によって一方から他方へ移ることができる。熱量の単位はジュールもしくはカロリーで表され，1カロリーは1gの水の温度を1℃上げるのに必要な熱量であり，4.16ジュール（J）に等しい。

温度とは熱の状態の指標で，対象がどの程度熱いもしくは冷たいかを説明するものである。熱エネルギーは高い方から低い方へと勾配に従って伝わり，熱エネルギーを受け取る対象の温度は上昇する。熱エネルギーの付加もしくは除去は物理状態を変化させるが，それに必要な熱エネルギー量は圧力によって変化する。水は1気圧では0℃で凍るが，圧力がかかればその温度は低下する。

潜熱とは，温度変化はせず，物質の状態を変化させるのに必要なエネルギーである。kg/Jという単位で表される。気化潜熱とは，液体から気体，もしくはその逆の変化に必要なエネルギーであり，融解潜熱は固体から液体，もしくはその逆の変化に必要なエネルギーのことである。比熱は，ある温度下で単位質量の物質の温度を1K上昇させるのに必要な熱量のことである。低温下ではこの熱量は増大し，臨界温度に達するまでは，環境の温度が上昇するほど低下する。すなわち温度が下がるほど，より多くの潜熱が物質の気化に必要となる。

吸入麻酔薬は気化のために潜熱が必要となる。気化器はこれを補わなければならない（通常は加温装置を使用する）。もし液体の温度が低下すれば気化が減り，飽和蒸気圧は低下し，気化される吸入麻酔薬の量が減少する。

5.16 Henryの法則

$$P_{gas} = k_H \times C$$

P_{gas} = 気相の気体の分圧（atm）
k_H = Henry 定数（L・atm/mol）
C = 融解した気体の濃度（mol/L）

Henry の法則は気体の溶解度に関する法則で，「一定の温度下において一定量の溶媒に溶ける気体の量は，平衡状態ではその気体の分圧に比例する」ことを示す。例えば，肺胞内である吸入麻酔薬の分圧が 2 倍になった場合，すでに平衡状態に達していれば，血液中に溶解する量もまた 2 倍になる。

気体は液体に溶解し，溶液を形成する。平衡状態において平衡定数は，気相の気体の分圧と気体の液体への溶解度を関連づける。平衡定数は Henry 定数（k_H）として知られており，温度，気体と液体の性質に依存する。

気体の溶解度は下記に依存する。
- 温度：上昇すれば，溶解度は低下する。温度が上昇すれば，分子の運動エネルギーが上昇する。この分子運動の増加は分子内の結合を壊し，気体分子が溶液から抜け出すのを促進する。
- 圧力：気体の分圧が増加すると，溶解度も増加する。気体の分圧の増加は，溶液の表面への気体分子の衝突頻度を増やす。より多くの気体分子が溶液中に押し込められ，加えられた圧力は減り平衡状態になる。

応用

- 炭酸飲料：密閉された容器内の溶液に二酸化炭素が溶解してあり，この状態では二酸化炭素分圧が高い。容器が開けられると二酸化炭素分圧は劇的に低下し，溶解していた二酸化炭素が炭酸飲料から抜け出る。
- 減圧症（ベンズ）：深海ダイバーは，その深さで高度に圧縮された空気を吸い込む。この肺胞内での分圧の上昇が，毛細血管，組織，関節への空気の溶解度を増加させる。もしダイバーが急速に水面に戻ってくると，分圧の減少から窒素の溶解度が急速に低下し，組織や血液内に気泡を形成する。

5.17 湿度

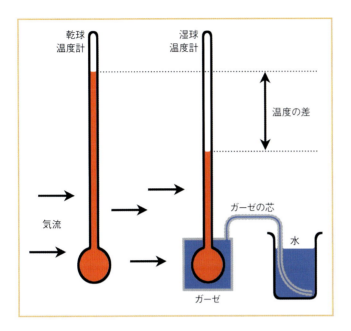

湿度は，空気中に存在する水蒸気の量である。絶対湿度とは単位体積当たりの水蒸気量のことであり，mg/L もしくは g/m³ で表される。相対湿度とは，同一温度下での飽和水蒸気量に対するその時の空気中の水蒸気量の比率のことで，通常は％を用いて表される。

湿度計は湿度を測るための器械で，ほとんどが相対湿度を測定するものである。例えば下記がある。
- 毛髪湿度計：相対湿度を直接測定する。毛髪と毛髪に付いた指針からなり，湿度が上がると毛髪は伸びる。
- 乾湿球湿度計（上図）：相対湿度を測定する。乾球温度計と，湿ったガーゼが巻かれた湿球温度計の2つの球温度計からなる。乾球温度計は正しい室温を示す。湿球温度計は，球に巻かれた湿ったガーゼからの水の蒸発の結果として失われる気化潜熱による冷却効果により，低い温度を示す。この2つの温度計の温度の違いは蒸発の速度に関係しており，それは室内の湿度に依存している。相対湿度は湿度表により決定される。
- Regnault の湿度計：エーテルを入れた銀の管とゴム球からなり，ゴム球を使って空気の流れが銀の管を通過すると冷やされる仕組みになっている。外部に水滴が付けば，その温度の空気は水で飽和しており，つまりそこが露点温度になる。飽和空気の含水量と温度のグラフから，露点温度での含水量が決定される。これから絶対湿度が測定され，相対湿度も計算できる。
- 絶対湿度は，トランスデューサー，質量分析法と紫外線吸収湿度計によっても測定できる。

5.18 レーザー

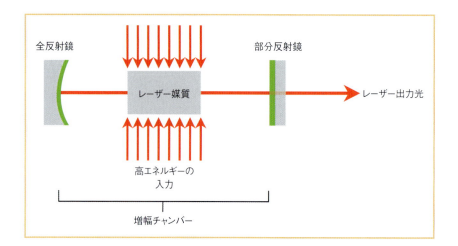

レーザー (laser) は，light amplification by stimulated emission of radiation の略語である。それらはエネルギー源，レーザー媒質 (固体，液体，気体のいずれか)，増幅チャンバーからなる。レーザーは通常，そのレーザー媒質によって名前がつけられる。

電磁放射線の誘導放出に基づく増幅過程を通じて放射された光は
- 単色で，単一の波長から構成される。
- 可干渉性 (コヒーレント) である。
- 起源点から平行で逸脱がほとんどない。

エネルギーが原子に加えられると，そのエネルギーが吸収されることで電子が基底状態から励起状態へ跳ね上がる。励起した電子のいくつかは自発的に基底状態へ戻り，光子の形で吸収したエネルギーを放出する。これは「自然放出」として知られており，光子の波長は基底状態と励起状態のエネルギーの違いに依存する。放出された光子は増幅チャンバーの中で鏡に衝突し，レーザー媒質に反射して他の励起した原子とのさらなる衝突を起こす。そして方向，位相，波長が同じ2つの光子を放出し，基底状態に戻る。このカスケード効果は「増幅」として知られている。エネルギー源からのエネルギーの入力の結果，ほとんどの原子が励起状態にある「反転分布」を維持する。

光子のいくつかはレーザー媒質から部分反射鏡 (出力結合器) を経由して放出され，可視光，赤外光，または紫外光のレーザーを産生する。光ファイバーガイドは，レーザー光を目標に焦点を合わせるためにも使用される。

医療用レーザーの例に含むのは下記のとおり。
- CO_2 レーザー：遠赤外線 (10,600 nm)。軟部組織の切断と凝固に使用される。
- NdYAG (ネオジウムヤグ) レーザー：近赤外線 (1,060 nm)。切断や凝固，タトゥーの除去に使われる。
- アルゴン：青緑光 (400〜600 nm)。網膜手術や血管奇形の手術に使用される。

5.19 メートル法接頭辞

接頭辞	記号	10^n	漢数字表記（short scale）
ヨタ（Yotta）	Y	10^{24}	一秭（septillion）
ゼタ（Zetta）	Z	10^{21}	十垓（sextillion）
エクサ（Exa）	E	10^{18}	百京（quintillion）
ペタ（Peta）	P	10^{15}	千兆（quadrillion）
テラ（Tera）	T	10^{12}	一兆（trillion）
ギガ（Giga）	G	10^{9}	十億（billion）
メガ（Mega）	M	10^{6}	百万（million）
キロ（Kilo）	k	10^{3}	千（thousand）
ヘクト（Hecto）	h	10^{2}	百（hundred）
デカ（Deca）	da	10^{1}	十（ten）
		10^{0}	一（one）
デシ（Deci）	d	10^{-1}	一分（tenth：10分の1）
センチ（Centi）	c	10^{-2}	一厘（hundredth：100分の1）
ミリ（Milli）	m	10^{-3}	一毛（thousandth：1,000分の1）
マイクロ（Micro）	μ	10^{-6}	一微（millionth：100万分の1）
ナノ（Nano）	n	10^{-9}	一塵（billionth：10億分の1）
ピコ（Pico）	p	10^{-12}	一漠（trillionth：1兆分の1）
フェムト（Femto）	f	10^{-15}	一須臾（quadrillionth：1,000兆分の1）
アト（Atto）	a	10^{-18}	一刹那（quintillionth：100京分の1）
ゼプト（Zepto）	z	10^{-21}	一清浄（sextillionth：10垓分の1）
ヨクト（Yocto）	y	10^{-24}	一涅槃寂静（septillionth：1秭分の1）

メートル法では，測定の基本単位の倍数や分数は，接頭辞の組み合わせで表現されてきた。国際単位系（International System of Units：SI）は20の接頭辞を明示した。10を特定の乗数倍した数を表すそれぞれの接頭辞は1文字の記号で表され，組み合わせては使用されない。これはすべての測定単位に適応され，その中にはSIの基準単位がキログラムである質量も含まれる。キログラムの倍数はグラム（g）を基本単位として名付けられる。

一般に使用される接頭辞は，最も妥当であるか頻回に遭遇する値，国際的ガイダンスや特定の科学分野の慣習に依存する。このSI接頭辞システム外の用語もまた一般的に使用されており，例えば，ミクロンはマイクロメートルの代わりによく使用されている。同様に，国際組織は1秒以上の時間を表す時間関係の単位の接頭辞の使用に反対している。分，時間，日などが一般的に使用されているからである。

5.20 仕事率

$$仕事量(J) = 力 \times 距離 = N \cdot m = kg \cdot m^2/s^2$$

$$仕事率(W) = \frac{仕事量}{時間} = J/s^1 = kg \cdot m^2/s^3$$

J＝ジュール
N＝ニュートン
m＝メートル
kg＝キログラム
s＝秒
W＝ワット

麻酔科医にとって，基本的な力学の知識は重要である。なぜなら多くの力学の概念が，心血管系や呼吸器系の臨床に関連する生理学的メカニズムの説明に役立つからである。

仕事量は，物体にかかる力とその力の方向に動いた距離の積として定義され，単位はジュール（J）で測定される。1Jは，1ニュートン（N）の力で1メートル（m）動かした時の仕事量である。力学用語でいう仕事率は，単位時間当たりになされる仕事量で，単位はワット（W）で測定される。1Wは，1Jのエネルギーが1秒間で消費される時の仕事率と定義される。

生理学に応用してみると，生理体系を維持するのに必要な仕事率を計算することができる。生体内では，液体や気体が移動すると筋肉の収縮や弛緩が起きるため，「仕事」がなされる。仕事量は力と距離の積（N・m）であり，圧力と体積の積と等しい単位をもつ（$N/m^2 \times m^3 = N \cdot m$）。そのため，呼吸による仕事量や心収縮による仕事量を計算することが可能になる。1サイクル当たりの仕事量が算出されれば，仕事が行われた回数（例えば呼吸数や心拍数）から，必要となる仕事率も計算することができる（「1.3.25 呼吸仕事量」参照）。

5.21 圧力

$$F(N) = ma = kg \cdot m^2/s^2$$

$$P(Pa) = \frac{F}{A} = N/m^2 = kg \cdot m/s^2$$

F＝力　　　　N＝ニュートン
m＝質量　　　kg＝キログラム
a＝加速度　　s＝秒
P＝圧力　　　Pa＝パスカル
A＝単位面積　m＝メートル

力とは，物体の運動あるいは静止状態を変化させる，またはその傾向をもたらすものであり，単位はニュートン（N）である。圧力とは単位面積当たりにかかる力と定義され，単位はパスカル（Pa）である。

1 N は，1 kg の質量をもつ物体に 1 m/s^2 の加速度を与える力である。1 Pa は，1 m^2 当たりに 1N の力をかける圧力である。1 Pa は非常に小さいため，一般的には kPa のほうがより汎用される。

圧力を表すのに多くの異なる単位があり，以下は皆，等しい値である。
- 100 kPa。
- 1 bar。
- 約 1 気圧（atm）（0.987 bar）。
- 750 mmHg（torr）。
- 1,020 cm H$_2$O。
- 14.5 lb/inch^2（psi）。
- 100,000 N/m^2（kg・m/s^2）。

圧力の測定方法には以下のようなものがある。
- **大気圧**：海面上で約 1 bar（atm）である。
- **ゲージ圧**：大気圧に対する相対的な圧（すなわち，大気圧より高いか低いか）。大気圧を基準（ゼロ点）とする。絶対圧から大気圧を引いたものとも定義できる。
- **絶対圧**：大気圧にゲージ圧を足したもの。絶対真空を基準（ゼロ点）とする。

ゲージ圧は，人工呼吸中の気道内圧や動脈圧・静脈圧，ガスボンベ圧などの測定に用いられる。大気圧は高度や天候によって変動する。絶対圧が一定であるならば，液体のゲージ圧は大気圧の変化に応じて変化する。例えば，高地では（大気圧が低くなるため）ゲージ圧はわずかに高くなる。

さまざまな方法が圧力測定に使用される。下記に例を挙げる。
- 静水圧：水銀柱，ピストン，液柱。
- アネロイド（空盒気圧計）：Bourdon 管真空計（「6.1　Bourdon 管真空計」参照），ダイアフラム圧力計，ベローズ型圧力計。
- 電気計測式：ストレイン（ひずみ）ゲージ，静電容量型，磁気式，光学式。
- 電離真空計：熱陰極，冷陰極。

5.22　Raman効果

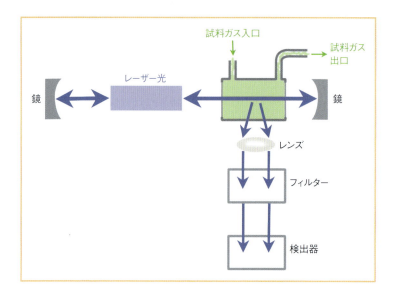

光が気体媒質の分子にぶつかると，その光線は直線軌道から逸れてしまう。これを散乱と呼ぶ。一般的な光の散乱で多いのは弾性散乱であり，光子のエネルギーは一定のまま異なる方向へ散乱する（Rayleigh散乱）。3,000万個の光子のうち1個は非弾性的に散乱する（Raman散乱）。これらの光子がガス分子と衝突すると，ガス分子を振動準位や回転準位へと誘導する。エネルギーの一部が移行したことにより，散乱した光子の振動数や波長が変化する。最も一般的には，エネルギーが光子からガス分子へと移行することにより光子の波長が減弱する。ガス分子ごとに特徴的な光子の波長の変化をきたす。

Raman分光法では，混合気体の組成を呼吸ごとに分析するために光の非弾性散乱を利用する。Raman効果は比較的まれな現象であるため，測定可能なシグナルを生成するためには，レーザー光のような強い光源を用いる必要がある。レーザー光は，光線を集中させる2つの反射率の高い鏡の間に置かれた試料室に向けられる。光学フィルターにより，特定の波長の光子が光子検出器を通過する。対象となるガス分子は，そのガスに特有のフィルターを用いてそれぞれ測定される。

Ramanスペクトルは，波数シフトに対するRaman散乱の強度をプロットして描かれる。波数とは単位時間当たりの波長の数であり，波長の逆数で表される。波数シフトとは散乱光と入射光の波長の差，すなわち振動数の差を表す。Raman分光法ユニットは赤外分光法システムよりも高価であるものの，Raman分光法には反応時間が速いことや多種類のガスを分析できるといった，いくつかの利点も存在する。赤外分光法と異なり，Raman分光法では異なった原子を有するガス分子に限定されず，酸素や窒素など赤外吸収を示さない分子でも測定可能である。

5.23 反射と屈折

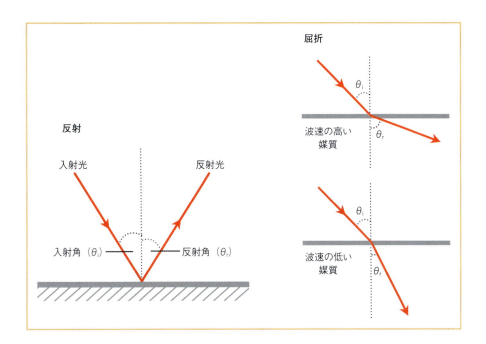

反射

反射とは，2つの異なる媒質の境界面で波の方向が変化する現象のことであり，波は発生元のほうへ戻ってくる。この原理は光や音，水などさまざまなタイプの波に適用可能である。

反射の法則では，入射角と反射角は等しいとされる。
- 入射角は，入射波と法線の間の角度である。
- 法線とは，入射波が反射面とぶつかる地点で反射体に直交する線である。
- 反射角は，反射波と法線の間の角度である。

この法則の必要条件は，法線，入射波，反射波のすべてが同一平面上にあることである。反射面が完全に平滑であれば，波の反射は鏡のようになる。光ならば鏡像を，音ならば反響を生じる。反射面が不整であれば波はさまざまな方向へ散乱するが，反射面の1点においてはこの原理に従う。

屈折

屈折とは，媒質の変化により波が屈曲する現象である。波速は媒質の物理学的性質によるため，波速の変化の結果，方向の変化が起こる。高い波速の媒質から低い波速の媒質への境界を通過する時（図右下），波は法線に近づくように，つまり入射角（θ_i）より屈折角（θ_r）が小さくなるように屈折する。光の屈折は，レンズによる像の形成における基本的な概念である。レンズとは，光を屈折させるための透光性のある丸みのある物体である。眼球の中の水晶体のような両凸レンズは，光を屈折させ焦点で交差する収光レンズであり，それにより像が投射される。

5.24 SI(国際単位系)単位

単位	量	記号	定義
ケルビン	温度	K	水の三重点の熱力学温度の 1/273.16
秒	時間	s	セシウム 133 原子が基底状態にある一定の振動時間
モル	物質量	mol	0.012 kg の炭素 12 の中に存在する原子の数に等しい数の要素粒子を含む系の物質量
アンペア	電流	A	真空中に 1 m の間隔で無限に長く平行に配置された 2 本の導体間に $2×10^{-7}$ N の力を及ぼす電流
メートル	長さ	m	一定の時間(1/299,792,458 秒)に光が真空中を伝わる長さ
カンデラ	光度	cd	光源が一定の方向に対して特定の周波数で放つ単色光の光度
キログラム	質量	kg	国際キログラム原器の質量

国際単位系(SI)は世界中で用いられている単位系からなる。7 つの基本単位から構成され,他の単位はこれらの単位に由来する。L(リットル),bar(バール),minute(分)などは一般的に使われる単位であるが,これらは SI 単位ではない。多くの基本単位が慣用とはかけ離れた規模で使用されるため,接頭辞〔「5.19 メートル法接頭辞」参照〕がよく使用される。

SI 基本単位から派生した単位として以下のものがある。
- 面積 (m^2)。
- 体積 (m^3)。
- 速度 (m/s)。
- 加速度 (m/s^2)。

いくつかの派生単位はそれぞれ独自の記号をもつ (非 SI 単位で表記。括弧内は SI 単位)。
- 周波数:ヘルツ,Hz (/s)。
- 力:ニュートン,N ($kg·m/s^2$)。
- 圧力:パスカル,Pa ($N/m^2=kg/m/s^2$)。
- 仕事とエネルギー:ジュール,J ($N·m=kg·m^2/s^2$)。
- 電気量:ワット,W ($J/s=kg·m^2/s^3$)。
- 電荷:クーロン,C (A·s)。
- 電圧:ボルト,V ($W/A=kg·m^2/s^3/A$)。
- 静電気量:ファラド,F ($C/V=s^4·A^2/kg/m^2$)。
- 抵抗:オーム,Ω ($V/A=kg·m^2/s^3/A^2$)。
- 吸収線量:グレイ,Gy ($J/kg=m^2/s^2$)。

国際単位系(SI)は,1960 年に第 11 回国際度量衡総会(General Conference on Weights and Measures:CGPM)で採択された。CGPM は国際的組織で,国際単位系を広め,必要に応じて改定を行っている。CGPM は 1875 年にパリでメートル条約と呼ばれる外交協定のもとに設立された。2006 年に出版された第 8 版が最も新しい国際単位系冊子で,2014 年に改訂された。

5.25 水の三重点と相図

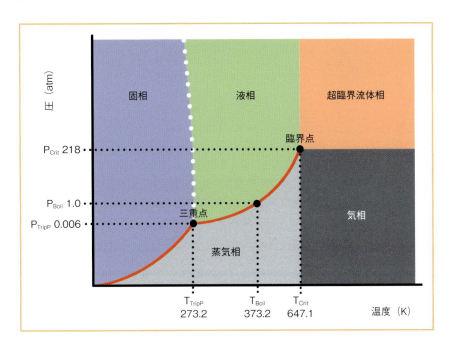

相図は，さまざまな温度，気圧下での物質の物理的形態を図で表したものである。相境界は2つの相が平衡状態であることを示す線である。

水は複雑な相図を呈する。固相と蒸気相の境界は昇華を示し，液相と固相の境界は溶解/凝固が起こる状態を示している。多くの物質で相境界はS字状の線を描き，高い圧力下での物質の溶解には温度の上昇が必要であることを示している。しかし，水は例外的な性質をもち，氷は高い圧力を加えれば容易に溶解する。そのため，溶解/凝固の境界は垂直な線を描く。液相と蒸気相の境界は蒸発を表す。

- **三重点**（triple point）：固体，液体，気体の3つの形態が平衡状態で同時に存在する温度と圧力である。この点は3つすべての相境界の交点として示される。水の三重点は，273.16 K（0.01℃），0.618 kPa（0.00610 atm）であり，この状況下では，水は蒸気，液体，固体が平衡状態で存在する。水の三重点の温度はSI単位のケルビンを定義するのに用いられている〔「5.24 SI（国際単位系）単位」参照〕。

- **臨界点**（critical point）：これを超えると液相と気相の区別がつかなくなる温度および圧力のことである（臨界温度と臨界圧の交点）。水の臨界点は647 K（373.95℃），22,089 kPa（218 atm）であり，この温度か圧以上の点では超臨界流体と呼ばれる状態をとり，気体と液体の両方の性質をもつ。温度や圧力を変化させることで，より気体に近い状態や液体に近い状態に変化させることが可能である。

5.26 流れの種類

$$\mathrm{Re} = \frac{\rho \mathrm{vd}}{\eta}$$

Re = Reynolds 数
ρ = 流体の密度
v = 流体の速度
d = 管の直径
η = 流体の粘度

流量は，ある点を単位時間当たりに通過した流体の量と定義される。流れの種類には，層流，乱流，混合流がある。Reynolds 数（Re）は流れの種類を算出する無次元数である。Reynolds 数が 2,000 以下では層流を呈し，乱流は Reynolds 数が 4,000 以上で観察される。Reynolds 数が 2,000〜4,000 の間では流れは移行的で，層流と乱流両方の特徴を示す。

層流は，乱れのない平行な流体の動きと特徴づけられる。反対に乱流は，局所の速度と圧力がランダムに変化する流体の動きと説明でき，結果として不規則かつ渦状の流れになる。乱流は，流体が小孔（流れが通ってきた長さよりも開口部の直径が数倍大きい場合）や鋭角を通過する際や，管内の流速が限界流速以上になる時に生じる。乱流は変動するため，流量を計算する計算式はないが，流量は半径の2乗と圧力較差の平方根に比例し，管の長さと流体の密度に反比例する。

臨床では，流量は流量と共に変動する変数を用いて，間接的な方法で算出される。

● **圧力関連**
・口径は一定で圧力は変動するもの（例えば呼吸流量計）。圧トランスデューサーは一定に保たれた抵抗下での圧力差を，流量に比例する電気信号へと変換する。
・口径は変動し圧力は一定なもの（例えばロタメータ）。流量が増えると口径も増加し，抵抗が減る。これによって管の圧力を一定に維持する。

● **器械的動作**：肺活量計では羽根を回し，流体の運動エネルギーから流量を計算する。

● **熱伝達**：熱線風速計では，熱せられた電線が通り過ぎる気流によって冷やされる。続く電線の抵抗変化は，流量に比例する。

5.27 波の性質

波とは，物質自身の移動なしに，ある点から別のある点へエネルギーが空間を伝播するものと定義される。音などの力学的な波は，それを伝播する媒質を必要とする。光や放射線などの電磁気的な波は，宇宙空間のような真空の空間でも伝播可能である。

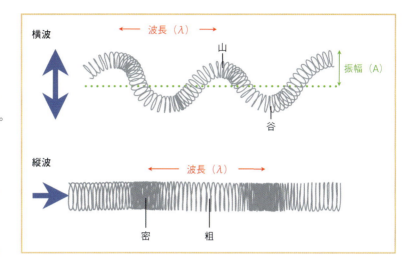

波は，波の動きに対する変位の方向によって分類される。

- **縦波・圧縮波**：媒質の動く向きが波の進行方向と同じもの（例：音）。波は密の部分と粗の部分からなる。
- **横波**：媒質の動く向きが波の進行方向に対して垂直であるものを指す（例：弦の振動）。

周期波は一連の擾乱によって作られ，その性質を決めるいくつかの特徴をもつ。

- 振幅（A）：波が静止点から最大位まで変位した時の長さ。横波では基線から山または谷の距離になる。縦波では，振幅は媒質内圧の上下に関係する。振幅は波のエネルギーに関連する。
- 波長（λ）：連続した波の同じ点から点の距離。
- 周期：波が1サイクルを終了するのにかかる時間。
- 周波数（f）：1秒当たりのサイクル（振動数），SI単位ではヘルツで表される。周波数は周期の逆数である。
- 速度（v）：一定方向に波が進む際の速さ。

波長，周波数と速度は数学的に関連している。

$$v = \lambda \times f$$

v＝速度
λ＝波長
f＝周波数

波の速度は，媒質の物理学的な特徴によって決定される。それゆえ，速度は媒質により一定である。周波数と波長の関係は反比例の関係であり，周波数が高いと波長は短くなる。

5.28 Wheatstone ブリッジ

Wheatstone ブリッジ（または抵抗ブリッジ）は，既知抵抗でバランスが取れている電気回路を使用して未知抵抗を測定する電気回路であり，侵襲的な圧モニターのトランスデューサーに用いられている。

Wheatstone ブリッジの回路は，電源，検流計と4つの抵抗，すなわち2つの既知抵抗，1つの可変抵抗，もう1つは未知抵抗で構成されている。回路には，2つの抵抗（1つは固定抵抗で，もう1つは可変抵抗か未知抵抗）を有する2つの並列回路が配列されている。2つの回路の電流に差があれば，検流計を通して電流が流れダイアルが動く仕組みになっている。可変抵抗を調整し，針の振れをゼロに調整する（回路のバランスを取る）と，この時点での3つの抵抗値が判明しており，下記の方程式から未知抵抗を導き出すことができる。

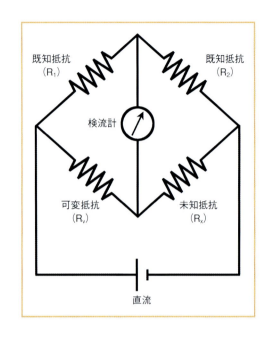

$$\frac{R_v}{R_1} = \frac{R_x}{R_2}$$

$$R_x = \frac{R_v}{R_1} \times R_2$$

R＝抵抗
v＝可変抵抗
x＝未知抵抗

侵襲的な動脈圧測定は，トランスデューサー内部の隔膜の動きに基づいており，隔膜は動脈血とチューブ内の液体を介して接している。ひずみゲージ（絶縁体上に金属箔をつけたものが一般的）は隔膜と付着しており，隔膜が動脈血の脈拍によって引き伸ばされることで抵抗値が変化する仕組みとなっている。このひずみゲージが，Wheatstone ブリッジ内での未知抵抗にあたる。ゼロ点較正されている Wheatstone ブリッジにおいて，いかなるひずみゲージの抵抗値の変化も検流計への偏向電流を生じ，その値が増幅・変換され，動脈血圧として表示される。

5.29 仕事

$$W = FD$$

$$P = \frac{F}{A}$$

$$W = PAD = PV$$

W＝仕事（JまたはN・m）
F＝力（N）
D＝長さ（m）
P＝圧力（Pa）
A＝単位面積（m^2）
V＝体積（Lまたはm^3）

仕事は，力が物質に加わった結果，その物質が移動することで表される。仕事のSI単位はジュールであり，1ジュール（J）は1ニュートン（N）の力で物体を1メートル移動させる際に必要な力を指す。そのため仕事は，ニュートンメートル（N・m）という単位でも表される。力を圧力に置き換えることで，圧力と体積の積から新たな仕事の式を導くことができる。

力学的エネルギーは，できる仕事量のことである。エネルギーは仕事により消費されるため，エネルギーのSI単位もジュールである。50 Jの仕事のためには50 Jのエネルギーが使われる。

心筋の仕事

1回仕事量は，1回の心室の収縮によってもたらされる機械的仕事量を表している。1回仕事量は心筋収縮力の指標として使用されており，心臓により一定の前負荷と後負荷を与える仕事量と定義されている。1回仕事量の2つの主な構成成分として以下のものがある。
- 圧‐容量仕事：1回心拍出量を動脈系に押し出すのに必要な仕事である。これは1回仕事量の主な構成成分であり，心室の圧‐容量曲線から推定される（「1.1.23　左室圧‐容量曲線」および「1.1.24　右室圧‐容量曲線」参照）。圧‐容量仕事は，圧‐容量曲線内の面積として表現され，左室内圧と1回心拍出量の積として算出される。
- 運動エネルギー仕事：心室の収縮によって拍出された血液をある速度で動かすのに必要な仕事である。

運動エネルギー仕事は，正常な心拍出量の条件下においては無視できるので，1回仕事量は平均肺動脈圧や平均大動脈圧を用いて，それぞれ右室圧と左室圧を推定することで算出できる。心室による1回心拍出量や平均血圧の増加は，心筋仕事量を増加させる。

6.1 Bourdon管真空計

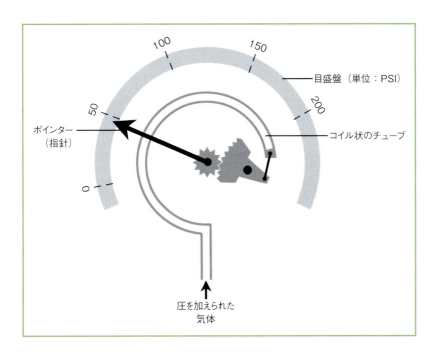

Bourdon管真空計で,圧あるいは間接的に温度を測ることができる。1849年にフランスの時計職人Bourdonが特許を取っている。その一例として,アネロイド(ギリシャ語で「液体非使用」の意)気圧計がある。丈夫で,マノメータ(液体を使用した気圧計)では測れない高圧の測定に使用できる(例えば酸素ボンベの13,700 kPaの圧計測には,103 mの水銀柱マノメータが必要となる)。頑丈で柔らかいコイル状の金属の管からできており,歯車とポインターに連動している。コイル状の金属チューブは,断面が平らな楕円形である。高圧の気体がチューブの一方から入ると,コイルが解けてポインターが動き,目盛盤に圧が表示される。チューブの動きの大きさはチューブの柔らかさに依存するため,硬いチューブほど高圧の計測に使われる。

麻酔においては,Bourdon管真空計はしばしばボンベや配管のガス圧測定に使われる。測定器はそれぞれ測定されるガスに合わせて較正され,色コードが割り振られている。室温の酸素ボンベでは,全体が気体の状態で入っている圧になっており(臨界温度は-118.6℃),Boyleの法則に従って気圧が内容量を示す。しかし,室温での亜酸化窒素は気体と液体の混合であり(臨界温度は36.4℃),そのため,中身の液体がすべて気体にならなければ気圧が内容量を示すことはない。

Bourdon管真空計は温度測定にも使われる。空のチューブを,揮発性の液体や水蒸気を封入した温度感知球(球部,液だめ)につなげばよい。温度が上昇すると,球内の物質が膨張するため,チューブのコイルが解けてポインターを動かす。この場合,目盛は圧ではなく温度で較正する。

6.2 Clark電極

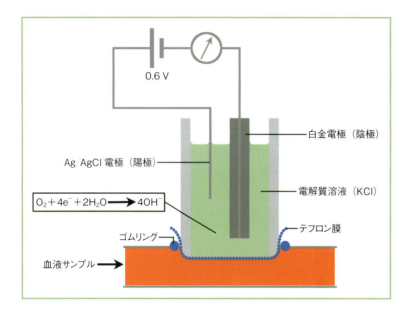

酸素分圧（P_{O_2}）は，Clark電極（ポーラログラフ酸素電極）式酸素測定器，燃料電池式酸素測定器，あるいは磁気酸素濃度計で計測される。3種類いずれの技術も，混合ガス内の酸素分析に使用される。通常，血液ガス分析にはClark電極式が使われる。

Clark電極式酸素測定器はいくつかの部分からなる。
- **陽極**：銀（Ag）の電極で，電解質溶液〔通常は塩化カリウム（KCl）〕に浸かっており，以下のような化学反応を起こしている。
  $$4KCl + 4Ag \longrightarrow 4AgCl + 4K^+ + 4e^-$$
- **陰極**：白金の電極で，陽極で作られた電子を利用して血液サンプル中の酸素と反応させ，水酸化物イオンを産生する。サンプル中のP_{O_2}量に比例して陰極で電子が消費され，電流が発生する。サンプル中に多くの酸素があればあるほど電子の流れが大きくなり，電流が多く流れる。
- **電解質溶液**：電極が浸されていて，塩化物イオンを供給している。
- **薄い酸素透過性膜**：気体の拡散ができ，陰極を血液サンプルから隔離することで，電極の機能を阻害するタンパク質の合成を防ぐ。
- **外部電源**：0.4～0.8 Vの間の電圧を電極にかける。この範囲の電圧下では，陰極へと拡散する酸素の割合だけが電流に反映される。

溶液中の酸素の溶解度は温度の影響を有意に受けるため，Clark電極は温度に感受性がある。気体のある特定の分圧下では，溶解度は温度に反比例する。つまり，低い温度では，酸素の溶解度は増加する。血液ガス分析は37℃での分圧を測定する。これは，低体温患者から採血した場合，測定器によって37℃に温められるということを意味する。温度の上昇で酸素の溶解度が減るため，P_{O_2}は実際の生体内よりも高く測定されるので，血液ガス分析器は，実際の体温に合わせて補正するアルゴリズムを使用している。

6.3 減衰（なまり）

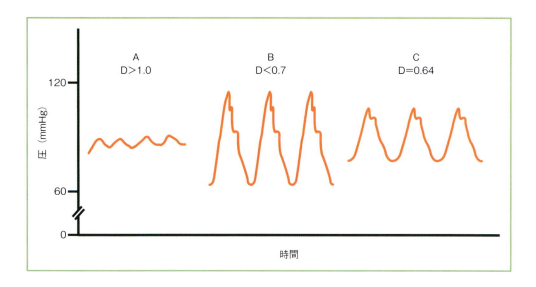

減衰とは，抵抗力によるエネルギーの喪失の結果起こる，振動システムの振幅の減少である．ある程度の減衰はそのシステムの中では好ましいが，多すぎても少なすぎても出力は悪影響を受ける．この言葉（減衰）は，測定値が急に変化した場合にしばしば使われる．例えば，動脈ラインをフラッシュした（前後で動脈圧の測定値が変わった）時である．ほとんどの減衰はシステム内の摩擦力によって起こるが，過剰な減衰については次のような原因も考えられる．
- 気泡や血栓．
- 細い，長い，あるいは柔らかいチューブ．
- （圧センサー内の）柔らかいダイアフラム（隔壁）．
- カニューレやチューブの閉塞．
- 三方活栓．

システムの減衰係数（D）は，入力の変化（例えば動脈ラインのフラッシュ）に続く2つの連続した波形の振幅を測定することで計算できる．ここでは，小さな振幅の値を大きな振幅の値で割る．過剰な減衰の場合（D＞1.0，曲線A）は，収縮期圧が低く，拡張期圧が高く読まれ，平均血圧は影響を受けていない．このシステムでは，血圧変化に対してゆっくりと鈍い反応を示しており，不正確な測定となっている．不十分な減衰の場合（D＜0.7，曲線B）は，収縮期圧が高くなり，拡張期圧が低くなり，ここでも通常，平均血圧は影響されない．不十分な減衰のシステムでは，動脈フラッシュでオーバーシュートとなり，オーバーシュート波形を戻す（振動を防ぐ）ことはできない．

臨界減衰のシステム（D＝1.0）では，新しい入力値に対してオーバーシュートせずに最も速く反応するが，波形は鈍い．このため，ちょうどよい減衰係数にすることを減衰の適正化と呼ぶ．このシステムでは，最低限のオーバーシュートで素早い反応がみられる．この最適化された減衰システムに対する減衰係数は0.64（曲線C）である．

6.4 燃料電池式酸素測定器

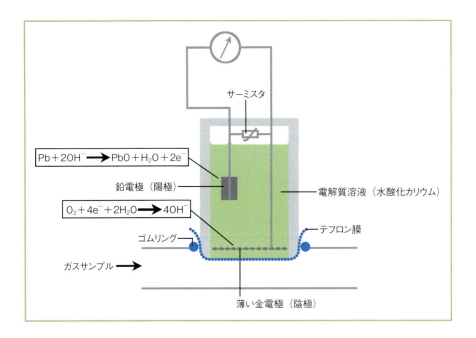

燃料電池式酸素測定器は，Clark 電極式（「6.2　Clark 電極」参照）と同様の原理を利用して混合ガスのガス分圧を測定する。下記のような部分からできている。

- **陽極**（燃料極）：鉛の電極。陽極と電解質溶液との反応で電子が作られる。
- **陰極**（空気極）：電子が陽極から薄い金電極（陰極）へ移動する。陰極で金は，ガスサンプルから電池内に拡散してきた酸素分子と電子が結合する触媒として働く。この過程で，サンプル内の酸素の分圧に比例した電流が生まれる。
- **電解質溶液**：電極が浸されていて，電極間にイオンが流れるように特別に設計されている。燃料電池では，陰極の水酸化物イオン（OH^-）が陽極に戻ってくることで，さらに電子が生成される。電解質溶液は陰極での反応により持続的に補填されている。
- **サーミスタ**：通常，温度補正のために組み込まれている。拡散のプロセスはすべて温度に感受性があるため，もし温度補正をせずに測定を行ったら，燃料電池で作られる電流は温度によってばらつきが出てしまう。

Clark 電極と違って，燃料電池式は外部電源を必要としない。前述したような化学反応により，容器内に予測可能な電圧が発生する。通常，0.7 V である。この電圧下では，陰極に拡散する酸素の割合と比例した電流が流れる。

燃料電池式には寿命がある。電池の中身，すなわち鉛陽極が消耗するためである。この寿命は，鉛陽極の消費スピードに依存する。つまり，曝露される酸素濃度とその曝露時間に関係する。

燃料電池式の反応時間は遅く，約 30 秒かかる。そのため，この方式は 1 呼吸ごとの酸素測定には使用できない。

6.5 筋弛緩のモニタリング

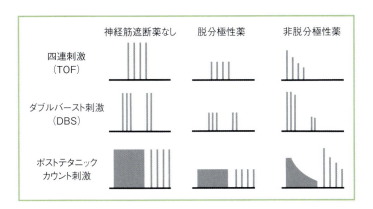

末梢神経の刺激は，神経筋接合部の伝達のモニタリングを通して神経筋遮断（NMB）の程度を評価するものである。

刺激のパターン

- **四連刺激**（train of four：TOF）：2 Hz の周波数による 4 回刺激。TOF 数は，刺激によって起こる筋肉のピクピクした動き（twitch）の数を表す。TOF 比とは，1 つ目の twitch の振れ幅を，4 つ目の twitch の振れ幅で割ったものである。主観的な評価による TOF 比は不正確である。客観的な評価は加速度感知式モニターで行われる。筋肉の加速度は収縮力に比例し，母指内転筋での計測結果は上気道のトーヌスとよく相関する。神経筋遮断の残存リスクの最小化や咽頭筋機能の回復を確保するために，最近の研究では客観的評価に基づいた TOF 比が 0.9 より高い状態が抜管には必要とされている。

    非脱分極性筋弛緩薬の投与では，予想できる TOF パターンとなる。初期の筋肉の twitch 振幅の減少は，4 つ目の twitch で最も鋭敏に計測される。この階段状の振幅の減少は，フェード（fade）として知られている。神経筋遮断の強さが増すに従い，4 つ目の twitch が消失する（75〜89% 神経筋遮断）。これに続いて 3 つ目の消失（85% 神経筋遮断），2 つ目の消失（90% 神経筋遮断），そして 1 つ目の消失（98〜100% 神経筋遮断）が起こる。神経筋遮断からの回復の間は逆のパターンがみられる。脱分極性筋弛緩薬ではフェードは認められない。

- **ダブルバースト刺激**（double-burst stimulation：DBS）：50 Hz の 2 回のバースト刺激を 750 ミリ秒の間隔を空けて行う。それぞれのバースト刺激は 2 回または 3 回のパルスを含んでおり，通常は 3：3 か 3：2 のパターンである。このような刺激は 2 回の筋肉の収縮をはっきりと示す。twitch 振幅の割合は，TOF 比と関連している。DBS によってフェードが視覚的にわかりやすくなる。

- **ポストテタニックカウント刺激**：5 秒間の 50 Hz のテタヌス刺激の後に，3 秒間おいて 1 Hz の単収縮刺激を行う。ポストテタニック刺激の twitch 数は，TOF の 1 つ目の twitch の回復時間までの時間と逆相関し，神経筋遮断の深さの評価ができる。

6.6 酸素測定：磁気酸素計

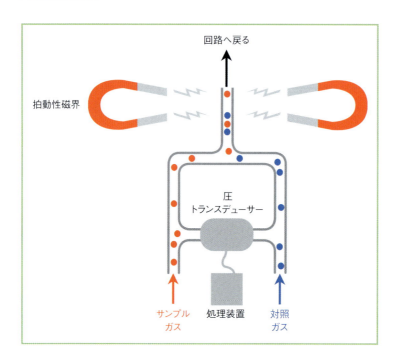

磁気酸素計は，吸気と呼気の酸素濃度を測ることができる。酸素が常磁性ガス（訳注：磁界中に入れると磁界の方向に磁化され，磁界を取り去ると磁化がなくなるガス）であり，すなわち，分子の最外殻にある対になっていない電子によって磁場に引かれる原理を利用している。亜酸化窒素も常磁性体である。麻酔で使われる他のほとんどのガスは反磁性体である。つまり，磁場に反発する。

古典的な磁気酸素計は，密封された容器の中に窒素を充填した2つのガラス球がダンベル状に並べられて，一様でない磁場に導線で吊られている。酸素が容器内に吹き込まれると，磁場に引き寄せられてガラス球を動かす。この動きの程度が酸素濃度と比例する。鏡を（ダンベルの柄の部分に）つけて光のビームの反射を測定することで，動きのマーカーとして利用して酸素濃度を定量化することができる。別の方法としては，光電池を利用して光のビームを感知し，ダンベルが動かないように逆向きの磁場を作り出す。この磁場に必要な電流量は，サンプル中の酸素濃度に比例する。

現代のシステムでは，切り替えられる電気磁場を利用し，対照サンプルと患者サンプルとの圧の違いを作り出す。トランスデューサーが圧の変動を感知して，直流電圧に変換する。直流電圧になることで，電圧と酸素濃度が直接に比例した関係となる。

磁気酸素計は反応時間が速いため，1呼吸ごとの酸素分析が可能であり，吸気と呼気の酸素濃度を計測できる。亜酸化窒素や水蒸気がサンプルに入っていると，正確さに影響が出ることがある。水蒸気は計測前にシリカゲルのような乾燥剤を通して除去する。

6.7 pH測定システム

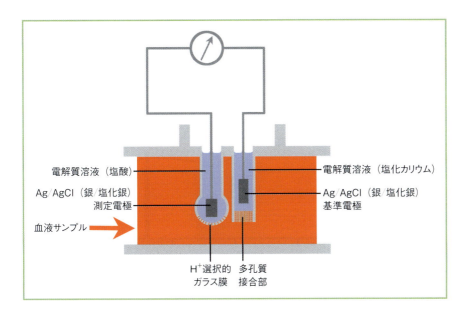

pH測定システムは，2つの電極間の電位差の測定を通して，水素イオン濃度（[H^+]），すなわちpHを算出する。

- pH電極は，水溶液のpHの決定に使われる測定電極である。ガラスの球体でできており，水素選択性のガラスチップ，銀/塩化銀（Ag/AgCl）の内部電極，緩衝液（塩酸）からなる。緩衝液は電極内で水素イオン濃度[H^+]を一定に保つ。測定電極を通ったサンプルの[H^+]が，内部電極の[H^+]と差があると，ガラス膜表面の内部と外部で電位差が生じる。この電位差は，内部緩衝液とサンプルとの間のpHの差に比例する。
- 基準電極は，同様の銀/塩化銀（Ag/AgCl）内部電極が電解質溶液（塩化カリウム）に浸されており，電気的にサンプルと接している。この境界面は多孔質接合部を通して電極の底部に達しており，サンプルの電位差を計測できるようになっている。

両電極間をつなぐ電気回路は，どちらも検流計に接続されている。測定電極と基準電極との電位差が，サンプル溶液pHと相関する。

現代のpH測定器は電極を組み合わせて作られており，測定電極と基準電極が1つのユニットに入っている。

6.8 パルスオキシメータ

パルスオキシメータは，非侵襲的に末梢動脈血の酸素飽和度（SpO₂）と脈拍数を測定する機器である。酸素化されたヘモグロビンと脱酸素化された還元ヘモグロビンによって吸収される光の量は異なる。プローブには 2 つの発光ダイオードがある。赤色光（660 nm）

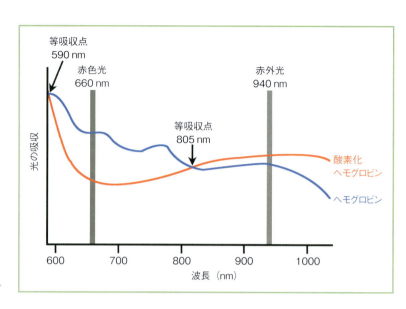

と赤外光（940 nm）のビームを出していて，発光部の反対側に光検出器が付いている。2 つのダイオードは 1 秒に約 30 回，順番に発光している。環境光などで両方の光が代償されると，機器は一時停止する。吸収を受けた光の量（つまり光検出器に届く光量）は，動脈の脈拍に伴う血管の収縮や拡張に合わせて 2 種類の波長でばらつく。マイクロプロセッサがこの変化を分析し，組織や静脈血からの拍動のない部分を除外する。

Beer-Lambert の法則（「5.2　Beer-Lambert の法則」参照）によって，吸収された光の総量を元に SpO₂ の算出ができる。還元ヘモグロビンと比べて，酸素化ヘモグロビンは赤色光よりも赤外光を多く吸収する（還元ヘモグロビンは逆）。光検知器に到達するそれぞれの波長の光の割合から，マイクロプロセッサで SpO₂ を計算できる。等吸収点は酸素化ヘモグロビンと還元ヘモグロビンがある波長の光を同じだけ吸収する点で，590 nm と 805 nm である。これらの周波数は較正ポイントとして使われる。光の吸収は飽和度と独立したものだからである。黒い肌，貧血，黄疸は正確さに影響しない。しかしながら，不正確な値は以下の原因で起こりうる。

- 末梢循環の不良。
- カルボキシヘモグロビン：実際の酸素飽和度よりも高く表示される。
- メトヘモグロビン：実際の酸素飽和度に関わらず，85% と表示されることが多い。
- メチレンブルー：実際の酸素飽和度よりも低く表示される。
- 静脈のうっ滞。
- 拍動性の静脈流。例えば，三尖弁逆流。
- 外部の明るい光。
- 高周波電流（ジアテルミー）療法：高周波電流による局所刺激療法。
- シバリングなどの患者の体動。
- マニキュア。

6.9 Severinghaus二酸化炭素電極

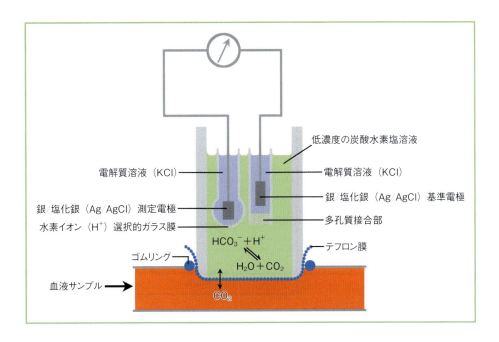

Severinghaus電極は，溶液内に溶解している二酸化炭素（CO_2）の分圧を直接計るのに用いられる。この機器は，電極の水素イオン濃度（$[H^+]$）をベースにしたpH測定システムを二酸化炭素測定用に作り換えたものである。

液体に二酸化炭素が溶解している時，化学的に平衡となっている。

$$CO_2 + H_2O \longleftrightarrow H_2CO_3 （炭酸） \longleftrightarrow H^+ + HCO_3^- （炭酸水素イオン）$$

サンプルから拡散してきた（水素イオンではなく）二酸化炭素は，テフロンの半透膜を越えてSeveringhaus電極の炭酸水素ナトリウム水溶液に入る。電極に拡散してくる二酸化炭素量は，Henryの法則（「5.16 Henryの法則」参照）に従う。炭酸水素溶液中では，二酸化炭素は水と反応して炭酸となり，一定の割合で水素イオンと炭酸水素イオンに分かれる。水素イオン発生は，存在する溶存二酸化炭素量に比例する。$[H^+]$の変化は，結果として炭酸水素ナトリウム溶液のpHの変化となる。$[H^+]$は測定電極で計測できる。そして，その電極は水素イオン選択的ガラス膜で炭酸水素ナトリウム溶液と隔離されている。炭酸水素溶液は基準電極に直接接している。測定電極と基準電極の電位差が検流計で測定され，二酸化炭素分圧に換算される。

血液ガス分析器

血液ガス測定とは，血液サンプルのpH，酸素分圧（P_{O_2}），そして二酸化炭素分圧（P_{CO_2}）の測定をまとめて行うものである。自動測定装置にガラスpH電極，Clark電極，Severinghaus電極をそれぞれpH，P_{O_2}，P_{CO_2}測定のために設置している。pH電極は3電極の中で最も信頼できる正確さをもっていて，±0.01単位以内の正確さである。P_{O_2}，P_{CO_2}測定のばらつきは，それぞれ3 mmHg，1 mmHg程度である。

6.10 温度測定

温度には以下のとおり多くの定義がある。
- 物質内素粒子の動的エネルギーの平均値。
- 物質，あるいは何らかの物理的なシステムを別の物理的なシステムに移すことができる熱量。

熱はエネルギーの形態で，2つの物質のサンプル間で温度差によって転送されるエネルギーである。

温度に対するSI単位はケルビン（K）である（「5.24 SI（国際単位系）単位」参照）。摂氏単位（℃）も国際的に受け入れられている。

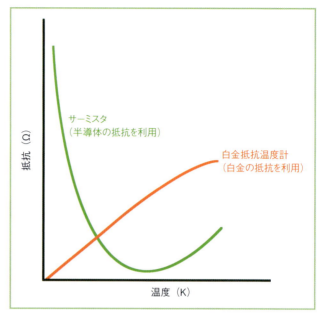

非電気的温度測定

この方法では，温度によって変化する物理的性質をもったさまざまな物質の既知の変化を利用している。例として，水銀やバイメタルを使用した温度計がある。

電気的温度測定

- **抵抗温度計**〔測温抵抗体（RTD）〕：純粋な金属の電気抵抗は，温度上昇に従って線形に増加する。白金抵抗温度計（PRT）が最も正確である。RTDは工業分野で最も頻用されている。温度測定範囲が非常に広いからである（10〜1,335 K）。
- **サーミスタ**：半導体の電気抵抗は（純粋な金属と比べると），温度の上昇に伴ってむしろ低下する。半導体の素材は，ビーズに封入された酸化金属の混合物である。温度曲線はある狭い範囲を除き，線形から大きく逸脱する。サーミスタはRTDと比べるととても感度が高く，非常に細かく正確な値がわかる。サーミスタは下記の理由から，医療分野でよく使用される。
・小さなプローブに使用できるコンパクトサイズである。
・低熱質量である（熱しやすく冷めやすい）ため，反応が速い。
・温度測定は狭い範囲内で行われるので，サーミスタはこの範囲で線形のシグナルを示すために選択される。
・高感度。

サーミスタは通常，熱希釈法による心拍出量モニターや血液ガス分析器を含む医療機器の中で使われている。
- **熱電対**：Seebeck効果に基づく（「6.11 熱電対とSeebeck効果」参照）。

6.11 熱電対とSeebeck効果

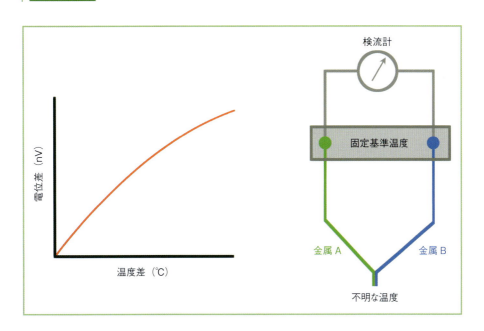

熱電対は温度測定に使用する装置である。Seebeck効果（Seebeckはエストニア系ドイツ人の物理学者）を利用している。つまり，2種類の異なる金属が2か所で接続され，その2か所の接続部がそれぞれ異なる温度に曝されている時に起電力が発生する現象である。この起電力は2か所の接続部間の電位差を生み出し，その強さは2か所の温度差に比例する。生み出される電位差の強さは，接合部に用いられている金属と，熱電対が曝されている温度差による。医療機器では，電位差は普通nVの単位で測定される。

温度差に対する電位差は，本質的には線形曲線となる。この曲線は0を通り，2か所の接合部の温度差が0の時は電位差も0になる。

銅，鉄またはクロメル（ニッケルとクロムの合金）を，通常はコンスタンタン（ニッケルと銅の合金で，ニッケルを40％含む）と組み合わせる。基準接続部と感知接続の間に検流計を挟む形で金属のワイヤーが回路を形成する。基準接続部は既知の温度に維持され，発生した電位差を検流計で測ることで，感知接続部の温度測定ができる。

熱電対の有利な点は次のとおり。
- 小さい：それぞれの金属は細いワイヤーに形作ることができる。
- 正確である。
- 反応が速い：ただし，サーミスタよりは遅い。
- 安い。

不利な点は次のとおり。
- シグナルの増幅と処理が必要。

7.1 バッグバルブマスク人工呼吸器

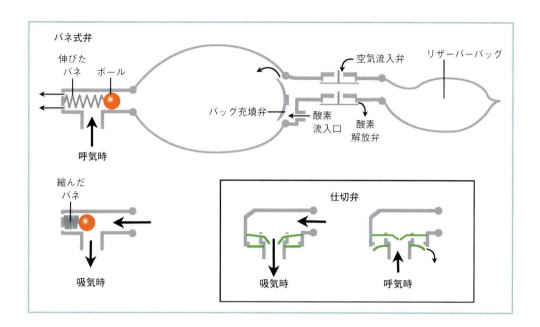

BVM（バッグバルブマスク）システムに含まれるもの

- **加圧バッグ**：酸素の流入量で供給酸素流量を調節できる。酸素リザーバーは，吸入酸素濃度（F_{IO_2}）を増加させうる。新鮮ガス流量が患者の分時換気量より少ない時には，一方向性の空気流入弁から外気が入る。
- 自己膨張式バッグ：バッグ内圧が大気圧より低いので，用手的にバッグを押した後，自動的にまた膨らむ。この陰圧で，一方向性の充填弁（空気流入弁）を通して外気やリザーバー内の酸素，または外気と酸素の混合ガスがバッグの中に入る。この種のバッグは高圧のガス供給設備がなくても使用できるため，院内外の急変対応のために準備されていることが多い。

- **逆流防止弁**：新鮮ガスを患者に向け，再呼吸を防いでいる。BVMは使用している弁の種類によって分類される。
- バネ式弁：円盤やボールをバネが支えている。バッグを押すと陽圧が弁にかかり，排気口を閉じる。陽圧がなくなると，バネは元に戻り，円盤やボールが元の位置に戻り，呼気が回路外に排出される。
- 仕切弁：陽圧を加えると弁尖の中央にある入口部が開き，それと同時に弁尖は排気口を閉じる。フローがなくなるとバッグ内陰圧により，仕切弁が排気口から外れる。中央の弁尖は閉じた位置に戻り，呼気がバッグに入るのを防ぐ。

標準の内径15 mm患者ポートは，フェイスマスク，声門上器具，気管チューブと接続できる。小児用回路にはより少容量のバッグが使われ，また圧傷害（barotrauma）のリスクを最小とするために圧規定弁（たとえばポップオフバルブ）を使用しなければならない。

7.2 呼吸回路：循環回路

閉鎖式呼吸回路と呼ばれる循環システムでは，人工呼吸の間，二酸化炭素（CO_2）吸収剤で CO_2 が取り除かれたガスが再利用されている。このシステムで重要な構造は次のとおり。

- 一方向弁：吸気側と呼気側。
- リザーバーバッグ。
- Y コネクター。
- 新鮮ガス供給。
- 調節式圧制御（APL）弁。
- 二酸化炭素吸収剤（例えばソーダライムやバラライム）。
- 気化器：回路内もしくは回路外。

吸気時には，呼気弁が閉じ，ガスは吸気回路チューブを通してバッグから患者に向かって流れる。呼気時には，吸気弁が閉じ，ガスはバッグに向かって流れる。発生した CO_2 は吸収され，余剰ガスは APL 弁から排出される。

バッグと APL 弁の位置は二酸化炭素吸着装置との関係によってさまざまであるが，再呼吸させない位置に設置することが重要である。
- 一方向弁は，吸気側と呼気側とも患者とバッグとの間に必ず設置する。
- APL 弁は吸気弁と患者との間に設置してはならない。
- 新鮮ガス流は呼気弁と患者との間からは供給しない。

循環回路の有利な点は，吸気ガスの保温と保湿，そして効率よい排気による大気汚染の減少である。経済的でもある。例えば低流量の新鮮ガス流量（0.5〜1 L/分）の使用により，必要な吸入麻酔薬の量を最小化できる。ただし，回路内に供給する酸素量は患者の酸素消費量と少なくとも同等でなければならず，さもなければ，低酸素混合ガスが患者に届くこととなる（特に窒素併用時）。

低流量麻酔では，吸気中の麻酔ガス濃度の変化が遅くなる。また，一方向弁が結露を起こして開いたままになってしまうと，回路の効率低下や CO_2 再呼吸を引き起こす。

7.3 呼吸回路：Maplesonの分類

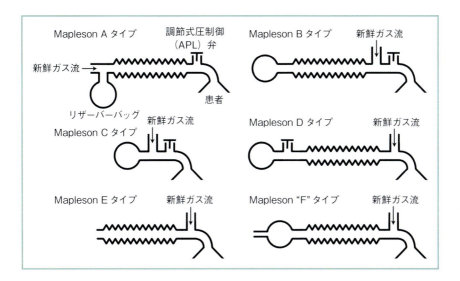

この分類は，新鮮ガス流（FGF），リザーバーバッグ，チューブ，呼気弁，そしてフェイスマスクの位置によって呼吸回路をグループ分けしている。また，自発呼吸（SV）下においてでも人工呼吸器による調節機械換気（CMV）下においてでも，再呼吸を防ぐためにFGFが必要とされる。1呼吸ごとに新鮮ガスが供給されるため，吸入麻酔薬濃度の調節に優れている。しかしながら，循環回路と比べると経済的には劣る。というのも，再呼吸を避けるために少なくとも分時換気量（MV）と同等以上のFGFが常に必要なためである。

- **Aタイプ**：Magill and Lack（同軸）回路。呼気相で，呼気ガスは（解剖学的死腔ガスが先に）リザーバーに戻り，新鮮ガスで満たされる。さらに圧がかかると呼気弁が開き，呼気が逃がされる（肺胞が先）。呼気終末により，新鮮ガスが回路内に充満する。吸気相では，新鮮ガスと死腔内ガスが吸気される。自発呼吸では効率的であるが，CMVでは非効率的である。再呼吸を防ぐために，自発呼吸ならばMVと同等のFGF（約70 mL/kg/分）が，CMVならばMVの2〜3倍のFGFが必要である。
- **Bタイプ**：FGFが患者側，呼気弁の前から供給される。再呼吸を防ぐために，自発呼吸下でもCMV下でもMVの2倍のFGFが必要である。
- **Cタイプ**：Waterの回路。Bタイプと類似するが，チューブが短い。
- **Dタイプ**：Bain（同軸）の回路。FGFは内側のチューブから入り，呼気ガスは外側のチューブを通して排出される。呼気終末に，内側チューブからのFGFが外側チューブからの排出ガスを洗い流す。そして新鮮ガスは外側のチューブから吸気される。自発呼吸向きではないが，CMVには非常に適している。再呼吸を防ぐために，自発呼吸ならばMVの2倍，CMVならMVと同量のFGFが必要である。
- **Eタイプ**：AyreのTピースは，死腔と抵抗が少ない（弁がない）ため，小児症例に有用である。
- **"F"タイプ**：オリジナルのMapleson分類にはなかった。Jackson-Reesの改造タイプで，AyreのTピースの呼気側に2つのバッグがついたもの。

7.4 洗浄と汚染除去

方法	テクニック	特徴
洗浄	手動	洗浄（45℃未満）
	自動	超音波洗浄
消毒	化学的	高レベル：グルタルアルデヒド，過酸化水素，過酢酸，塩素，塩素放出物質 低レベル：アルコール，次亜塩素酸ナトリウム，ヨードフォア（ヨード徐放剤）
	煮沸	77℃で30分間
滅菌	蒸気	121℃で15分間，または134℃で3分間
	化学的	酸化エチレンガス（29～65℃で0.5～2時間），2%グルタルアルデヒド（2時間以上）
	ガスプラズマ	イオン化ガス75分間
	放射線照射	ガンマ線照射

麻酔用器具を介した患者間の病気の伝播を防ぐための予防措置（プレコーション）は，毎日実践しなければならない。汚染された医療機器管理のためのサイクルがある。すなわち，洗浄，消毒，検定，包装，滅菌，そして次の使用のための保管である。ディスポーザブル製品は，洗浄プロセスを経ないで廃棄すべきである。

- 洗浄には，感染性物質や有機物などを含む異物を器具から取り除く物理的作業を伴う。洗浄は，必ずしもこうした物質の破壊を意味しないが，微生物の数を減らすことで結果的に殺菌，滅菌を行っている。通常は冷水と表面活性剤での洗浄が行われる。
- 汚染除去は，汚染された部位の汚染物質を，感染源にならない程度に除去することである。洗浄後の消毒や滅菌が含まれる。
- 消毒は，器具から細菌の芽胞を除くすべての病原性生物を取り除く作業である。通常は化学薬品への浸漬，煮沸が行われる。
- 滅菌は，器具から細菌の芽胞を含めたすべての生きた感染性の物質を完全に取り除く作業である。蒸気滅菌，化学滅菌，ガスプラズマ滅菌，放射線照射などがある。

プリオンは構造異常を起こしたタンパク質分子で，健康な組織に入ると正常のタンパク質も異常構造に変化させることがある。これが伝染性海綿状脳症の原因である。タンパク質が感染源であるため，滅菌にはタンパク質分解をして伝染性をなくす必要がある。ところがプリオンは，タンパク質分解酵素，熱，放射線照射やアルデヒド類に比較的高い抵抗性をもっている。世界保健機関（World Health Organization：WHO）が感染性タンパク質の分解法についていくつかの方法を提示している。その1つに，水酸化ナトリウムを入れた鍋の中に器具を入れて浸漬し，121℃で30分間オートクレーブを行った後に通常の洗浄と滅菌を行うという方法がある。ほかに，ディスポーザブル品を利用するということもできる。

7.5 持続的腎代替療法：体外循環回路

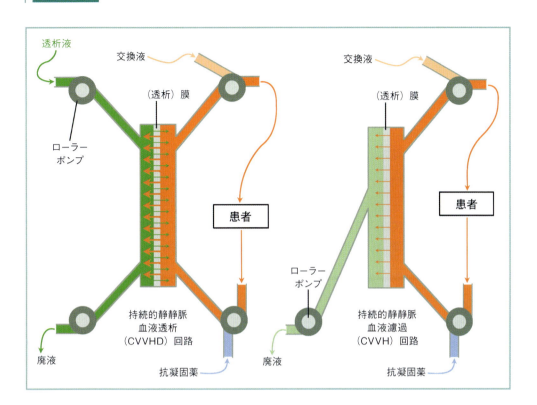

回路に含まれるもの

- ブラッドアクセス：中心静脈に入った大口径のダブルルーメンカテーテル挿入によりすぐに確立される。
- 血液回路チューブ：身体から半透膜へ，そして半透膜から身体へ血液を運ぶ。
- 血液ポンプ：血流の流量を管理しながら半透膜に送る。
- 半透膜/濾過膜（フィルター）：細い管を束ね膜の表面積を増やした中腔線維構造を血液が通過する。膜の機能特性は，電荷，膜の厚さ，孔の大きさによる。
- 透析液/交換液：バッグの中に緩衝塩（通常は炭酸水素）溶液を入れる。
- 廃液回収システムを備える。
- 抗凝固：血液が体外循環を通る時に，凝固経路が活性化される。これは濾過膜に負の影響を及ぼし，血中凝固因子が失われるリスクも伴う。持続的腎代替療法における抗凝固には，主に未分画ヘパリンが用いられる。さらに，クエン酸などによる回路内のみの抗凝固法が，特に血液凝固異常や出血性疾患をもつ患者に対して用いられるようになった〔訳注：海外で使用されているクエン酸は，日本では腎代替療法時の抗凝固薬としては，用量，用法外となるために使用頻度は低く，保険適応のあるメシル酸ナファモスタット（NM）が広く使用されている。急性腎障害に対する血液浄化療法におけるNM使用についてはエビデンスが少ないため，日本のAKI（急性腎障害）診療ガイドライン2016では，エビデンスレベルは「弱」，推奨グレードは「明確な推奨ができない」とされている〕。
- 安全装置：気泡トラップ，安全アラーム。

7.6 持続的腎代替療法：モード

CRRT モード	治療のゴール	適応	原理
SCUF	水分容量管理	電解質異常を伴わない輸液の過負荷	濾過
CVVH	溶質除去と水分容量管理	尿毒症，重篤な酸塩基もしくは電解質障害　中分子溶質除去	対流
CVVHD	溶質除去と水分容量管理	尿毒症，重篤な酸塩基もしくは電解質異常	拡散
CVVHDF	溶質除去と水分容量管理	尿毒症，重篤な酸塩基もしくは電解質障害　複数の中分子溶質除去	拡散と対流

持続的腎代替療法（CRRT）は，間欠的な方法に比べて血行動態をより安定に保ちながら緩徐に水分や溶質のバランスを整える。CRRT は溶質除去能に従い分類される。

- **対流**（convection）：溶液が大きく動くことで溶質が一方向に移動する。溶媒牽引とも呼ばれる。溶液の動きはさらに二次的に膜間に圧を生む。これは膜間移動圧（TMP）として知られる。この限外濾過の原理は，腎臓の糸球体の機能と同じである。対流の一番の決定因子が濾過率である。これは，膜の水透過性，膜の表面積，TMP，濾過を妨げるコロイドの浸透圧勾配に影響される。

- **透析**（dialysis）：半透膜を介した濃度勾配による溶質の拡散と定義される。溶液は，溶質の移動で生じる浸透圧勾配に従い移動する。透析中は，電解質溶媒（透析液）が血液と逆の方向に流れる。血液は半透膜で隔たれており，この膜を介して血漿と透析液の電解質が平衡になる。拡散率は主に溶質の濃度勾配で決まる。他の要素としては，溶質の性質，膜の透過性，溶質の移動率（血液と透析液の流速）が挙げられる。

持続的腎代替療法のモード

- 持続的静静脈血液透析（CVVHD）：低分子量の溶質（尿素，クレアチニン，カリウムなど）の除去に最も効果的。
- 緩徐持続的限外濾過（SCUF）：安全な水分除去には効果的だが，フィルターの孔のサイズが小さいため溶質クリアランスは少ない。
- 持続的静静脈血液濾過（CVVH）：CVVHD と同様の低分子量溶質を除去できる。中分子量の溶質（サイトカイン，補体など）のクリアランスを向上させる。水分の除去量は交換液の総投与量に依存する。
- 持続的静静脈血液濾過透析（CVVHDF）：拡散と対流の組み合わせで，低分子量と中分子量の両方の溶質のクリアランス効率を向上させる。

7.7 ガスボンベ（シリンダー）

ガス	表記	ボンベ本体の色	ボンベ肩部の色	圧（kPa）（std 弁）	ボンベ内の状態	ピンインデックスの位置
酸素	O_2	黒（米国では緑）	白	13,700	気体	2 と 5
亜酸化窒素	N_2O	フレンチブルー	フレンチブルー	4,400	液体/気化	3 と 5
二酸化炭素	CO_2	灰色	灰色	5,000	液体/気化	1 と 6
空気	—	灰色	黒/白	13,700	気体	1 と 5
Entonox®	N_2O/O_2	青色	黒/白	13,700	気体	7
ヘリウム	He	茶色	茶色	13,700	気体	なし
Heliox®	He/O_2	黒	白/茶色	13,700	気体	2 と 4

医療ガスボンベ（シリンダー）はモリブデン合金でできており，かつての炭素鋼より丈夫で軽い。ボンベの端は先が細くなったネジのブロックになっていて，弁が接続できるようになっている。このブロックとボンベのつなぎ目は Wood 合金（融点 70℃）で作られており，ボンベが高温に曝されると溶けるようになっていて，爆発のリスクを減らしている。

製造者がボンベの定期検査をする。プラスチックの円盤をボンベの首の部分につけて，最後に検査した年を詳細に記入する。ボンベ自体には行われた検査の細かい内容が彫られている。
- 内腔の内視鏡検査。
- 圧力検査。
- 張力検査：100 本に 1 本施行。
- 強度検査（潰し，曲げ，衝撃テスト）：100 本に 1 本施行。

異なるサイズのボンベが製造されている（A から J まで）。E サイズのボンベが通常の麻酔器に取り付けられる。酸素なら 680 L，亜酸化窒素なら 1,800 L を供給できる。J サイズのボンベは，連結管のボンベとして使用される。軽量ボンベはグラスファイバーで覆われたアルミ合金からできており，移動用に使用される。

ボンベの充填率は，ガスの液体重量を，ボンベを満たす水の重量で割った数で表される。英国では 0.75 だが，気温の高い国では爆発の危険性を減らすために 0.67 となっている。

ボンベのマークとラベルには以下が含まれる。
- 検査の詳細（上記）。
- 名称，化学記号，薬物態，仕様，ライセンス。
- 容器重量（空での重量，風体）。
- 危険性と安全性の通知。
- ボンベサイズコード（ボンベの大きさ）。
- 充填日時，有効期限。
- 使用方法，貯蔵方法，取り扱い方法。
- ボンベ内に充填されているガスの名称と最大圧。

安全対策としてはカラーコードとピンインデックスシステムがある。これは，異なるガスボンベとは接続・繋ぎ替えできない安全システムで，ボンベと麻酔器の誤接続を防止している。

7.8 加湿器

温度が上がるほど湿度は上がる。いくつかの重要な温度での絶対湿度を下記に挙げる。
- 室温（20℃）：17 g/m³。
- 上部気管（34℃）：34 g/m³。
- 体温（37℃）：44 g/m³。

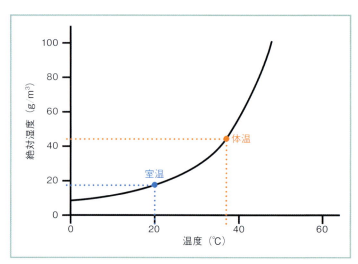

吸気ガスの加湿にはさまざまな方法がある。

受動的加湿

- **冷水槽**：乾燥したガスを室温の水にくぐらせる方法。効果に関しては，30% ほどの湿度にしかならない。気化による潜熱の喪失で水温が下がると，さらに効果が下がる。
- **熱湿交換器**（heat and moisture exchanger：HME）。加湿効果は 70% まで達することもある。吸湿性物質（塩化カルシウムなど）を含む。呼気ガスがこの物質を通過する時に冷やされ，蒸気が結露する。吸湿物質は，呼気ガスの熱と水の潜熱で温められる。吸気では，この水分が蒸発し温められた呼気ガスの蒸気量は 25 g/m³ まで達する。

能動的加湿

- **温水槽**：乾燥したガスが気泡の状態で約 60℃ のお湯を通過する。90% 以上の加湿効果があるが，微生物の混入と気道熱傷の危険がある。
- **カスケード加湿器**：温水槽の一種。ガスが，水の表面とより多く接するように改良された多孔性の平面を通過する。
- **ネブライザー–ガス駆動式装置**：Venturi 効果により，高圧ガスの流れが水を引き込み，より小さな水滴を作るアンビルを通して細かいスプレーを作る。超音波式装置–超音波で振動するプレートが，1～2 μm 未満のサイズの水滴を作り出す。非常に効果的。相対湿度 100% 以上が達成可能であるが，水分過負荷になる可能性がある。

乾燥したガス（dry gas）で呼吸した時の影響は次のとおり。
- 分泌物が乾燥し，粘膜の閉塞や喀出困難の原因となる。
- 線毛への傷害。
- 上皮の角質化。
- 気道内に乾燥したガスが通過することで加湿され，気化潜熱により熱喪失が生じる。

7.9 酸素運搬システム：Bernoulliの原理とVenturi効果

酸素濃度規定器具は，持続的にあらかじめ定めた吸入酸素濃度（F_{IO_2}）を供給する。

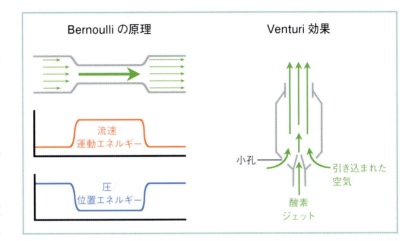

- **Venturiマスク**：次の2つの原理が応用されている。
- Bernoulliの原理（流体のエネルギー保存の法則）：流速（運動エネルギー）の増加は，圧（位置エネルギー）の減少と同時に起こる。
- 連続式（continuity equation，流体の質量保存の法則）：さまざまな太さの管を通る流体として流れの連続性について述べたもの。管の内径が減少すると，流速が増加する。

この2つの原理によってVenturi効果が生まれる。Venturi装置は，供給酸素の流れを絞る仕組みを内蔵している。絞扼部位の遠位で供給酸素流量が低下すると，外気が取り込まれる。そのため，空気の取り込みとそれによって決定されるF_{IO_2}は，取り込み孔のサイズに依存する。正確さを保証するために，それぞれのデバイスごとに規定された流量の酸素が供給されなくてはならない。酸素が低流量であっても，Venturi装置は引き込まれた空気と供給酸素流量の組み合わせになるので，高流量の新鮮ガス流量を提供することになる。こうした最大吸気流量を超える高流量は，患者因子の変動があっても一定に保たれ，呼気ガスが確実に速やかに取り除かれる。

- **酸素濃度変動器具**（低流量マスク）：F_{IO_2}が以下の因子によって変動する。
- 器具側因子：供給される酸素流量，器具（マスク）がしっかりフィットしているか。
- 患者側因子：最大吸気流量，分時換気量，呼吸パターン。

- **Hudsonフェイスマスク**：基本的なリザーバーシステムである。酸素は最大吸気流量よりも低い流量で供給される。吸気時，外気はマスクの孔を通して取り込まれ，酸素濃度は希釈され低くなる。持続的な酸素の流れは呼気ガスの排出を補助する。呼気終末では，マスク本体が酸素のリザーバーとなる。

- **鼻カニューレ**：鼻咽頭の死腔を酸素リザーバーとして利用している。吸気時に，取り込まれた外気がリザーバーの空気と混ざり，F_{IO_2}が増加する。

7.10 配管ガス

配管ガスはいくつかの供給源から得られる。
- シリンダーマニホールド（連結管）。
- 真空蒸発器（VIE）。
- 酸素濃縮器。
- 圧縮空気供給。

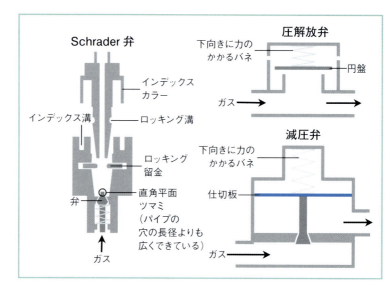

ガスは色コードのついた配管を通して中央貯蔵庫から供給され，Schraderソケットに行き着く。減圧弁，圧解放弁により，配管圧は4 barになっている。そしてガスは，可動性ホースを通して麻酔器に供給される。可動性ホースには次のような特徴がある。

- Schraderプローブ：ガスの接続ミスを防いでいる。それぞれのガスで決められた色が塗られており，ガス独自の口径によりそのガスのソケットとしか接続できない仕組みになっている。
- 伸展性ホース：識別色がついており，壊れないように強化されている。
- 非互換性のネジ接続：それぞれのガス源は，それぞれに特有のプローブ（接合部）を備えているが，ナットとネジの溝はすべてのガスで共通である。一方向弁が逆流を防いでいる。

医療用空気は，汚染物質の混入を避けながら，圧縮設備のすぐ近くの大気から採取される。13,700 kPaまで加圧され，アルミナ（酸化アルミニウム）を通して水分が取り除かれる。麻酔器には4 barで供給され（人工呼吸器の駆動と患者への送気に利用），手術器具の駆動には7 barで供給される。この2系統の端末アウトレット（Schraderソケット）は，接続ミスを防ぐために異なる仕様になっている。

VIE（「7.12 真空蒸発器」参照）は，大病院に供給する液体酸素を貯蔵している。内部構造はステンレス鋼で作られ，0.15～0.3 kPaの真空圧をもつ断熱ガスによって炭素鋼の外部構造から隔離されている。内容物は高圧（1,050 kPa）かつ低温（-160～-180℃）で，これは酸素の臨界温度（-118.6℃）以下である。

7.11 スカベンジ（掃気）

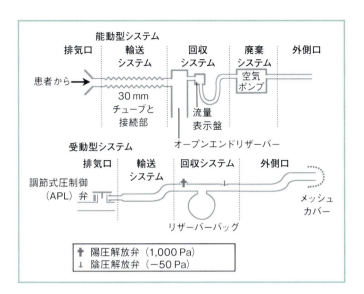

スカベンジ（掃気）システムに含まれるもの

- **回収システム**：調節式圧制御（APL）弁や呼吸器の呼気弁に繋がれた覆い。30 mm のチューブと接続部により，呼吸システムの接続部との誤接続を防いでいる。
- **輸送システム**：排出ガスを呼吸システムから収集リザーバーに送る。チューブ径は誤接続を防ぐために呼吸システムとは異なる。チューブの長さは 1 m 以内で，折れ曲りのリスクを最小限にしている。
- **受気システム**：リザーバーシステムで，圧解放弁を利用して過剰な圧から保護している。過剰な圧はシステム構成を遮断するかもしれない。陽圧解放弁は 1,000 Pa 以上の圧から守る。陰圧解放弁は－50 Pa から機能する。受気システムは閉鎖型か開放型である。
・閉鎖型：リザーバーバッグが陽圧解放弁と陰圧解放弁と共にチューブの側面に付いている。このシステムは先進国の麻酔では一般的ではない。
・開放型：リザーバーは大気に開放されたチューブからなる。
- **廃棄システム**：排気ガスを大気に放出する。

理想的な掃気システムは，患者の呼吸や酸素化に影響しない。当然，呼吸器の作動にも影響してはならない。

掃気システムは受動型と能動型に分類される。
- **受動型**：患者の呼気努力や呼吸器による排出ガス流量に依存する。輸送システムは抵抗を最小限にするため，短く口径が太い。廃棄システムの排出口は，システム内の圧の変動を最小にするような保護構造になっている。
- **能動型**：ファンやポンプによる持続吸引が設置されている。開放型の受気システムでのみ使用される。

7.12 真空蒸発器

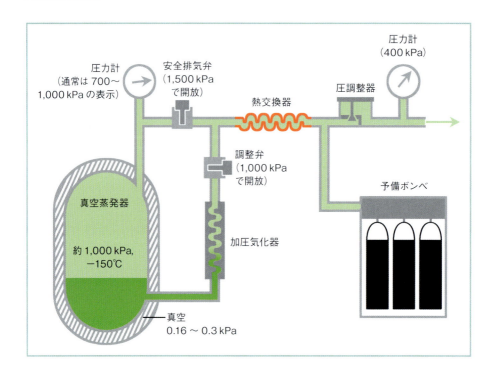

真空蒸発器（VIE）は，大量医療酸素供給の主要な貯蔵庫である。1Lの液体酸素は840Lの気体酸素に相当するので，大量の酸素を液体として保存するのは最も経済的で便利な方法である。液体酸素貯蔵専用のコンテナには，臨界温度である−118℃ よりも低い温度の維持機能が必要とされる。

VIEの容器は金属の2枚の外殻からなっていて，その隙間は0.16～0.3 kPaの真空層で断熱されている。最大1,500Lの液体酸素が温度−150～−170℃，気圧500～1,000 kPaで平衡を保った状態で貯蔵されている。この条件下では，酸素は液体と気体の状態で存在する。真空層により容器内の温度が維持される。酸素使用時は，酸素の蒸気が液面上の気相脱気部位から脱気される。この過程で蒸気圧は下がり，酸素が気化される。液体酸素の気化には熱が必要である。気化熱は内殻の構造により得られ，温度管理に役立つ。供給されるすべての気体は熱交換器で外気温まで温められ，400 kPaまで減圧されてから病院内のガス配管システムに送られる。

圧差計で容器内の上部と底部の圧差を測っており，この圧差から内容量を計算することができる。

低い酸素需要や高い外気温は，液体酸素の温度と圧を上昇させる。圧解放弁は1,500 kPaで開いて外に排気できるようになっている。高い酸素需要や低い外気温は，液体酸素の温度と圧を低下させる。圧が下がると弁が開き，液体酸素が加圧気化器を通過するようになっている。気体の酸素は容器に戻って，システム内で圧が補填される。

7.13 気化器

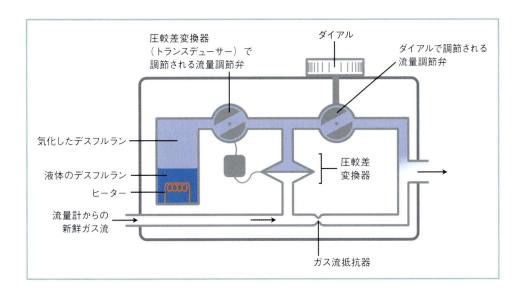

気化器は，あらかじめ設定された量の麻酔薬を，麻酔回路内の新鮮ガス流（FGF）に供給する。

充填された気化器は FGF を 2 つの流れに分ける。一方は液体の麻酔薬の入った容器内を通過し，FGF が麻酔薬で完全に飽和する。他方は気化器をバイパスする。容器内の麻酔ガス濃度は，飽和蒸気圧（SVP）から計算できる。麻酔ガスで飽和したガスと，麻酔薬の入っていないバイパス経路からのガスは，制御ダイアルによって規定された割合で混合される。

気化器の容器には表面積を増やすための芯と気体の混合を補助する隔壁が入っている。吸入麻酔薬は気化時に潜熱（液体が同じ温度の気体に変わる時に必要な熱）を失い，冷却される。このため揮発性が低下する。この代償のため，気化器は高い密度，特定の熱容量と熱伝導性をもつ物質，例えば銅で作られており，ヒートシンクとして働く。また，温度感知弁としてバイメタル板を内蔵し，温度によってガスの混合割合を調節している。温度感知弁が落ちると，より多くの流量が気化器内部へと流れる。

安全装置としては，キーフィリングシステム，色コード，インターロック構造があり，麻酔器に複数の気化器が備え付けられている場合に，複数の吸入麻酔薬が混合して使用されるのを防止している。

デスフルランは沸点が 23.5℃ なので，小さな気温の変化で飽和蒸気圧が大きく変わらないように特別な気化器が必要である。Tec 6 気化器では，新鮮ガス回路と気化ガス回路が並列に起動している。デスフルランは容器内で 39℃ に温められ（1,500 mmHg の飽和蒸気圧となる），FGF に注入される。FGF はガス流抵抗器で流量に比例するように制限を受ける。圧較差変換器はこの圧を感知して，気化器内の排気流圧が新鮮ガス圧と同等になるように弁を調節する。つまり，調節ダイアルは 2 つ目のバルブを調節し，デスフルランガスの出力量を制御している。

7.14 人工呼吸：従圧式

機械換気は，圧，容量（換気量），流量などを変化させ，ガス交換と呼吸機能を補助する。

- 制御/独立変数：呼気を制御するために，圧や容量をフィードバックシグナルとしている。肺のコンプライアンスや抵抗が変化しても，設定した変数（圧や容量）は変わらない。一定

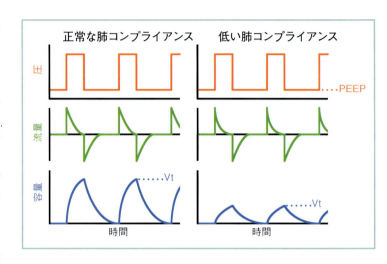

時間内では１つの変数の変更にとどめたほうがよい。流量-時間曲線（flow-time curve）を解析して設定値を決定する。
- 従属変数：肺の動き（メカニクス）によって変化する。

従圧式呼吸

従圧式換気法（PCV）では圧が制御変数となり，最大吸気圧（PIP）と呼気終末陽圧（PEEP）の２つの圧が一定に保たれる。圧制限下の換気は，固定した呼吸回数で供給される。換気を供給している間，流量は吸気の初めに急激に上昇し，胸腔へのガスの流入は圧勾配に依存する。肺胞容量の増加で気道内圧は急速に増加し，圧勾配が減少する。ガスの流れは，供給圧と気道内圧が等しくなるまで指数関数的に減少する。この時点で吸気が止まる。流量-時間曲線では，この指数関数的な流速減少パターンが描かれる。

１回換気量と流速は従属変数であり，肺の抵抗とコンプライアンスで変わる。増加した気道抵抗，あるいはコンプライアンスの低下により，１回換気量が低下する。

PCVの長所
- 同じ容量を提供するのにより低い最大気道内圧ですむ。
- 圧が一定なので，最大吸気圧を厳密に制御できる。
- 肺内の容量不均衡を改善する。特に，局所的な肺コンプライアンスの低下がある場合には有効である。指数関数的に減少するフローパターンにより，低コンプライアンスの肺区域の換気が可能になり，高コンプライアンス部分の過膨張が減少することがある。

これらの利点は圧傷害のリスクを最小限にし，肺保護戦略が必要な患者に利用される。

PCVの短所
- １回換気量が気道コンプライアンスの変化によって変動する。同様に，分時換気量も変動する。

7.15 人工呼吸：従量式

従量式調節換気（VCV）の間は，1回換気量が設定した値で一定となる。呼吸器は，呼気ごとに設定した1回換気量に達するまで圧を加える。呼気相では，吸気流速は速やかに上がり，吸気時間の間は一定となっていて，流量−時間曲線（flow-time curve）では四角形の波形になる。

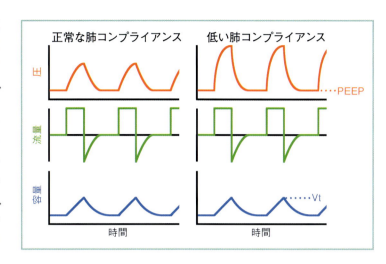

1回換気量が供給されるにつれて，気道内圧が上昇する。吸気の初めは，システムの抵抗により圧は劇的に上昇する。圧が線形に上昇し続け，最大吸気圧に達した時に設定された1回換気量となる。ここで，フローが止まる。気道内圧は速やかにプラトー圧に下がる。プラトー圧は微小気道や肺胞にかかる圧として定義されている。プラトー圧は呼吸システムのコンプライアンスを反映しており，人工呼吸器の吸気時のポーズの間に計測される。吸気圧はVCVの従属変数であり，肺の動的力学と関連して変化する。気道抵抗の上昇や肺コンプライアンスの低下によって，気道内圧は上昇する。

VCVの長所
- 1回換気量と分時換気量を直接調節することで，動脈血二酸化炭素分圧（$PaCO_2$）を厳密に調節できる。

VCVの短所
- 一定のフローで最大気道内圧が高くなるため，圧傷害のリスクが上がる。最大気道内圧のアラームを許容範囲内に設定すべきである。

1回換気量保証機構付き従圧式換気法（PCV-VG）

PCVとVCVを組み合わせて両換気法の利点を活かしている。PCV-VGパターンは，目標1回換気量を決めて圧の制限を設けた呼吸といえる。設定した1回換気量は，最も低い最大吸気圧まで急速に減少するフローで供給される。この換気パターンにより，最大気道内圧の制限下でコンプライアンスを反映させた，1呼吸ごとにあった吸気圧の動的変化が可能となる。目標は，提供される1回換気量のばらつきが最低になることである。

8.1 平均値, 中央値, 最頻値

データの中心傾向や散らばりに関連する用語にはさまざまなものがある。平均値, 中央値, そして最頻値は中心傾向を表す用語である。

平均値は相加平均（算術平均）であり, それぞれの値の合計をデータの個数で除した数字である。平均値は正規分布に従うデータを記述する際によく用いられる。平均値の計算ではすべてのデータが用いられるため, 外れ値や歪んだデータにより大きな影響を受けやすいのが主な欠点である。

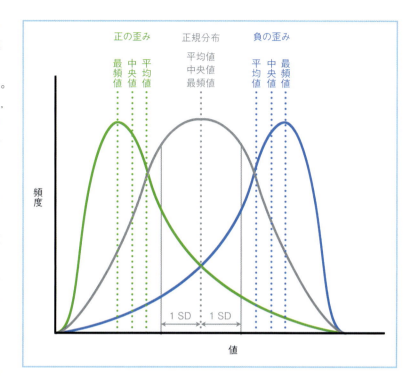

中央値はデータ全体の中央に位置する値である。従って, 中央値の上側と下側にはそれぞれ（全データの）50%のデータが存在していることになる。平均値と異なり, 中央値は歪んだデータや外れ値の影響を受けにくい。

最頻値とは, データ集合の中で最も頻繁に観測された値である。しかし, 最頻値は1つのデータ集合において1つとはかぎらず, 中心傾向を表す値としては有効ではない。

正規分布では, 平均値, 中央値, 最頻値は同じ値になる。正に歪んだ分布では, 平均値＞中央値＞最頻値とそれぞれ異なる値となり, 平均値が最も右寄りに存在する。逆に, 負に歪んだ分布では, 平均値＜中央値＜最頻値となり, 平均値が最も左寄りに存在する。

平均値周辺のデータの散らばりを表す尺度として, 分散（値と平均値の差の二乗の平均値）と標準偏差がある。標準偏差（SD）は分散の平方根であり, 便利なので頻繁に用いられる。母集団分布が正規分布である時, 平均値から左右に1 SD離れた区間にデータの68%が, 2 SD離れた区間に96%が, 3 SD離れた区間に99%が存在することになる。

8.2 正規分布

データ群の分布を把握することは，データ解析において正しい統計手法を選択するうえで非常に重要である．多くの統計的仮説検定では，解析対象であるデータが正規分布に従うことを前提としている．正規分布は連続型変数に対するものであり，その分布は単峰型（最頻値が1つ）の対称分布である．正規分布を表すパラメータとして，平均値（「8.1 平均値，中央値，最頻値」参照）と標準偏差の2つがある．平均値は中心のピー

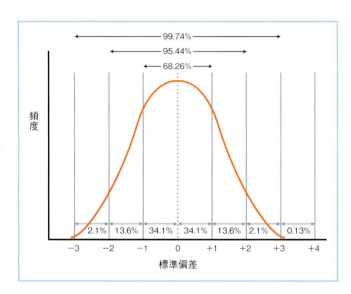

クの位置を示すのに対し，標準偏差は標本の分布の広がりを表す．

正規性の評価

● **図形的（視覚的）評価**
・度数分布表（ヒストグラム）：連続する数値区間のそれぞれに存在するデータ観測値の個数（度数）を並べた表である．正規分布は，中心にピークをもち，左右に対称性に下降する曲線を描く．しかし，度数分布表は一般的な吊り鐘型曲線を描くことはごくまれで，比較的主観的な正規性の評価にとどまるといえる．
・分位数–分位数プロット〔quantile-quantile（QQ）plot〕：分位点（データ全体の部分集合）をプロットすることにより，2つの分布を比較するものである．プロットが直線的であれば，データは正規分布であるといえる．

● **統計学的検定**：統計プログラムを用いることで，正規分布に対する適応度検定を行うことができる．Kolmogorov-Smirnov 検定では，標本データが正規分布に従っていると仮定した場合に期待される分布と比較することにより，標本データが正規分布に従うかどうかを検討する．

パラメトリックな統計学的検定では，母集団のパラメータに関してある仮定を置く．よく用いられるパラメトリック検定に，t 検定や分散分析（ANOVA）がある．これらの検定は，母集団のデータが正規分布に従うと仮定している．もし，これらの検定が正規分布に従わない母集団から得られたデータに用いられると，特にサンプルサイズが小さい場合に，p 値（帰無仮説を棄却する確率）の正確性が欠けることとなる．ノンパラメトリック検定は，分析の対象となるデータの分布に仮定を置かないため，分布によらない検定として説明される．

8.3 治療必要数

$$\text{NNT} = \frac{1}{\text{ARR}}$$

$$\text{ARR} = \begin{pmatrix} 治療群の \\ 疾病イベント数 \end{pmatrix} - \begin{pmatrix} 対照群の \\ 疾病イベント数 \end{pmatrix}$$

NNT＝治療必要数

ARR＝絶対リスク減少率

治療必要数（NNT）は，介入の有効性を示す指標である。ある疾病イベントが1人に起きるのを予防するために，治療介入が必要となる患者数の平均値である。NNT を応用するのは容易であり，異なる介入間の比較も可能であるという特性がある。システマチックレビューから求めた NNT は，含まれる研究の数や患者数の多さから，エビデンスレベルが最も高いとされる。

NNT は絶対リスク減少率（対照群と治療群における疾病の頻度の差）の逆数である。イベント発生率（転帰の可能性）の単位は患者当たりのイベント数であり，つまり NNT の単位はイベント当たりの患者数である。

治療そのものが有効であったか否かを定義する NNT の絶対値は存在しない。NNT の最良値は 1 であり，治療介入を受けるすべての患者が望ましい転帰を遂げることを意味する。つまり，治療の有効性が低ければ NNT は上昇する。もし治療群と対照群の間に差がなければ，NNT は無限に増大する。

NNT がゼロを下回る際は，介入が有害であることを意味するが，NNT のマイナス値を用いるのではなく，代わりに NNH（有害必要数）を用いる。NNT と同様に，NNH も 1 から無限大までの値をとる。NNH が低ければ低いほどリスクは高まり，1 をとる場合は，治療群の患者すべてが害を被ることを意味する。

NNT がある特定のアウトカムを達成する際，治療および時間に特異的であることを覚えておきたい。つまり，ある介入に対して NNT を得るための研究に x 年を要した場合，1 年あたりの NNT は xNNT となる。

8.4 オッズ比

	グループ1（介入群）	グループ2（対照群）
アウトカム1	a	c
アウトカム2	b	d

$$OR = \left(\frac{a}{b}\right) \Big/ \left(\frac{c}{d}\right) \qquad RR = \left(\frac{a}{a+b}\right) \Big/ \left(\frac{c}{c+d}\right)$$

OR＝オッズ比　　　　　　　　　　　　　　　　RR＝相対危険度

オッズ比（OR）と相対危険度（RR）は，2つの標本グループで生じる相対尤度の統計学的尺度である。ORは，対照群のアウトカムのオッズにおける，介入群のアウトカムのオッズとの比である。RRは，対照群における発生と，介入群における発生とを比較した比（あるいはリスク）である。

ORもRRも前向き研究のデータであれば用いることができるが，後ろ向き症例対照研究ではORのみ使用可能である。これは，RRの計算には各群において曝露された患者数が必要だからである。前向き研究では曝露した患者数はわかっているが，後ろ向き症例対照研究ではアウトカムが始点となっているため曝露された患者数は不明であり，RRは後ろ向き症例対照研究には用いられない。

ORもRRも，1を超えた場合は介入群でのアウトカムに対する尤度が上昇したことを意味する。1未満の場合は対照群におけるアウトカムがより起こりやすく，1であれば2群間でアウトカムの生じやすさに差がないことを示す。これらの値は，介入効果の精度を明らかにするために，信頼区間（CI）とともに示す必要がある。ある研究で推定された95％CIは，真の母集団に対する介入効果が95％の確率で存在する範囲であり，信頼区間が広くなればなるほど，精度が低いことを意味する。信頼区間が1をまたぐと（例えば0.89〜1.05），2群間に統計学的な有意差はないことを意味する。信頼区間が1をまたがなければ，2群間に統計学的な有意差があるといえる。

8.5 予測値

	有病	有病でない
陽性結果	a	b
陰性結果	c	d

$$PPV = \frac{a}{(a+b)} \qquad NPV = \frac{d}{(c+d)}$$

PPV＝陽性予測値　　　　　　　　　　　NPV＝陰性予測値

理想的な診断検査とは，疾病が存在する陽性結果と，疾病がないという陰性結果を，常に確実に示してくれるものである。しかし現実に，そのような検査はない。診断検査が正しい診断を下す確率は予測値と呼ばれ，検査そのものの有用性を評価する。

- 陽性予測値（PPV）：陽性結果が出た患者の中で真に罹患している患者の割合。PPV はまた，陽性結果の検査後確率とも呼ばれる。PPV が 0.65 の場合，陽性結果の患者は 65％ の割合で罹患している。
- 陰性予測値（NPV）：陰性結果が出た患者の中で真に罹患していない患者の割合。NPV は陰性結果の検査後確率を表す。

予測値は 2×2 分割表から計算できる（表参照）。

検査の有用性は，診断検査を受ける対象患者集団における有病率の影響を受ける。有病率とは，ある時点で疾患に罹患している患者の割合である。つまり，有病率は検査前確率ともいえる。

冠動脈疾患診断に対する運動負荷試験の平均感度と特異度はそれぞれ 68％ と 77％ である。有病率が 10％ という一般的な環境下でスクリーニング検査として用いられると，陽性予測値が 25％ と低く，この検査はスクリーニング検査としては信頼性が低いと判断される。しかし，陰性予測値が 96％ と高く，罹患していない患者のスクリーニング検査としての有用性は高いといえる。この同じ検査を有病率が高く高リスクの患者集団に応用した場合，真の陽性結果と PPV が増加する。診断アルゴリズムの一環としてスクリーニング検査を複数行うことで，検査の PPV が結合され，疾患の発見力が，より強力になる。

8.6 感度と特異度

	有病	有病でない
陽性結果	a	b
陰性結果	c	d

$$感度 = \frac{a}{(a+c)} \qquad 特異度 = \frac{d}{(b+d)}$$

- **感度**：真の陽性結果の割合。つまり実際に病気に罹っている患者のうち陽性と出る割合である。
- **特異度**：真の陰性結果の割合。つまり病気に罹っていない人のうち陰性と出る割合である。

感度は，罹患しており陽性結果を得た患者数（表中のa）を，罹患している全患者数で除して求められる。検査の感度が高ければ，陰性結果は疾病を除外するのに有用といえる。感度が100%であればすべての有病患者を割り出しうる。つまり偽陰性（表中のc）の可能性はない。しかし，偽陽性（表中のb）を考慮していないため，罹患の確定には用いられない。感度が高い検査は，第二種過誤（タイプⅡエラー）の確率が低いとされる〔「8.9　第一種過誤（タイプⅠエラー）と第二種過誤（タイプⅡエラー）」参照〕。

特異度は，罹患しておらず陰性結果を得た患者数（表中のd）を，罹患していないすべての患者数で除して求められる。特異度が高い検査で陽性結果を得た場合，疾患の確定に有用である。特異度が100%の検査で陰性であれば，無病であることを確定することができ，つまり偽陽性の可能性を否定しうる。しかし，偽陰性を考慮していないため，罹患の除外には有用ではない。特異度が高い検査は，第一種過誤（タイプⅠエラー）の確率が低いとされる。

感度も特異度も，その検査固有の値であり，母集団の有病率に依存しないため，有病率とは独立している。感度も特異度も，陽性予測値，陰性予測値とは異なる概念であり，混同してはならない（「8.5　予測値」参照）。

8.7 有意性検定

データの種類					
定量的				定性的 （ノンパラメトリック）	
パラメトリック（正規分布）		ノンパラメトリック			
2群	2群より多い	2群	2群より多い	1×2 2×2	>2×2
対応のあるt検定	対応のある2要因の分散分析	対応のあるWilcoxonの符号順位検定	対応のあるFriedman検定	Fisherの正確確率検定	カイ二乗検定
対応のないt検定	対応のない一元配置分散分析	対応のないMann-WhitneyのU検定（Wilcoxon順位和検定）	対応のないKruskal-Wallis検定		

有意性検定あるいは統計学的仮説検定は，標本データを用いて，設定した帰無仮説（H₀）が正しい確率（p値）を評価する。H₀は，2群間に差異が存在しないと定義するものである。データ集合に対してどのような検定方法を用いるかを考える際には，以下のことを考慮する。
- データは定量的か，定性的か。
- データはパラメトリックか，ノンパラメトリックか。
- いくつの群を対象として用いるか。
- データに対応はあるか，ないか。

定量的データは，例えば温度（℃）や高さ（m）などの，尺度測定に基づいて測定された数値的測定値で，離散的であったり連続的であったりする。定性的（あるいはカテゴリカルな）データは，例えば髪，眼，色といった，必ずしも数字ではなく自然言語の記述によって表現される測定値である。それらは，変数に順序がある場合や，番号付けをするシステムがある場合は順序変数と呼ばれる（それぞれの定性的データに番号付けされていることも多い）。人種や性別など，自然な順序付けが存在しないデータの場合は名義変数と呼ばれる。

連続的な定量的データは，パラメトリック，ノンパラメトリックのどちらでも解析可能だが，いずれも統計学を深く理解していなければ解釈が難しい手法である。パラメトリック検定は，標本がどのような母集団から抽出されたかについて仮定を置く必要がある。最も一般的なのは母集団が正規分布に従うとする仮定である。ノンパラメトリック検定ではこの仮定を置く必要はないが，標本データが正規分布しているのであれば，同じ標本サイズのもとでは，パラメトリック検定よりも検出力が低くなることが多い。

データはその得られ方により，データに対応がある（paired）もしくは対応がない（unpaired）と表現される。対応があるデータとは，1つの群において異なる2点間での比較（介入前後のことが多い。例えば降圧薬導入前後の血圧の比較），もしくは関連する2群以上の集団における比較からのデータである。対応がないデータとは，独立する2群以上の集団から得られるデータである。

8.8 統計的変動

$$s^2 = \frac{\Sigma (x - \mu)^2}{n - 1}$$

$$SD = \sqrt{s^2}$$

s^2＝標本の分散（母集団の分散）
x＝標本値
μ＝標本の平均値
n＝標本サイズ
SD＝標準偏差

統計学は，下記の2つの主要なカテゴリーから構成される。
- 記述統計学：データを整理し，要約するために用いられる。研究対象である集団を記述するためだけに用いられる。
- 推測統計学：母集団から得られた標本の分析に基づき，その母集団を推測するために用いられる。

統計的ばらつきとは，分布におけるデータの広がり具合を表す。ばらつきの尺度は，中心傾向に関する尺度（つまり平均値，中央値）とともに計算される。ばらつきは，中心傾向からのデータの広がりを記述するための記述統計として用いられる。また推測統計では，ばらつきは個々のデータが全体の母集団をいかに正確に表現しているかを表す尺度として考えることができる。その統計的ばらつきが小さい時は，データは中心傾向で集まっていることになる。つまり，個々のデータはいずれも，母集団の全体をよく表しているといえる。

統計的ばらつきは，下記を用いて測定される。
- 範囲：最大値と最小値の差。
- 四分位範囲（IQR）：第3四分位数（75パーセンタイル）と第1四分位数（25パーセンタイル）との差。IQRは中心50％に位置するデータの広がりをみているため，外れ値の影響を受けにくい。また，第2四分位数は，中心傾向である中央値に対応する。
- 分散：平均値からの二乗距離の平均により計算される。つまり，データの広がりをみるために，すべての標本を用いて計算される。全体の母集団を用いる場合はnで除し，標本から母集団の分散を不偏推定する場合はn−1で除す（Bessel補正）。
- 標準偏差（SD）：分散の平方根。SDは平均値からのばらつきを測定するためだけに用いられる。SDは外れ値からの影響を受けやすく，その結果，広がりが潜在的に歪められてしまう可能性がある。正規分布に従うデータを解析する時には，データの約68％は平均から±1 SDの区間に，約95％は平均から±2 SDの区間に，約99％は平均から±3 SDの区間に存在することを意識しておく必要がある。

8.9 第一種過誤(タイプⅠエラー)と第二種過誤(タイプⅡエラー)

	帰無仮説が正しい	帰無仮説が誤り
帰無仮説を棄却する	偽陽性 タイプⅠ(α)エラー	真陽性 正しいアウトカム
帰無仮説を採択する	真陰性 正しいアウトカム	偽陰性 タイプⅡ(β)エラー

統計学において,帰無仮説とは2つの測定された事象間には差が存在しないという仮説である。帰無仮説は正しい(差がない)こともあれば,間違っている(差がある)こともあり,どちらが正しいかは統計的仮説検定を用いて検証される。しかし,本当は正しいにも関わらず帰無仮説が棄却されることもある(偽陽性)。つまり,本来は差がないのに検定で差が認められる場合である。逆に,本当は間違っているにも関わらず,検定で帰無仮説を採択されることもある(偽陰性)。これは,差があるのに検定で差が認められない場合である。

偽陽性は第一種過誤と呼ばれ,偽陰性は第二種過誤と呼ばれる。下記に例を挙げる。
- 第一種過誤:実際は罹患していないのに,疾患の検査結果が陽性となる。
- 第二種過誤:実際は罹患しているのに,検査結果で疾患を同定できない。

αエラーとβエラーはそれぞれ第一種過誤,第二種過誤が生じる可能性を示し,これらの用語は同義語として用いられる。

どんな統計的仮説検定でもこれらの過誤が生じる可能性はあり,一方の過誤を小さくしたはずが,もう一方の過誤を発生しやすくなることはよくある。どちらの過誤も小さくする唯一の方法は,標本サイズを大きくすることである。効果(effect)が実際に存在する時,検定において,その効果を検出する能力を検出力(statistical power)と呼ぶ。検出力分析(power analysis)により,ある与えられた効果を確実に検出するために必要な,最低限の標本サイズを求めることができる。検出力は$1-\beta$と等しく,0.8という数値がよく用いられる。これはつまり,βエラーとαエラーが4:1に重み付けされていることを意味する($\beta=0.2$,$\alpha=0.05$が一般的に用いられる)。

グラフィック麻酔学
臨床が楽しくなる図・式・表　　　　　定価：本体 5,400 円＋税

2018 年 7 月 18 日発行　第 1 版第 1 刷 ©

著　者　　ティム フーパー
　　　　　ジェームス ニッケルス
　　　　　ソーニャ ペイン
　　　　　アナベル ピアソン
　　　　　ベンジャミン ウォルトン

監訳者　　長坂　安子
　　　　　ながさか　やすこ

発行者　　株式会社　メディカル・サイエンス・インターナショナル
　　　　　代表取締役　金子 浩平
　　　　　東京都文京区本郷 1-28-36
　　　　　郵便番号 113-0033　電話 (03) 5804-6050

印刷：日本制作センター／装丁：岩崎邦好デザイン事務所／本文デザイン：公和図書

ISBN 978-4-8157-0123-9　C 3047

本書の複製権・翻訳権・上映権・譲渡権・貸与権・公衆送信権（送信可能化権を含む）は㈱メディカル・サイエンス・インターナショナルが保有します。本書を無断で複製する行為（複写，スキャン，デジタルデータ化など）は，「私的使用のための複製」など著作権法上の限られた例外を除き禁じられています。大学，病院，診療所，企業などにおいて，業務上使用する目的（診療，研究活動を含む）で上記の行為を行うことは，その使用範囲が内部的であっても，私的使用には該当せず，違法です。また私的使用に該当する場合であっても，代行業者等の第三者に依頼して上記の行為を行うことは違法となります。

JCOPY　〈㈳出版者著作権管理機構　委託出版物〉
本書の無断複写は著作権法上での例外を除き禁じられています。
複写される場合は，そのつど事前に，㈳出版者著作権管理機構
（電話 03-3513-6969，FAX 03-3513-6979，info@jcopy.or.jp）
の許諾を得てください。